国家卫生健康委员会"十三五"规划教材

全国中医药高职高专教育教材

供中医学、针灸推拿、中医骨伤、护理等专业用

药 理 学

第 **4** 版

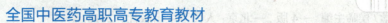

主　编　侯　晞

副 主 编　刘尚智　李　玲　杨银盛　苗久旺

编　　委　（按姓氏笔画为序）
　　　　　刘尚智（四川中医药高等专科学校）
　　　　　孙　芬（湖北中医药高等专科学校）
　　　　　李　玲（南阳医学高等专科学校）
　　　　　杨银盛（江西中医药高等专科学校）
　　　　　张　兴（亳州职业技术学院）
　　　　　张富东（乐山职业技术学院）
　　　　　苗久旺（山东中医药高等专科学校）
　　　　　侯　晞（安徽中医药高等专科学校）
　　　　　夏斯俊（安徽中医药高等专科学校）
　　　　　雷　霞（黑龙江中医药大学佳木斯学院）

学术秘书　张　兴（兼）

人民卫生出版社

图书在版编目（CIP）数据

药理学 / 侯晞主编 . —4 版 . —北京：人民卫生出版社，2018

ISBN 978–7–117–26379–5

Ⅰ. ①药…　Ⅱ. ①侯…　Ⅲ. ①药理学 – 高等职业教育 – 教材

Ⅳ. ①R96

中国版本图书馆 CIP 数据核字（2018）第 163369 号

人卫智网　www.ipmph.com	医学教育、学术、考试、健康，	
	购书智慧智能综合服务平台	
人卫官网　www.pmph.com	人卫官方资讯发布平台	

药　理　学
第 4 版

主　　编：侯　晞

出版发行：人民卫生出版社（中继线 010-59780011）

地　　址：北京市朝阳区潘家园南里 19 号

邮　　编：100021

E - mail：pmph @ pmph.com

购书热线：010-59787592　010-59787584　010-65264830

印　　刷：三河市君旺印务有限公司

经　　销：新华书店

开　　本：787 × 1092　1/16　　印张：22

字　　数：507 千字

版　　次：2005 年 6 月第 1 版　　2018 年 8 月第 4 版
　　　　　2024 年 2 月第 4 版第 12 次印刷（总第 31 次印刷）

标准书号：ISBN 978-7-117-26379-5

定　　价：52.00 元

打击盗版举报电话：010-59787491　E-mail：WQ @ pmph.com
　　（凡属印装质量问题请与本社市场营销中心联系退换）

《药理学》数字增值服务编委会

修 订 说 明

为了更好地推进中医药职业教育教材建设,适应当前我国中医药职业教育教学改革发展的形势与中医药健康服务技术技能人才的要求,贯彻落实《国家中长期教育改革和发展规划纲要(2010—2020年)》《医药卫生中长期人才发展规划(2011—2020年)》《中医药发展战略规划纲要(2016—2030年)》精神,做好新一轮中医药职业教育教材建设工作,人民卫生出版社在教育部、国家卫生健康委员会、国家中医药管理局的领导下,组织和规划了第四轮全国中医药高职高专教育、国家卫生健康委员会"十三五"规划教材的编写和修订工作。

本轮教材修订之时,正值《中华人民共和国中医药法》正式实施之际,中医药职业教育迎来发展大好的际遇。为做好新一轮教材出版工作,我们成立了第四届中医药高职高专教育教材建设指导委员会和各专业教材评审委员会,以指导和组织教材的编写和评审工作;按照公开、公平、公正的原则,在全国1400余位专家和学者申报的基础上,经中医药高职高专教育教材建设指导委员会审定批准,聘任了教材主编、副主编和编委;启动了全国中医药高职高专教育第四轮规划第一批教材,中医学、中药学、针灸推拿、护理4个专业63门教材,确立了本轮教材的指导思想和编写要求。

第四轮全国中医药高职高专教育教材具有以下特色:

1. **定位准确,目标明确** 教材的深度和广度符合各专业培养目标的要求和特定学制、特定对象、特定层次的培养目标,力求体现"专科特色、技能特点、时代特征",既体现职业性,又体现其高等教育性,注意与本科教材、中专教材的区别,适应中医药职业人才培养要求和市场需求。

2. **谨守大纲,注重三基** 人卫版中医药高职高专教材始终坚持"以教学计划为基本依据"的原则,强调各教材编写大纲一定要符合高职高专相关专业的培养目标与要求,以培养目标为导向、职业岗位能力需求为前提、综合职业能力培养为根本,同时注重基本理论、基本知识和基本技能的培养和全面素质的提高。

3. **重点考点,突出体现** 教材紧扣中医药职业教育教学活动和知识结构,以解决目前各高职高专院校教材使用中的突出问题为出发点和落脚点,体现职业教育对人才的要求,突出教学重点和执业考点。

4. **规划科学,详略得当** 全套教材严格界定职业教育教材与本科教材、毕业后教育教材的知识范畴,严格把握教材内容的深度、广度和侧重点,突出应用型、技能型教育内容。基础课教材内容服务于专业课教材,以"必须、够用"为度,强调基本技能的培养;专业课教材紧密围绕专业培养目标的需要进行选材。

5. **体例设计,服务学生** 本套教材的结构设置、编写风格等坚持创新,体现以学生为中心的编写理念,以实现和满足学生的发展为需求。根据上一版教材体例设计在教学中的反馈意见,将"学习要点""知识链接""复习思考题"作为必设模块,"知识拓展""病案分析(案例分析)""课堂讨论""操作要点"作为选设模块,以明确学生学习的目的性和主动性,增强教材的可读性,提高学生分析问题、解决问题的能力。

6. **强调实用,避免脱节** 贯彻现代职业教育理念。体现"以就业为导向,以能力为本位,以发展技能为核心"的职业教育理念。突出技能培养,提倡"做中学、学中做"的"理实一体化"思想,突出应用型、技能型教育内容。避免理论与实际脱节、教育与实践脱节、人才培养与社会需求脱节的倾向。

7. **针对岗位,学考结合** 本套教材编写按照职业教育培养目标,将国家职业技能的相关标准和要求融入教材中。充分考虑学生考取相关职业资格证书、岗位证书的需要,与职业岗位证书相关的教材,其内容和实训项目的选取涵盖相关的考试内容,做到学考结合,体现了职业教育的特点。

8. **纸数融合,坚持创新** 新版教材最大的亮点就是建设纸质教材和数字增值服务融合的教材服务体系。书中设有自主学习二维码,通过扫码,学生可对本套教材的数字增值服务内容进行自主学习,实现与教学要求匹配、与岗位需求对接、与执业考试接轨,打造优质、生动、立体的学习内容。教材编写充分体现与时代融合、与现代科技融合、与现代医学融合的特色和理念,适度增加新进展、新技术、新方法,充分培养学生的探索精神、创新精神;同时,将移动互联、网络增值、慕课、翻转课堂等新的教学理念和教学技术、学习方式融入教材建设之中,开发多媒体教材、数字教材等新媒体形式教材。

人民卫生出版社医药卫生规划教材经过长时间的实践与积累,其中的优良传统在本轮修订中得到了很好的传承。在中医药高职高专教育教材建设指导委员会和各专业教材评审委员会指导下,经过调研会议、论证会议、主编人会议、各专业编写会议、审定稿会议,确保了教材的科学性、先进性和实用性。参编本套教材的800余位专家,来自全国40余所院校,从事高职高专教育工作多年,业务精纯,见解独到。谨此,向有关单位和个人表示衷心的感谢!希望各院校在教材使用中,在改革的进程中,及时提出宝贵意见或建议,以便不断修订和完善,为下一轮教材的修订工作奠定坚实的基础。

人民卫生出版社有限公司
2018 年 4 月

全国中医药高职高专院校第四轮第一批规划教材书目

教材序号	教材名称	主编	适用专业
1	大学语文(第4版)	孙 洁	中医学、针灸推拿、中医骨伤、护理等专业
2	中医诊断学(第4版)	马维平	中医学、针灸推拿、中医骨伤、中医美容等专业
3	中医基础理论(第4版)*	陈 刚　徐宜兵	中医学、针灸推拿、中医骨伤、护理等专业
4	生理学(第4版)*	郭争鸣　唐晓伟	中医学、中医骨伤、针灸推拿、护理等专业
5	病理学(第4版)	苑光军　张宏泉	中医学、护理、针灸推拿、康复治疗技术等专业
6	人体解剖学(第4版)	陈晓杰　孟繁伟	中医学、针灸推拿、中医骨伤、护理等专业
7	免疫学与病原生物学(第4版)	刘文辉　田维珍	中医学、针灸推拿、中医骨伤、护理等专业
8	诊断学基础(第4版)	李广元　周艳丽	中医学、针灸推拿、中医骨伤、护理等专业
9	药理学(第4版)	侯 晞	中医学、针灸推拿、中医骨伤、护理等专业
10	中医内科学(第4版)*	陈建章	中医学、针灸推拿、中医骨伤、护理等专业
11	中医外科学(第4版)*	尹跃兵	中医学、针灸推拿、中医骨伤、护理等专业
12	中医妇科学(第4版)	盛 红	中医学、针灸推拿、中医骨伤、护理等专业
13	中医儿科学(第4版)*	聂绍通	中医学、针灸推拿、中医骨伤、护理等专业
14	中医伤科学(第4版)	方家选	中医学、针灸推拿、中医骨伤、护理、康复治疗技术专业
15	中药学(第4版)	杨德全	中医学、中药学、针灸推拿、中医骨伤、康复治疗技术等专业
16	方剂学(第4版)*	王义祁	中医学、针灸推拿、中医骨伤、康复治疗技术、护理等专业

续表

教材序号	教材名称	主编	适用专业
17	针灸学(第4版)	汪安宁　易志龙	中医学、针灸推拿、中医骨伤、康复治疗技术等专业
18	推拿学(第4版)	郭　翔	中医学、针灸推拿、中医骨伤、护理等专业
19	医学心理学(第4版)	孙　萍　朱　玲	中医学、针灸推拿、中医骨伤、护理等专业
20	西医内科学(第4版)*	许幼晖	中医学、针灸推拿、中医骨伤、护理等专业
21	西医外科学(第4版)	朱云根　陈京来	中医学、针灸推拿、中医骨伤、护理等专业
22	西医妇产科学(第4版)	冯　玲　黄会霞	中医学、针灸推拿、中医骨伤、护理等专业
23	西医儿科学(第4版)	王龙梅	中医学、针灸推拿、中医骨伤、护理等专业
24	传染病学(第3版)	陈艳成	中医学、针灸推拿、中医骨伤、护理等专业
25	预防医学(第2版)	吴　娟　张立祥	中医学、针灸推拿、中医骨伤、护理等专业
1	中医学基础概要(第4版)	范俊德　徐迎涛	中药学、中药制药技术、医学美容技术、康复治疗技术、中医养生保健等专业
2	中药药理与应用(第4版)	冯彬彬	中药学、中药制药技术等专业
3	中药药剂学(第4版)	胡志方　易生富	中药学、中药制药技术等专业
4	中药炮制技术(第4版)	刘　波	中药学、中药制药技术等专业
5	中药鉴定技术(第4版)	张钦德	中药学、中药制药技术、中药生产与加工、药学等专业
6	中药化学技术(第4版)	吕华瑛　王　英	中药学、中药制药技术等专业
7	中药方剂学(第4版)	马　波　黄敬文	中药学、中药制药技术等专业
8	有机化学(第4版)*	王志江　陈东林	中药学、中药制药技术、药学等专业
9	药用植物栽培技术(第3版)*	宋丽艳　汪荣斌	中药学、中药制药技术、中药生产与加工等专业
10	药用植物学(第4版)*	郑小吉　金　虹	中药学、中药制药技术、中药生产与加工等专业
11	药事管理与法规(第3版)	周铁文	中药学、中药制药技术、药学等专业
12	无机化学(第4版)	冯务群	中药学、中药制药技术、药学等专业
13	人体解剖生理学(第4版)	刘　斌	中药学、中药制药技术、药学等专业
14	分析化学(第4版)	陈哲洪　鲍　羽	中药学、中药制药技术、药学等专业
15	中药储存与养护技术(第2版)	沈　力	中药学、中药制药技术等专业

续表

教材序号	教材名称	主编	适用专业
1	中医护理(第3版)*	王 文	护理专业
2	内科护理(第3版)	刘 杰　吕云玲	护理专业
3	外科护理(第3版)	江跃华	护理、助产类专业
4	妇产科护理(第3版)	林 萍	护理、助产类专业
5	儿科护理(第3版)	艾学云	护理、助产类专业
6	社区护理(第3版)	张先庚	护理专业
7	急救护理(第3版)	李延玲	护理专业
8	老年护理(第3版)	唐凤平　郝 刚	护理专业
9	精神科护理(第3版)	井霖源	护理、助产专业
10	健康评估(第3版)	刘惠连　滕艺萍	护理、助产专业
11	眼耳鼻咽喉口腔科护理(第3版)	范 真	护理专业
12	基础护理技术(第3版)	张少羽	护理、助产专业
13	护士人文修养(第3版)	胡爱明	护理专业
14	护理药理学(第3版)*	姜国贤	护理专业
15	护理学导论(第3版)	陈香娟　曾晓英	护理、助产专业
16	传染病护理(第3版)	王美芝	护理专业
17	康复护理(第2版)	黄学英	护理专业
1	针灸治疗(第4版)	刘宝林	针灸推拿专业
2	针法灸法(第4版)*	刘 茜	针灸推拿专业
3	小儿推拿(第4版)	刘世红	针灸推拿专业
4	推拿治疗(第4版)	梅利民	针灸推拿专业
5	推拿手法(第4版)	那继文	针灸推拿专业
6	经络与腧穴(第4版)*	王德敬	针灸推拿专业

* 为"十二五"职业教育国家规划教材

前　言

《药理学》第 4 版是根据全国中医药高职高专教育第四轮规划教材、国家卫生健康委员会"十三五"规划教材工作会议的原则和精神对《药理学》第 3 版进行修订的新版本。《药理学》第 1 版自 2005 年 6 月出版发行以来，受到广大师生、读者的喜爱以及药理届同行的首肯，2008 年荣获教育部批准的普通高等教育"十一五"国家级规划教材。2009 年和 2014 年分别对第 2 版、第 3 版教材进行了修订，改写了部分章节，增加一些新药，删除了部分临床不常用的药物。《药理学》第 4 版在保留第 3 版风格、体例和精华的基础上，根据国内外药理学研究新进展，对全书内容再次进行了修订和增补。在编写过程中力求体现教材"三基"(基本理论、基本知识、基本技能)和"五性"(思想性、科学性、先进性、启发性和实用性)的要求，运用科学的发展观阐述现代药理学的基本概念、基本规律，以利于培养学生创造性思维的能力。鉴于教材三特定(特定的对象、特定的要求、特定的限制)的特点，本教材内容主要遴选临床常用的基本药物，删繁就简，使理论更加密切地联系实际。

全书共分 39 章，主要供理论课讲授使用。在编写内容上注意结合国家执业医师、执业药师和执业护师资格考试的要求，加强了对国家基本药物的重点介绍，并收集了一些临床常用复方制剂以及最新药物简介。另编有附录，增加了处方药与非处方药、国家基本药物目录与国家基本医疗保险药品目录以及特殊管理药品等内容，可供实践教学、自学和参考用，从而增加了教材的实用性。教材中的药品名称、主要专业术语标注了英文，便于学生熟练掌握英语词汇和阅读相关文献。药品名称采用《中国药品通用名称》，计量单位采用国家法定计量单位。每章之后附有复习思考题，便于帮助学生提高思辨能力和培养学生主动学习的兴趣。本教材主要供高职高专院校专科生作教科书使用，对临床医、药、护士(师)可作参考用书，也适用于备考国家执业医、药、护士(师)作为指导用书。

在第 4 版修订前及修订过程中，我们认真听取多所院校使用第 3 版的意见和建议，对本教材主要做了以下几方面的修订：①增加部分新药和新知识；②调整和删除部分章节内容；③改正疏漏和不妥之处；④配合融合教材数字教学资源，每章增加了拓展阅读。

在修订过程中，得到了人民卫生出版社、各参编单位的大力支持，谨表示衷心的感谢。本书第 1 版、第 2 版和第 3 版各位编者以严谨的科学态度和较高的学术水平，造就了本书成为影响力较大的适用性教材,在此向他们致以崇高的敬意。

限于我们的学识和水平,增删内容不尽妥当,恳请专家学者和各校师生不吝赐教、批评指正,以利于我们不断提高和完善。

《药理学》编委会
2018 年 4 月

目　录

第一章

总　论

课件
01章PPT

扫一扫
知重点

 学习要点

　1. 药物和药理学的概念,药物的分类和命名。

　2. 药物的基本作用;药物作用的两重性;对因治疗、对症治疗、副作用、毒性作用、过敏反应、后遗效应、特异质反应、耐受性、药物依赖性、极量、安全范围、效能、效价、治疗指数、受体激动剂、受体阻断剂的概念。

　3. 药物吸收、分布、转化、排泄的概念及其影响因素;首关消除、肝药酶及其诱导剂和抑制剂、肝肠循环、血浆半衰期、稳态浓度的概念及其意义。

　4. 影响药物作用的因素,配伍禁忌、协同作用、拮抗作用的概念和意义。

第一节　绪　言

一、药物的概念、分类和名称

(一) 药物的概念

　　药物(drug)是指能影响机体的生理、生化及病理过程,用于预防、治疗、诊断疾病包括计划生育的化学物质。药物是一个单一的化学物品,它构成一个药品的活性成分。药品可以含有多种其他物质,如片剂中的崩解剂、润滑剂等,从而使药物以稳定而易于接受的形式投予,方便患者使用。

(二) 分类

　　根据来源不同可将药物分为三类:

　　1. 天然药物　是从植物、动物或矿物中分离、提取的活性物质,如青蒿素。

　　2. 人工合成药物　是指人工合成的自然界存在或不存在的化学物质,如喹诺酮类抗菌药。

基因治疗前景

　　3. 基因工程药物　是利用 DNA 重组技术生产的蛋白质,即将 DNA 的特殊基因区段分离并植入能够迅速生长的细菌或酵母细胞,以获得疗效更好、毒性更小或应用更方便的药物,如红细胞生成素。

(三) 药品名称

目前,我国药品名称主要有三种:

1. 通用名(generic name)　是国家药典委员会按照"中国药品通用名称命名原则"制定的药品名称。其特点是通用性,即不论何处生产的同种药品都可用的名称。国家药典或药品标准采用的通用名称为法定名称。通用名称不可作商标注册。

2. 商品名(trade name)　又称商标名,即不同厂家生产同一药物制剂时所起的不同的名称,具有专属性质,不得仿用。商标名通过注册即为注册药名(用"®"表示),受到法律保护,它是保护专利的一项重要措施。《药品广告审查发布标准》(国家工商总局局令第 27 号)中规定:处方药名称与该药品的商标、生产企业字号相同的,不得使用该商标、企业字号在医学、药学专业刊物以外的媒介变相发布广告。不得以处方药名称或者以处方药名称注册的商标以及企业字号为各种活动冠名。

3. 国际非专有药名(International Nonproprietary Names,INN)　是世界卫生组织制定的药物(原料药)的国际通用名。采用 INN 可以使世界药名得到统一,便于交流和协作,促进世界各国对药品名称管理实现标准化、规范化、统一化,有利于加强对药品的监督管理。

二、药理学的性质和任务

药理学(pharmacology)是研究药物与机体(含病原体)相互作用规律及其机制的一门学科。药理学一方面研究药物对机体的作用和作用机制,称为药物效应动力学(pharmacodynamics),简称药效学;另一方面研究机体对药物的处置过程,即药物在体内的吸收、分布、代谢、排泄过程和血药浓度随时间变化的规律,称为药物代谢动力学(pharmacokinetics),简称药动学。药理学是以生理学、病理学、生物化学等为基础,为临床合理用药提供理论基础的桥梁学科。药理学的学科任务是阐明药物的作用和作用机制,为指导临床合理用药,提高药物疗效,开发新药,创新药物用途提供实验依据;在理论上为生物化学探索构效关系的规律和研究生命过程的基本规律提供科学依据和研究方法。药理学的研究方法包括实验药理学方法、实验治疗学方法和临床药理学方法。

学习药理学的目的是要掌握药物的作用,理解药物作用机制,在防治疾病过程中充分发挥药物的治疗效果,尽可能减少不良反应和避免因用药不当而产生的危害性反应或药源性疾病。

三、药理学的发展概况

药理学是在药物学的基础上发展起来的。古代人们为了生存从生活经验中得知某些天然物质可以治疗疾病与伤痛,如麻黄平喘、大黄导泻、饮酒止痛等。以后人们将民间医药实践经验的积累,集成各种本草,这在我国及埃及、希腊、印度等国均有记载,例如我国的《神农本草经》及埃及的《埃伯斯医药籍》(Ebers' Papyrus)都是公元 1 世纪前后的药书。明代李时珍的《本草纲目》是我国传统医学的经典著作,全书共 52 卷,约 190 万字,收载药物 1892 种,插图 1160 帧,药方 11 000 余条,有英、日、朝、德、俄、法、拉丁 7 种文字译本流传,在药物发展史上作出了巨大贡献。英国解剖学家 W.Harvey(1578—1657)发现了血液循环,开创了实验药理学新纪元。1803 年德国化学家 F.W.Sertürner(1783—1841)首先从罂粟中分离提纯吗啡。1819年法国 F.Magendie 用青蛙实验确定了士的宁的作用部位在脊髓。18 世纪后期的英国工业革命，促进了有机化学的发展，为药理学提供了物质基础，从植物药中不断提纯其活性成分，得到纯度较高的药物，如可卡因、奎宁等。1935 年德国 G.Domagk 发现百浪多息能治疗细菌感染。1940 年英国 H.W.Florey 等在 A.Fleming 研究的基础上发现了青霉素。

药理学的建立和发展与德国 R.Buchheim(1820—1879)紧密相关，他建立了第一个药理实验室，写出第一本药理学教科书。O.Schmiedeberg(1838—1921)在德国发展了实验药理学，研究药物的作用部位，被称为器官药理学。英国生理学家 J.N.Langley(1878)和德国 P.ErHich(1908)提出了受体学说，把药物作用机制引向细胞与分子水平。现已证实受体是许多特异性药物作用的关键机制。第二次世界大战结束后，药物与药理学得到了飞跃发展，出现了许多前所未有的药理新领域及新药，如抗生素、抗癌药、抗精神病药、抗高血压药、抗组胺药、抗肾上腺素药等。药理学已逐步发展成为与生物化学、免疫学、生物物理学、分子生物学和遗传学等学科密切联系的综合学科，并出现了许多新的分支，如神经药理学、免疫药理学、遗传药理学、生化药理学、分子药理学、临床药理学等。

随着分子生物学特别是 DNA 重组技术的迅速发展，乙酰胆碱亚基的克隆成功，乙酰胆碱 α、β、γ、δ 亚基氨基酸序列的阐明，应用 DNA 重组技术生产出基因工程药物。这些研究成果极大地丰富和发展了当代药理学。未来药理学的发展，将针对疾病的根本原因，进行病因特异性药物治疗和基因治疗，为人类提供更多的高效、速效、长效药，可望真正达到药到病除的效果，造福人类。

四、新药开发与研究

新药是指化学结构、药品成分或药理作用不同于现有药品的药物。《国务院关于改革药品医疗器械审评审批制度的意见》(国发〔2015〕44 号)中，将药品分为"新药和仿制药"，将新药定义为"未在中国境内外上市销售的药品"，根据物质基础的原创性和新颖性，将新药分为"创新药和改良型新药"；将仿制药定义为"仿与原研药品质量和疗效一致的药品"。

新药开发是严格而复杂的过程，新药发现的主要途径有：①改变已知药物的结构，如内源性活性物质黄体酮，口服时在胃肠道易被破坏而失效，只能肌内注射，对其进行结构改造，得到新药甲地孕酮；②随机筛选，如在对抗肿瘤药阿糖胞苷合成过程的中间体环胞苷进行筛选时发现该化合物也具有抗肿瘤活性，且体内代谢比阿糖胞苷慢，抗肿瘤作用时间长，副作用轻，最后开发为治疗白血病的药物；③定向合成新的化合物等。新药开发研究是一个逐步选择与淘汰的过程。为了确保药物对人体的疗效和安全，新药开发不仅需要可靠的科学实验结果，还需要严格的审批与管理制度。

新药研究过程一般分为三个步骤，即临床前研究、临床研究和售后调研。临床前研究包括药学研究和用动物进行的系统药理研究及急慢性毒性观察。对于具有选择性药理效应的药物，在进行临床试验前还需要测定该药物在动物体内的吸收、分布及消除过程。临床前研究是要弄清新药的作用谱及可能发生的毒性反应。在经过药物管理部门的初步审批后才能进行临床试验。

临床试验分为Ⅰ期、Ⅱ期、Ⅲ期、Ⅳ期。申请新药注册应当进行Ⅰ期、Ⅱ期、Ⅲ期临床试验,有些情况下可仅进行Ⅱ期和Ⅲ期,或者Ⅲ期临床试验。

Ⅰ期临床试验 初步的临床药理学及人体安全性评价试验。在10~30例正常成年志愿者观察人体对新药的耐受性和药代动力学,为制订给药方案提供依据。

Ⅱ期临床试验 治疗作用初步评价阶段。其目的是初步评价药物对目标适应证患者的治疗作用和安全性,也包括为Ⅲ期临床试验研究设计和确定给药剂量方案提供依据。此阶段的研究设计应采用多种形式,包括随机双盲法(患者及医护人员均不能分辨治疗药品或对照药品),观察病例不少于100对,然后进行治疗结果统计学分析,客观地判断疗效。

Ⅲ期临床试验 治疗作用确证阶段。其目的是进一步验证药物对目标适应证患者的治疗作用和安全性,评价利益与风险关系,最终为药物注册申请获得批准提供充分的依据。受试病例数一般不应少于300例,先在一个医院以后可扩大至三个以上医疗单位进行多中心合作研究。对那些需要长期用药的新药,应有50~100例患者累积用药半年至一年的观察记录。由此制定适应证、禁忌证、剂量、疗程及说明可能发生的不良反应后,再经药政部门审批才能生产上市。

Ⅳ期临床试验 即售后调研,是指新药上市后进行的社会性考察与评价。其目的是考察在广泛使用条件下的药物不良反应和远期疗效(包括无效病例);评价药物在普通或特殊人群中使用的利益与风险关系,改进给药剂量等。

第二节 药物效应动力学

药物效应动力学是研究药物对机体的作用、作用机制和剂量与效应之间关系的规律。它是药理学的理论基础,也是临床合理用药的基础。

一、药物的基本作用

(一) 药物作用

药物作用(drug action)是指药物与机体细胞间的初始作用。药物效应(drug effect)是药物作用的结果,即机体对药物作用的反应。如肾上腺素与肾上腺素受体结合,称为作用,而肾上腺素受体兴奋后引起血管收缩、血压升高则称为效应。

(二) 药理效应

药理效应有两种:机体器官功能活动增强称为兴奋(excitation),如腺体分泌、肌肉收缩、血压升高、心率加快等;反之,机体器官功能活动减弱称为抑制(inhibition),如腺体分泌减少、肌肉松弛、反射减弱等。过度兴奋可以转为衰竭性抑制;强大的抑制可使功能活动停止或接近停止而难以恢复者,称为麻痹。

(三) 药物作用的主要类型

1. 局部作用 是指药物未吸收入血之前,在给药部位所发挥的作用。如普鲁卡因局部注射产生的局麻作用。

2. 吸收作用 是指药物吸收进入血液循环后,随体液分布到各组织器官所发生的作用。如口服地西泮产生镇静、催眠作用。

二、药物作用的主要特点

(一) 选择性

选择性(selectivity)是指药物进入机体后对某些组织、器官作用特别明显,而对其他组织、器官作用很弱甚至无作用。如强心苷选择性地兴奋心脏,而对骨骼肌、内脏平滑肌几乎无作用。了解药物选择性的意义在于:选择性高的药物,针对性强,副作用较少,但作用范围窄;选择性低的药物,针对性不强,副作用较多,但作用范围广。产生选择性的原因与药物在体内分布不均匀、组织细胞结构不同以及生化功能存在差异等有关。

值得注意的是,药物作用的选择性是相对的,随着剂量增加,选择性会降低,作用范围扩大。如咖啡因治疗剂量主要兴奋大脑皮质,但用量过大,可兴奋延脑,甚至兴奋脊髓而发生惊厥。

(二) 两重性

药物对机体既可产生防治作用,又可发生不良反应,这就是药物作用的两重性。

1. 防治作用 即药物治疗效果,包括预防和治疗作用。

(1) 预防作用:能阻止或抵抗病原体的侵入或促使机体产生相应的抗体以预防疾病的发生称为预防作用,如各种预防接种等。

(2) 治疗作用:①对因治疗(etiological treatment):即能消除原发致病因子,彻底治愈疾病,如用抗生素消除体内病原体;②对症治疗(symptomatic treatment):即能改善症状的治疗,如用阿司匹林降低发热患者的体温;③补充或替代治疗(replacement therapy):即用于补充营养物质缺乏或激素分泌不足的治疗。

2. 不良反应(untoward reaction) 是指不符合用药目的,给患者带来不适或痛苦的甚至有害的反应。按其程度和性质不同,可分为:

(1) 副作用(side effect):是在治疗量时出现的与治疗目的无关的作用。其特点为:①一般症状较轻,对机体危害不大。主要是由于药物的选择性较低、作用广泛而引起,多数是停药后可恢复的功能性变化。②副作用和治疗作用可随用药目的不同而互相转化。如阿托品具有解痉、止泌、扩瞳等作用,当用于治疗胃肠绞痛时,其解痉为治疗作用,口干、便秘、视物模糊则为副作用;当用于麻醉前给药时,止泌为治疗作用,而解痉引起腹气胀和尿潴留等则成为副作用。③副作用是药物本身所固有的,是可预知的,并可以设法避免或减轻。

(2) 毒性反应(toxic reaction):是指由于用药剂量过大、时间过长或少数机体对某些药物特别敏感所发生的危害性反应。包括:①急性毒性反应,即一次或突然使用中毒剂量后立即发生危及生命的严重反应;②亚急性毒性反应,是指反复给予非中毒剂量,于数小时或数日累积而导致的毒性反应;③慢性毒性反应,是指长期反复用药或接触药物,在体内蓄积后逐渐发生的毒性反应。毒性反应一般性质比较严重,但可预知。其实,药物与毒物之间并无严格界限,因此用药时必须严格掌握剂量、用法及疗程,以免发生毒性反应。

有的药物长期应用可致癌、致畸、致突变,简称"三致"作用,属于慢性毒性反应。①致癌:是指化学物质诱发恶性肿瘤的作用,如氯霉素、环磷酰胺等长期应用可致癌;②致畸:是指药物影响胚胎发育导致先天性畸形;③致突变:是指药物引起遗传因子发生突然变异及染色体异常。

　　(3) 后遗效应(residual effect):是指停药后,血药浓度已降至阈浓度以下时残存的生物效应。如服用巴比妥类药物催眠,次晨仍有困倦、乏力等现象。

　　(4) 过敏反应(hypersensitive reaction):亦称变态反应(allergic reaction),是少数致敏的机体对某些药物所产生的病理性免疫反应。其特点为:①反应的性质与给药剂量、途径、药物原有效应无关;②不易预知,常见于过敏体质的患者;③致敏物质可能是药物本身或其代谢产物,也可能是制剂中的杂质;④反应的程度可轻可重,常见的表现有发热、皮疹、血管神经性水肿、哮喘及血清病样反应,严重者可出现过敏性休克;⑤结构相似的药物可有交叉过敏反应。对于易致敏的药物或过敏体质的人,用药前应详细询问服药史,常规做皮肤敏感试验,但有少数假阳性或假阴性反应。凡有过敏史或皮试阳性者应禁用该药。

　　(5) 特异质反应(idiosyncrasy reaction):是指少数特异体质的人对某些药物产生的遗传性异常反应。是一类先天性遗传异常所致的反应,反应严重程度与剂量成正比。如缺乏葡萄糖 -6- 磷酸脱氢酶(G-6-PD)的患者,服用伯氨喹、奎宁、氯霉素后,因红细胞膜稳定性降低出现溶血性贫血。特异质反应的性质取决于遗传缺陷性质,与药物毒性一致,有量效关系。

　　(6) 停药反应(withdrawal reaction):是指长期应用某种药物,当疾病或症状已经减轻,如突然停药或减量过快,导致原有疾病或症状又重新出现或加重,称为反跳现象;如突然停药或减量过快,出现原来疾病没有的症状,称为停药症状。如长期用可乐定降压,突然停药后血压在一日内可回升至治疗前水平以上。故临床使用这类药物时如需停药,应逐渐减量,避免发生停药反应。

　　(7) 耐受性(tolerance):是指机体对药物的反应性特别低,必须使用较大剂量,才能产生应有的作用。有先天性和后天性两种,前者在初次用药后即可发生,主要受遗传因素影响;后者是由于反复用药而获得。在短时间内反复用药很快产生耐受性,称为快速耐受性,如麻黄碱连续几次用药后作用减弱,需加大剂量才能产生原有的作用。对一种药物如果产生了耐受性,应用同一类的其他药物,即使是第一次应用也产生耐受性,称为交叉耐受性。

　　(8) 药物依赖性(drug dependence):是机体与药物相互作用所产生的特定的心理和生理状态。包括:①精神依赖性(psychic dependence,心理依赖性):是指连续用药后,患者在精神上或心理上对药物产生了依赖,有周期性用药的欲望和强迫用药行为,但中断给药后无明显症状;②躯体依赖性(physical dependence,生理依赖性):是指连续用药导致成瘾,患者对药物产生严重的心理依赖性和躯体依赖性,突然停药会出现严重的戒断症状。

药品不良反应(adverse drug reaction,ADR)种类较多,基本上可分为两大类:

(1) A型反应:是由于药理作用增强所致,特点是与剂量有关,可预测,发生率高,死亡率低,如副作用、后遗作用、毒性作用等。

(2) B型反应:是与药物正常药理作用和剂量无关的反应,特点是与剂量无关,难预测,发生率低,死亡率高,常规药理毒理学筛选不能发现。如青霉素引起的过敏性休克。

在诊断和治疗疾病的过程中,因药物或药物相互作用引起的与治疗目的无关的不良反应,致使机体某一(几)个器官或某一(几)个局部组织产生功能性或器质性损害而出现的各种临床症状,称为药源性疾病(drug-induced disease),如"镇痛药肾病""呋喃妥因肺""阿司匹林胃""四环素牙"等。一般不包括药物极量引起的急性中毒。

三、药物剂量与效应的关系

药物效应在一定范围内与剂量成比例,即量 - 效关系(dose-effect relationship)。剂量的大小决定血药浓度的高低,故量 - 效关系也常用浓度 - 效应关系表示。通常以药物效应为纵坐标,血药浓度或剂量为横坐标绘制量效曲线。

(一) 药物剂量

药物剂量就是用药的分量。在一定范围内,剂量越大,血药浓度越高,作用越强。但超过一定范围,则可能发生中毒,甚至死亡。当用量过小,在体内达不到有效浓度,不出现任何作用的量称为无效量;随着剂量的增加,开始出现作用的量称为最小有效量;当出现最大疗效,但尚未引起毒性反应的量,称为最大治疗量即极量,一般情况不得超过;能引起中毒反应的最小剂量称为最小中毒量;能引起死亡的最小剂量称为最小致死量。

一般将最小有效量和极量之间的剂量称为治疗量;最小有效量和最小中毒量之间的距离称为安全范围。安全范围大,表明用药愈安全,反之,则易中毒。临床上为了使药物疗效安全可靠,常采用比最小有效量大,比极量小的剂量作为常用量(图1-1)。

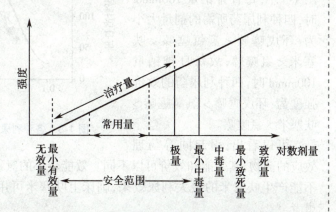

图 1-1　药物剂量与作用之间关系示意图

(二) 量反应型量 - 效关系

1. 量反应(graded response)　即药物的效应强度随着剂量的增加而连续的变化。

可用具体数量或最大反应百分率表示(如心率的快慢、血压的升降),其量效关系呈直方双曲线,该曲线中刚能引起效应的浓度称为最小有效浓度,即阈浓度;随着浓度的递增,效应不断上升,当继续增加浓度而效应不再继续上升时,称为最大效应(E_{max}),也称效能。曲线中段斜率较陡,表明药物作用剧烈,而上段斜率较平坦,表明药物作用较温和。若将浓度改用对数浓度与效应作图,则呈现典型的对称 S 型曲线,即量 - 效曲线(图 1-2)。

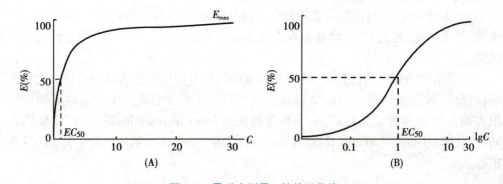

图 1-2　量反应型量 - 效关系曲线
(A)药量用真数剂量表示　(B)药量用对数剂量表示
E. 效应强度　C. 药物浓度　EC_{50}. 半最大效应浓度

2. 效能(efficacy)　效能是指药物所能产生的最大效应。如四种常用利尿药(图1-3),呋塞米的每日排钠量最大,故其效能最大。

3. 效价(potency)　效价是指引起一定等效反应(一般采用 50% 效应量)的相对浓度或剂量。其值越小,则效价越高。图 1-3 中,每日排钠量 100mmol 时,四种利尿药所需的剂量大小为:环戊噻嗪 < 氢氯噻嗪 < 呋塞米 < 氯噻嗪,故每日排钠量100mmol 时,四种利尿药的效价强度为:环戊噻嗪 > 氢氯噻嗪 > 呋塞米 > 氯噻嗪。

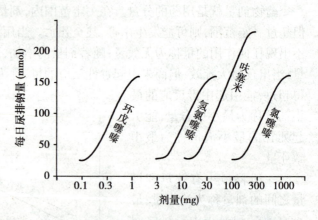

图 1-3　各种利尿药的效价强度及最大效应比较

可以看出,引起同等药理效应的药物,其效能和效价可以不同。效能较小的氢氯噻嗪即使应用再大的剂量也不能产生呋塞米的最大利尿效果,临床上呋塞米可用于氢氯噻嗪无效的重度水肿患者。

(三)质反应型量 - 效关系

1. 质反应(quantal response)　即药物效应的改变随剂量的增加呈全或无,阴性或阳性的关系。必须用多个动物或实验标本进行实验,用阳性率表示效应。若以对数剂量为横坐标,阳性率为纵坐标,得到的质反应型量 - 效曲线呈钟型曲线(正态分布曲线);若用累加阳性率为纵坐标时,其曲线也呈典型对称S型曲线(图1-4)。该曲线正中点的阳性率为50%,可求出引起50%阳性率时所需的药物剂量,即半数效量。

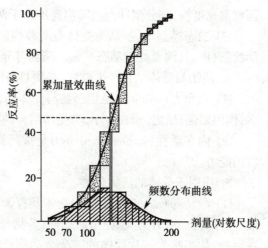

图1-4 质反应型量-效关系曲线

2. 半数效量　能引起50%的实验动物产生质反应的剂量或浓度。如质反应为疗效,则称为半数有效量(median effective dose,ED_{50}),主要反映药物疗效的高低。如质反应为死亡,则称为半数致死量(median lethal dose,LD_{50}),主要反映药物毒性的大小。

3. 治疗指数(therapeutic index,TI)即 LD_{50}/ED_{50} 的比值,用以表示药物的安全性。TI 大的药物相对较安全。但 TI 的数值不能完全表达安全性的差别,故有人用安全指数(safety index,SI)即 LD_5/ED_{95} 的比值反映安全性,将5%致死量与95%有效量(LD_5~ED_{95})之间的距离称为安全范围。也可用可靠安全系数(certain safety factor,CSF)即 1%致死量(LD_1)与99%有效量(ED_{99})的比值来衡量药物的安全性。

四、药物与受体

药物作用机制是研究药物对机体产生作用的原因和部位。药物的作用非常广泛,其机制十分复杂,涉及酶、离子通道、载体、理化性质、核酸代谢、免疫功能、基因、受体等。本章重点介绍药物作用的受体机制。

1. 受体的概念　受体(receptor)是存在于细胞膜或细胞内的一种大分子糖蛋白或脂蛋白,能够识别和结合相应的生物活性物质,通过中介的信息转导和放大系统,引起生理反应或药理效应。能与受体结合的生物活性物质称为配体(ligand),包括内源性配体(如体内的神经递质、激素、自体活性物质等)和外源性配体(如各种药物)。

2. 受体的特性　①特异性:受体能准确识别和结合具有立体结构的配体;②灵敏性:受体只需与很低浓度的配体结合即可产生显著的效应;③饱和性:因受体的数目有限,配体与受体结合到一定程度时,效应不再增加,并且作用于同一受体的配体或药物之间存在竞争性抑制现象;④可逆性:配体与受体结合形成复合物后是可以解离的,而且解离后可以得到原来的配体;⑤多样性:相同的受体可以分布于不同的细胞而产生不同的效应,受体多样性是受体亚型分类的基础。

3. 受体学说

(1) 占领学说:Clark 于 1933 年首先提出受体占领学说,认为受体必须与药物结合才能被激活并产生效应,其产生效应的强度与所占领的受体数目成正比,占领的受体数目愈多,药物作用愈强。

(2) 速率学说:由 Paton 于 1961 年提出,认为药物作用的强度不仅取决于被占领的受体数目,而且与药物和受体结合及解离的速率有关。激动药的解离速度快,拮抗药解离速度慢,部分激动药的解离速度介于两者之间。

(3) 二态模型学说:认为受体有两种构象状态,一种是活化状态(R^*),另一种是失活状态(R),且两者处于动态平衡。药物可分别与两态受体结合,产生不同的效应。

4. 药物与受体结合产生效应,必须具备两个条件

(1) 亲和力(affinity):是指药物与受体结合的能力。亲和力大,与受体结合的数目多,作用则强;反之,亲和力小,与受体结合的数目少,作用则弱。

(2) 内在活性(intrinsic activity):是指药物与受体结合形成复合物时,药物发挥效应的能力。

5. 作用于受体的药物分类

(1) 激动药(agonist):是指与受体既有亲和力,又具有内在活性,能引起受体激动效应的药物。可分为:①完全激动药,药物与受体结合具有较强的亲和力和较强的内在活性,如吗啡为阿片受体的完全激动药;②部分激动药,有的药物对受体有较强的亲和力,但内在活性较弱,只能引起较弱的生理效应,与激动药同用时还可拮抗激动药的部分效应,如喷他佐辛单用时可引起一定的镇痛效应,但与吗啡合用时,则产生对抗吗啡的镇痛效应。

(2) 拮抗药(antagonist):是指与受体有强大的亲和力,但无内在活性的药物,又称阻断药,如纳洛酮是阿片受体拮抗。

6. 受体类型 根据受体蛋白结构、信号转导过程、效应性质和受体位置等,可将受体分为 G 蛋白耦联受体、配体门控离子通道受体、酪氨酸激酶受体、细胞内受体、细胞因子受体等类型。

7. 细胞内信息传递 细胞内信息传递需要信使物质参与。通常所说的第一信使是指多肽类激素、神经递质和细胞因子等细胞外信使物质。多数第一信使不能进入细胞内,必须与靶细胞膜表面的特异受体结合,激活受体而引发细胞某些生物学特性的改变。

第二信使是指将第一信使作用于靶细胞后胞浆内产生的信息分子,如环磷腺苷(cAMP)、环磷鸟苷(cGMP)、肌醇磷脂、钙离子等。它们将获得信息增强、分化、整合并传递给效应器才能发挥特定的生理功能或药理效应。

第三信使,如生长因子、转化因子等,负责细胞核内外信息的传递,参与基因调控,促进细胞增殖、分化及肿瘤的形成等过程。

8. 受体的调节 受体的数量、分布、亲和力容易受生理、病理、药理等因素影响而不断变化。

(1) 向上调节:是指受体的数目增多、亲和力或效应力增强。这是长期使用受体阻断药后的一种受体增敏现象,是某些药物突然停药出现反跳现象的原因之一。

(2) 向下调节:是指受体数目减少,亲和力或效应力降低。这是长期应用受体激动药后的一种受体脱敏现象,是机体对药物产生耐受性的原因之一。

第三节 药物代谢动力学

药物代谢动力学是研究药物的吸收、分布、代谢和排泄过程(图 1-5),并运用数学原理和计算方法阐明药物浓度在体内随时间变化的规律。

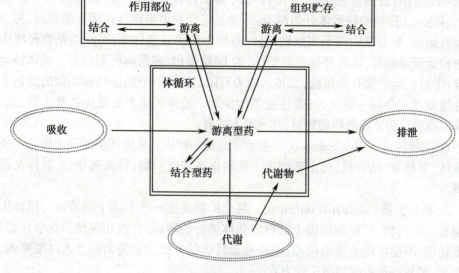

图 1-5　药物的体内过程示意图

一、药物的跨膜转运

　　药物在体内的吸收、分布、代谢和排泄都必须通过体内的生物膜来实现。生物膜是细胞外表的质膜和细胞内各种细胞器膜。生物膜是以流动的脂质双分子层为基本骨架，其中镶嵌着具有各种生理功能（如酶、受体、载体或离子通道等）的表面蛋白和内在蛋白，在膜上还存在着贯穿膜内外的亲水孔道，膜外侧附有树枝糖链，具有受体、信息识别和传递的作用（图 1-6）。

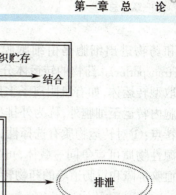

图 1-6　生物膜结构示意图

　　药物通过生物膜的过程称为药物的跨膜转运，其主要方式有：

（一）滤过（filtration，水溶性扩散）

　　滤过是指分子量小于 100Da（道尔顿），直径小于膜孔的水溶性药物（如甲醇、尿素、甘油等）借助膜两侧浓度差和静水压力差的作用，穿过细胞膜亲水膜孔进行扩散的方式。滤过属于被动转运（passive transport）的方式。毛细血管壁的膜孔较大，多数药物易通过；肾小球的膜孔更大，药物及代谢产物均可经肾小球滤过而排泄。

（二）简单扩散（simple diffusion，脂溶扩散）

　　简单扩散是指药物以其脂溶性溶于细胞膜脂质层而完成的扩散方式。药物的脂溶性愈高，愈容易扩散。也属于被动转运的方式。大多数药物都是通过这种方式进行转运的。

（三）载体转运（carrier-mediated transport）

　　体内一些重要的内源性生理物质（如神经递质、葡萄糖、氨基酸、金属离子等）

和药物进出细胞是由细胞膜上特殊的跨膜蛋白控制,这些跨膜蛋白称为转运体(transporter)。药物的转运体分为两类:一类是将药物由细胞外转运至细胞内,称为摄取型转运体,如有机阴离子多肽转运体、有机阳离子转运体等;另一类是将药物由细胞内转运至细胞外,称为外排型转运体,如 P- 糖蛋白、多药耐药蛋白等。载体转运的特点:①对转运物质有选择性;②转运能力有限,具有饱和性;③结构相似的药物或内源性物质可竞争同一载体,可发生竞争性抑制。载体转运主要发生在肾小管、胆道、血脑屏障和胃肠道等的药物转运,其主要方式有:

1. 主动转运(active transport) 主动转运是一种依靠载体耗能的逆差转运。药物与载体(又称泵)结合后,可由低浓度一侧转向高浓度一侧,释放药物后,载体又回到原侧。

2. 易化扩散(facilitated diffusion) 易化扩散是指一些不溶于脂质而与机体生理代谢有关的药物,依靠细胞膜上的特定载体进行的转运,有饱和现象和竞争性抑制,但不耗能、不逆浓度差或电位差,也是被动转运的方式。如葡萄糖进入红细胞内、维生素 B_{12} 经胃肠道吸收均属于此方式。

(四) 膜动转运(membrane moving transport)

膜动转运是指大分子物质通过膜的运动而转运,包括:

1. 胞饮(pinocytosis,吞饮) 胞饮是指某些液态蛋白质或大分子物质通过细胞膜的内陷形成吞饮小泡而进入细胞内。

2. 胞吐(exocytosis,胞裂外排) 胞吐是指胞质内的大分子物质以外泌囊泡的形式排出细胞的过程,如递质释放、腺体分泌等。

二、药物的体内过程

(一) 吸收

吸收(absorption)是指药物从给药部位进入血液循环的过程。除静脉给药外,其他给药途径均有吸收过程。药物吸收的速度与起效快慢有关;药物吸收的程度与药物作用强弱有关。吸收快而完全的药物,血药浓度快速升高,则起效快、作用强;而吸收慢的药物,起效较慢。

1. 消化道给药

(1) 口服:是最常用的给药途径,简单、经济、安全。但其吸收受很多因素的影响,如胃内容物、胃肠蠕动、胃肠道 pH、药物颗粒的大小及服药时的饮水量等。口服的药物主要在小肠吸收。

首关消除(first pass elimination,第一关卡效应):口服从胃肠道吸收入门静脉系统的药物,在到达全身血液循环前必须先入肝脏,部分药物在未发生作用前就被肝脏灭活、代谢而失去药理活性,使进入体循环的药量减少,疗效降低,这种现象称为首关消除。首关消除明显的药物,一般不宜采用口服或需调整剂量。

(2) 舌下:舌下给药可以通过口腔静脉直接吸收,避免首关消除。如硝酸甘油口服后 90% 以上被肝脏破坏,用该药舌下给药则吸收完全,起效迅速,可用于控制心绞痛的急性发作。

(3) 直肠:直肠中、下段毛细血管血液流入中痔静脉和下痔静脉后进入下腔静脉,不经过肝脏,若以栓剂放置距肛门 2cm 处,则 50%~75% 的药物不经门静脉系统,可避免首关消除;但若以栓剂放置上段直肠(距肛门 6cm 处),则由上痔静脉进入门静脉系统,出现首关消除。故栓剂用药不宜放置过深。

2. 注射给药

(1) 静脉注射:药物直接进入体循环,无吸收过程,起效迅速。适用于重症和急症患者。

(2) 皮下或肌内注射:药物通过毛细血管壁吸收进入血液循环,吸收快而完全。肌内组织的血流量多于皮下组织,故肌内注射比皮下注射起效快。

3. 吸入　肺泡表面积大,血流丰富,气体和挥发性药物到达肺泡后可迅速吸收,如异丙肾上腺素气雾剂治疗支气管哮喘。

4. 局部给药　目的是在皮肤、眼、鼻、咽喉和阴道等部位产生局部作用。完整的皮肤吸收药物的能力较差,但脂溶性高的药物可缓慢通过皮肤吸收,如有机磷酸酯类可经皮肤吸收而中毒。促皮吸收剂如月桂氮䓬酮(azone)、月桂酸等,可与药物制成贴皮剂或软膏而发挥治疗作用,如硝酸甘油贴皮剂。

(二) 分布

分布(distribution)是指药物吸收入血后,经血液循环到达各组织器官的过程。药物在体内的分布是动态的、不均匀的。其影响因素主要有:

1. 药物与血浆蛋白的结合率　药物与血浆蛋白具有不同程度的可逆性结合,结合型的药物暂时失活且分子量变大不易通过生物膜,影响药物的分布和疗效。若同时使用两种与血浆蛋白结合率高的药物,可发生竞争置换现象。如抗凝血药华法林与血浆蛋白结合率为99%,抗炎抗风湿药保泰松与血浆蛋白结合率为98%,当两药合用时,由于保泰松与血浆蛋白的亲和力强,结合型的华法林被置换,使血浆内游离型华法林浓度增高,抗凝作用增强,导致严重的出血。

2. 体液 pH 和药物的解离度　在生理情况下细胞内液 pH 为 7.0,细胞外液为 7.4,弱碱性药物在细胞外液解离型少,易进入细胞内,故细胞内浓度略高;弱酸性药物则相反,在细胞外浓度略高。当弱酸性药物(如巴比妥类)中毒时,用碳酸氢钠提高血液和尿液 pH,可以使弱酸性药物解离增加,重吸收减少,排泄加快,达到解救中毒的目的。

3. 组织细胞结合　药物与某些组织细胞成分有特殊的亲和力,使该药在其中的浓度较高,呈现出药物分布和作用的选择性。如氯喹在肝中分布的浓度比血浆中高出几百倍,临床用于治疗阿米巴肝脓肿。

4. 器官血流量　体内肝、脑、心、肾等血流量多的组织或器官,药物分布速度快;而皮肤、脂肪等血流量低,分布速度慢。药物在体内还可有再分布,如静脉注射硫喷妥钠,因其脂溶性高,首先分布于脑组织,立即出现麻醉作用;但随后又转移到脂肪组织,使麻醉作用消失。脂肪组织是脂溶性药物的储库。

5. 特殊屏障

(1) 血脑屏障(blood-brain barrier):是指血液与脑组织、血液与脑脊液、脑脊液与脑细胞之间的三种隔膜的总称。由于这些膜的细胞间联结紧密,且有一层胶质细胞,因此,有些药物不易通过,影响其分布。通常大分子、水溶性或解离型的药物不易通过血脑屏障,而脂溶性高的药物易通过。血脑屏障的通透性可以受到炎症的影响,如脑膜炎时,青霉素通过脑脊液的量提高而达到有效治疗浓度。

(2) 胎盘屏障(placental barrier):是指由胎盘绒毛与子宫血窦之间的屏障,其通透性和一般生物膜无明显区别。脂溶性高的药物,如全麻药、镇痛药、巴比妥类药物,可通过胎盘屏障进入胎儿循环。

(3) 血眼屏障(blood-eye barrier):全身给药后分布到房水、晶状体和玻璃体的浓度很低,难以奏效,是存在血眼屏障所致,故眼部疾病多采用局部给药。

(三) 代谢

代谢(metabolism)是药物在生物体内发生的化学结构改变的过程,又称生物转化(biotransformation)。

1. 代谢部位 代谢的主要器官是肝脏,其次是肾、肺、肠、神经组织等。当肝功能低下时,对药物的代谢能力降低,易引起毒性反应。

2. 代谢步骤

(1) Ⅰ相反应:为氧化、还原、水解过程。

(2) Ⅱ相反应:为结合反应过程。经Ⅰ相反应后的代谢产物或某些药物原形,可与体内的葡萄糖醛酸、硫酸、乙酰基、甲基、甘氨酸等结合形成水溶性高的代谢产物,迅速从肾脏排出体外。有些药物可不经代谢,以原形排出。

多数药物经代谢后,药理活性减弱或消失,称为灭活;少数药物,经代谢后才具有药理活性,称为活化。

3. 药物代谢酶系统 药物代谢需要酶的催化,参与药物代谢的酶包括:

(1) 专一性酶:如乙酰胆碱酯酶、单胺氧化酶等,能分别转化乙酰胆碱和单胺类药物。

(2) 非专一性酶:细胞色素 P-450 单氧化酶系(cytochrome P_{450},CYP)为一类亚铁血红蛋白 - 硫醇盐蛋白的超家族,能参与内源性物质和外源性物质(包括药物、环境化合物等)的代谢,又称肝脏微粒体酶、肝药酶。其特性主要有:①专一性低,能同时催化多种药物;②活性有限,药物剂量过大或肝病患者,易引起蓄积中毒;③个体差异大,可受遗传、年龄、营养、疾病因素的影响;④药物对肝药酶可以产生影响,表现出增强或抑制肝药酶的活性。

4. 药酶的诱导与抑制

(1) 药酶诱导剂:是指能增强肝药酶活性或合成加速的药物。如苯巴比妥的是药酶诱导剂,反复使用后能加速自身代谢,使其疗效降低,产生耐受性。常见的药酶诱导剂有巴比妥类、苯妥英钠、利福平等。

(2) 药酶抑制剂:是指能降低药酶活性或合成减弱的药物。如氯霉素因抑制肝药酶活性而减慢苯妥英钠的代谢,两药同用后使苯妥英钠的血药浓度升高,疗效增强,甚至引起中毒。常见的药酶抑制剂有氯霉素、异烟肼、西咪替丁等。

(四) 排泄

排泄(excretion)是指药物以原形或代谢产物经排泄器官排出体外的过程。排泄的主要器官是肾脏;挥发性的药物从肺排出;口服后未经吸收的药物从肠道随粪便排出;某些药物也可经胆汁、汗腺、乳腺及唾液腺排出。

1. 肾脏排泄 药物经肾脏排泄主要包括三个环节:肾小球滤过、肾小管的重吸收和肾小管的分泌。增加尿量可降低尿液中药物浓度,减少药物重吸收,增加药物排泄。尿液的 pH 可影响药物的排泄,尿液呈酸性时,弱碱性药物易解离,重吸收少,排泄多;

弱酸性药物则相反。当两种药物同时通过肾小管分泌时,可产生排泄竞争性抑制现象。如丙磺舒能抑制青霉素的主动分泌,两药同用时,青霉素的排泄减慢,疗效增强,作用时间延长。肾功能低下时,药物排出量减少,宜减少给药剂量或延长间隔时间,避免引起蓄积中毒。

2. 消化道排泄　药物可通过胃肠壁脂质膜自血浆内以被动扩散方式排入胃肠腔内,位于肠上皮细胞膜上的 P- 糖蛋白也可将药物及其代谢产物直接从血液内分泌排入肠道。

被分泌到胆汁内的药物及其代谢产物,经胆道和胆总管排入肠腔随粪便排泄,有的药物经胆汁排入肠腔后可再次被小肠上皮细胞吸收进入血液循环,称为肝肠循环(hepato-enteral circulation)。肝肠循环多的药物,可使药物作用时间延长,反复给药,易发生蓄积。

3. 其他途径的排泄　乳汁、唾液、汗腺等均可排泄药物。由于乳汁偏酸性,弱碱性药物如阿托品、吗啡、麦角生物碱、奎宁等易从乳汁中排出,哺乳期妇女用药时尤应注意,以免对婴幼儿引起不良反应。

三、血药浓度的动态变化

药物在体内的转运和转化形成了血液中药物浓度随时间变化的动态过程,运用数学原理和方法定量地研究药物体内过程动态变化的规律,对指导临床合理用药具有重要的意义。

(一)药时曲线

血药浓度(blood drug level)是指药物在血浆内的总浓度,包括与血浆蛋白结合或在血浆游离的药物,有时也泛指药物在全血中的浓度。药物作用的强度与药物在血浆中的浓度成正比。药物在体内的浓度随时间而变化。若以血药浓度为纵坐标,以时间为横坐标,描绘的血药浓度 - 时间曲线称为药时曲线或时量曲线(图1-7)。

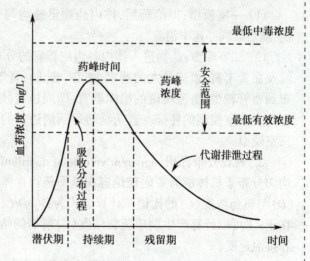

图 1-7　肌内注射的药时曲线示意图

1. 潜伏期(latent period)　潜伏期是指给药后到开始出现疗效之前的时间,主要反映药物的吸收、分布过程。静脉给药一般无明显潜伏期。

2. 药峰浓度(peak concentration,C_{max})　药峰浓度是指用药后所能达到的最高血药浓度。通常药峰浓度与药物剂量成正比。

3. 达峰时间(peak time,T_{peak})　达峰时间是指从给药后到达药峰浓度的时间。达峰时间短,表示药物吸收和起效较快;达峰时间长,则表明药物吸收和起效较慢。

4. 持续期(persistent period)　持续期是指药物维持最低有效浓度或基本疗效的时间,其长短取决于药物的吸收与消除速率。

5. 残留期(residual period) 残留期是指药物在体内已降到最低有效浓度以下，但仍然未完全消除的时间。其长短与药物的消除速率有关。

(二) 药物的消除与蓄积

1. 药物的消除(elimination) 药物的消除是指药物在体内经生物转化和排泄，使药理活性降低或消失的现象。消除的方式主要有

(1) 恒比消除(一级消除动力学)：是指单位时间内药物的消除按恒定的比例进行，药物的消除速率与血药浓度成正比。绝大多数药物的消除属于这一类型。

(2) 恒量消除(零级消除动力学)：是药物在体内以恒定的速率消除，单位时间内药物的消除数量相等。其消除速率与血浆中药物浓度无关。通常是因为药物在体内的消除能力达到饱和所致。

2. 药物的蓄积(accumulation) 药物的蓄积是指反复多次给药，当给药速率大于消除速率时，体内药物不能及时消除，使血药浓度不断增高造成蓄积。临床上利用药物的蓄积达到或维持血药浓度而发挥治疗效果称为蓄积作用；如果因药物蓄积而引起中毒则称为蓄积中毒，应尽量避免发生。

(三) 常用的药动学参数

1. 房室模型(compartment model) 房室模型是假设人体为一个空间或容器，并将其分成若干个房室而建立的数学模型。房室的划分主要是依据药物在体内的转运速率而确定的，与解剖学部位和生理学功能无关。根据药物的体内动力学特性，可分为一室模型、二室模型和三室模型等。

(1) 一室模型：即给药后，体内药物迅速均匀分布于全身各部位，并达到动态平衡，随后以同一速率消除。

(2) 二室模型：药物进入体内各组织器官的分布速率不同，首先进入血浆、细胞外液及血管丰富、血流量大的器官，如心、脑、肺、肾等，这些器官称为中央室，随后再分布到血管较少、血流缓慢的组织器官，即周边室，最后达到动态平衡。多数药物的分布符合二室模型的特征。若药物转运到周边室的速率仍有明显的快慢之分，就成为三室模型。

2. 表观分布容积(apparent volume of distribution, V_d) 表观分布容积是假定药物均匀分布于机体所需要的理论容积。即药物在体内分布达到动态平衡时，体内药量(D)与血药浓度(C)的比值。计算公式为：$V_d = D/C$，式中 V_d 的单位为 L 或 ml。其意义在于：①可以计算产生期望药物浓度(C)所需的给药剂量；②可以推测药物分布范围和排泄速度。

3. 清除率(clearance, Cl) 清除率是指单位时间内从体内所清除的药物表观分布容积数，即单位时间内有多少毫升血浆中的药物被清除。计算公式为：$Cl = k \cdot V_d$。k 为消除速率常数。清除率主要反映肝、肾功能。

4. 血浆半衰期(half-life, $t_{1/2}$) 血浆半衰期是指血浆中药物浓度下降一半所需的时间，亦称消除半衰期。半衰期短，药物消除快，作用维持时间短；而半衰期长，则消除慢，作用维持时间长。

了解血浆半衰期的意义在于：①临床可依此确定给药的间隔时间(通常给药间隔时间约为一个半衰期)；②可作为药物分类的依据；③预测药物基本消除的时间。按一级动力学消除的药物，一次给药后经 5 个 $t_{1/2}$，药量消除约 97% 时，认为药物基本消除

（表 1-1）；④预测药物达到稳态浓度的时间。按一级动力学消除的药物，恒速静脉滴注或分次恒量给药，经 4~5 个 $t_{1/2}$，消除速度与给药速度相等，血药浓度维持在稳定的水平，即稳态浓度（图 1-8）。

表 1-1　一级动力学药物在体内的消除量和累积量

半衰期数	一次给药		连续恒速恒量给药	
	体内存量（%）	消除药量（%）	消除药量（%）	累积药量（%）
1	50.00	50.00	50.00	50.00
2	25.00	75.00	75.00	75.00
3	12.50	87.50	87.50	87.50
4	6.25	93.75	93.75	93.75
5	3.13	96.87	96.87	96.87
6	1.56	98.44	98.44	98.44
7	0.78	99.22	99.22	99.22

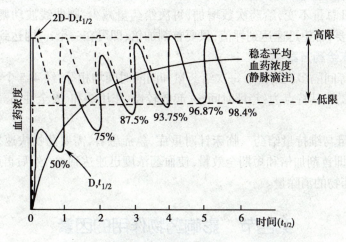

图 1-8　不同给药方案多次用药的药时曲线

5. 生物利用度（bioavailability，F）　生物利用度是指经过肝脏首关消除后能被机体吸收进入体循环药物的相对量和速度。计算公式如下：

$$生物利用度 = \frac{实际吸收药量}{给药量} \times 100\%$$

生物利用度的高低与制剂的工艺过程密切相关，如不同药厂生产的地高辛片剂或同一药厂不同批号的地高辛片剂，虽然每片药含量相同，实际吸收量却有差异。生物利用度低，临床疗效差；而生物利用度过高，则有可能导致中毒。因此，药品在出厂前应测定生物利用度。

也可以用"药时曲线下面积"（AUC）来估算生物利用度。AUC 是由坐标轴的曲线围成的面积，表示一段时间内药物吸收进入血中的相对累积量。一般认为静脉注射药物的生物利用度为 100%，若要比较同一药物不同给药途径的吸收情况，可采用绝对生物利用度，其计算公式为：

$$F(\%)=\frac{AUC_{血管外给药}}{AUC_{静脉给药}}\times100\%\text{（绝对生物利用度）}$$

若要评价同一厂家的不同批号药品或不同厂家同一制剂间的吸收情况,可采用相对生物利用度,其计算公式为:

$$F(\%)=\frac{AUC_{受试药}}{AUC_{标准药}}\times100\%\text{（相对生物利用度）}$$

相对生物利用度是评价厂家产品质量的重要标准之一。

四、连续多次给药后的药时曲线和稳态血药浓度

(一) 稳态血药浓度(steady state plasma concentration, C_{ss})

按一级动力学消除的药物,如每隔一个 $t_{1/2}$ 给一个剂量(D)药物,血药浓度不断升高,经过 4~5 个 $t_{1/2}$ 后,血药浓度不再升高,维持在一个基本稳定的水平称为稳态浓度,又称坪值(plateau)或坪浓度,表明药物的吸收量与消除量达到平衡(图 1-8)。

C_{ss} 的意义在于:① C_{ss} 的高低与每日给药总量成正比;② C_{ss} 的高限和低限之间的差距与每次用药量成正比。在临床设计给药方案时,应使 C_{ss} 维持在安全范围内。

如果每日总量不变,给药次数增加,每次给药量减少,则曲线波动幅度减少。另外,因病情需要,希望迅速达到坪值,只要首剂加倍,即可在一个 $t_{1/2}$ 内达到坪值(图 1-8)

(二) 临床给药方案

1. 等量等间隔多次给药　每次给药量和间隔时间均相等,经 4~5 个半衰期后,血药浓度接近 C_{ss}。其特点为:趋坪时间长、起效较慢、作用缓和、安全性高。一般病情常用此方案。

2. 负荷量与维持量给药　临床针对重症、急症患者,需要药物快速发挥疗效,可采用负荷量,即首剂加倍和短期全效量,使血药浓度迅速达到 C_{ss},然后再改用维持量,以补充体内药物的消除量。

第四节　影响药物作用的因素

影响药物作用的因素很多,主要包括两大类,即药物方面的因素和机体方面的因素。

一、药物方面的因素

(一) 药物的化学结构、剂型和给药途径

1. 药物的化学结构　化学结构相似的药物可以产生相似的药理作用,如各种磺胺药物结构相似均有抑菌作用;但化学结构相似的药物,也可能表现出相反或拮抗作用,如华法林和维生素 K 的结构相似,前者为抗凝血药,后者为止血药。

2. 剂型　同一药物的不同剂型和不同给药途径,所产生的药物效应会有显著的不同。口服制剂中,溶液剂吸收比胶囊和片剂快;注射制剂中,水溶液吸收比混悬剂、油溶剂快。

缓释剂利用无药理活性的基质或包衣阻止药物迅速溶出和吸收的延迟,以达到非恒速缓慢释放药物的效果;控释剂是控制药物按零级速率恒速释放药物(定时定量

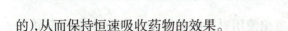

的),从而保持恒速吸收药物的效果。

3. 给药途径 不同的给药途径可以影响药物的疗效,甚至产生不同的作用。如硫酸镁注射给药产生抗惊厥和降压作用,而口服给药产生导泻和利胆作用。一般情况下,不同给药途径药物的吸收速度为:静脉注射＞吸入＞肌内注射＞皮下注射＞口服＞直肠＞贴皮。

(二) 药物相互作用

1. 药物相互作用(drug interaction) 药物相互作用是指同时或先后使用两种或两种以上的药物时,其中一种药物受其他药物的干扰,改变原有的药理效应或毒性反应,又称联合用药或配伍。

(1) 协同作用(synergism):配伍用药,作用或毒性较单一药物增强。临床多用于增强治疗效果,如硝酸甘油治疗心绞痛时常合用普萘洛尔,两药通过不同途径共同降低耗氧量,疗效增强。若链霉素与庆大霉素合用,疗效增强不明显,对耳的毒性明显增强,应避免联用。

(2) 拮抗作用(antagonism):配伍用药,作用较原来减弱。临床多用于减少不良反应或解救药物中毒。如用阿托品的阻断 M 受体作用对抗有机磷农药中毒的 M 样症状。

(3) 敏感化现象(sensitization):是指一种药物使组织或受体对另一种药物的敏感性增强的现象。如长期使用氢氯噻嗪等排钾利尿药,使血钾降低,心肌对强心苷敏感化,易引起心律失常。

采用联合用药的目的是增强疗效,避免或减少不良反应的发生,若配伍不当,则可能导致毒性增强,而疗效降低。

2. 配伍禁忌(incompatibility) 在配制药物,特别是配制液体药物的过程中,药物与药物、药物与辅料、药物与溶媒之间发生的物理化学反应,并有可能使疗效降低或毒性增强的现象。

二、机体方面的因素

(一) 年龄

药典中所规定的常用量是适用于 18~60 岁的成人用量。老年人和儿童由于胃肠、肝、肾等功能与成年人不同,对药物的吸收、代谢和排泄能力也有所不同,故用药量应酌减,选择药物应慎重。

1. 老年人 通常是指 60 岁以上的群体,随着年龄的增长,机体各系统退行性变,易患多种疾病,并且患病时临床表现的特点与中青年人有所不同,容易误诊,用药不当,也容易导致不良反应,尤需关注。老年人的生理功能变化和对药物作用的影响主要有:

(1) 中枢神经系统:老年人神经细胞数减少,脑重量减轻。有研究表明:70 岁时脑重量减少约 5%,80 岁时减少约 10%,90 岁时则可减少 20%,脑萎缩明显,脑血流量减少,脑内酶活性减弱,这些变化均可影响药效,故老年人对中枢抑制药的反应敏感,如镇痛药和非甾体类抗炎药在老年人的不良反应可达 60%,而在青年人仅有 29%。

(2) 肾脏:老年人肾体积缩小,肾血流量只有青年人的 40%~50%,肾小球滤过率也下降,对药物的排泄减少,半衰期延长,使药物在体内蓄积,尤其在使用经肾排泄的药物如地高辛、苯巴比妥、普萘洛尔、氨基苷类、四环素类、头孢菌素类、磺胺类等药物容易发生蓄积中毒,应慎用。此外,应避免使用对肾脏毒性较大的药物,如解热镇痛药中的非那西丁(单独制剂已淘汰,保留复方制剂)、吲哚美辛、中药朱砂(含汞)和关木通中的马兜铃酸等。

(3) 肝脏:老年人的肝脏比青年人减轻 15%,肝血流量只有青年人的 40%~50%,其代谢能力减退,首关消除减弱,生物利用度增加。同时老年人的肝药酶的合成减少、活性降低,对药物的转化速度减慢,半衰期延长,因而影响很多药物的代谢,如咖啡因、苯巴比妥、氯丙嗪、哌替啶、阿司匹林等。另外,老年人肝细胞合成清蛋白的能力降低,使血浆蛋白与药物结合的能力降低,导致游离型药物浓度升高,作用增强。如老年人服用普萘洛尔,因血中游离型普萘洛尔增多,易发生肝性脑病,应注意减量和延长给药间隔时间。

(4) 胃肠道:老年人胃肠道肌纤维萎缩,胃排空延缓,胃酸分泌减少,胃液 pH 升高,小肠黏膜表面积减少,会减少通过主动转运方式的药物的吸收,如铁剂、钙剂、维生素 C 等。

(5) 心血管:老年人动脉硬化,血管压力感受器的敏感性下降,反射调节能力降低,心脏代偿能力差,心排出量比青年人少 30%~40%,应用心血管药易致心律失常。

此外,老年人药物作用靶点的敏感性升高或降低,可引起药物作用的反应性发生相应的变化,如地西泮等易引起精神错乱,降压药易引起直立性低血压等。

老年人由于多病共存导致多药并用,引起药物不良反应发生率高、危害大、死亡率高,因此,老年人用药原则应遵循:①受益原则;②五种药物原则;③小剂量原则(按照《中华人民共和国药典》规定为成人量的 3/4);④择时原则;⑤暂停用药原则。老年人用药期间尤其要加强药物监测,定期监测肝肾功能、电解质、酸碱平衡等,对某些药物尽可能做血药浓度监测,密切观察用药后的临床反应,监视药物不良反应,及时进行合理调整。

2. 小儿 小儿正处于生长发育时期,各器官的功能发育尚未完善,对药物代谢和排泄能力较差。如婴幼儿由于血脑屏障发育不完善,对吗啡极为敏感,容易导致呼吸抑制;新生儿肝脏缺乏葡萄糖醛酸转移酶,应用氯霉素时容易发生灰婴综合征;儿童的体液占体重的比例较大,对水盐代谢转换率较快,而调节能力较差,应用利尿药后极易发生低钠和低钾血症。因此。临床上儿童用药应特别注意剂量适当,一般可根据年龄、体重或体表面积来计算用量。

小儿疾病的特点是起病急、变化快、机体调节能力差、病死率较高。因此,针对小儿用药的指导措施主要包括:①严格把握用药指征;②及时调整给药剂量和间隔时间;③选择适宜的给药途径。应加强临床医师和药师与患儿家长的沟通,正确指导患儿用药,让患儿承受最小的用药风险,获得最大的治疗效果,以期达到安全、有效、经济、适当的合理用药要求。

(二) 性别

某些药物对不同的性别作用有所差异,如男性对对乙酰氨基酚和阿司匹林的清除率分别高于女性 40% 及 60%。女性尤其应注意月经期、妊娠期、哺乳期和围绝经期的用药安全。

1. 妊娠期 受精后 3 周至 3 个月是胚胎发育期,也是致畸药物的敏感期,最易发生先天性畸形。除了致畸作用外,妊娠期妇女服用镇静催眠药(如地西泮)、麻醉药(如乙醚、氯仿)、镇痛药(如吗啡、哌替啶)、抗组胺药或其他中枢抑制药,可抑制胎儿的神经活动,并改变脑发育;妊娠5个月后应用四环素可使婴儿牙齿黄染,牙釉质发育不全,骨生长障碍;噻嗪类利尿药可引起死胎;氨基苷类抗生素可引起胎儿永久性耳聋和肾损害;临产期使用抗凝药如华法林、阿司匹林等,可导致胎儿严重出血;产前应用吗啡等可延长产程。

2. 哺乳期　哺乳期妇女用药应注意有些药物可以通过乳汁排泄而影响乳儿。如吗啡、卡那霉素及异烟肼等因从乳汁排泄而引起乳儿中毒,应禁用。哺乳期用药一般可分为三类:①避免使用的药物,此类药物多数不良反应严重,毒性较大,如抗肿瘤药、氯霉素、四环素、雌激素、含碘制剂、锂盐等;②慎用药物,此类药物必需应用时需认真监护,严密观察,如抗组胺药、抗结核病药、抗精神病药、抗甲状腺药、解热镇痛药等;③允许使用的药物,此类药物已经证实比较安全。

3. 月经期　经期内不宜使用的药物如:①雄激素可致月经紊乱,黄体酮能导致阴道流血不规则,肾上腺皮质激素能引起闭经。原因是人体激素的合成、代谢平衡与月经周期有关,因此,不可在经期内使用激素类药物,以免失去平衡。②甲状腺制剂、减肥药可造成月经紊乱。③抗凝血药可使月经过多,止血药能促使毛细血管收缩,降低毛细血管通透性引起经血不畅。

(三) 遗传因素

人体内存在与药效发挥相关的基因,这些基因是决定药物代谢酶、药物转运蛋白、受体活性和功能表达的结构基础,是药物代谢与反应的决定因素。此基因在不同民族、不同人种、不同个体之间存在差异,它成为产生药物效应个体和种族差异的主要原因。影响药效的基因主要包括两个方面:①药物代谢酶的基因差别,分为高活性(快代谢型)和低活性(慢代谢型)两类,其中前者比例较高。用药的剂量是根据高活性者设计的。如低活性者,由于代谢酶的缺陷(中国人高达15%左右),则药物在体内浓度升高,时间延长,易产生不良反应。如抗癫痫药美芬妥英,抗结核病药异烟肼,心血管药美托洛尔、硝苯地平,精神神经科药氟哌啶醇、阿米替林、地西泮、吗啡等。②药物结合的"靶位"差异,在不同人群中,靶位的数量和质量存在差别,导致药效的不同,出现临床常见的"同药不同效"的现象。为此,以基因为基础的药物治疗应运而生,它能对种族和个体基因差异进行精确分析,预测不同个体对药物的反应,从而决定用药剂量,达到提高疗效和减少不良反应的目的。

(四) 病理状态

病理状态对药物的反应不同。如体温过低可显著降低许多药物的代谢;肝功能不全患者应用氯霉素时,其代谢速度减慢,易发生蓄积中毒;肾功能不全患者应用庆大霉素等,其排泄减慢,半衰期延长,反复给药易中毒。

(五) 心理因素

心理状态与药物疗效关系密切。医护人员的工作态度、采用的治疗方案、临床经验等均有助于解除患者精神压力,恢复心理平衡,鼓励患者树立战胜疾病的信心,增强抗病能力,恢复健康。

运用安慰剂就是凭借暗示产生心理作用的结果。安慰剂(placebo)是不含药理活性的剂型,多为含乳糖、淀粉的片剂或含生理盐水的注射剂,广义地讲,也包括那些本身无特殊作用的医疗措施。安慰剂对某些疾病,如头痛、心绞痛、神经症等短期应用后,能产生 30%~50% 的疗效。但其效应是不恒定的,不可随意应用。常作为新药临床评价的对照。

(六) 饮食因素

1. 食物对药物作用的影响 食物的酸碱度可影响尿液的 pH 进而影响药物的作用。如鱼、肉、蛋等酸性食物可使四环素、氨苄西林等在酸性尿液中抗菌活力增强;而菠菜、豆类、水果、牛奶等碱性食物可使红霉素、氯霉素、头孢菌素、氨基苷类、磺胺类等在碱性尿液中抗菌活力增加。

2. 饮茶对药物作用的影响 茶叶中的咖啡因、茶碱可使中枢抑制药的作用降低,其中的鞣酸能与多种金属离子、苷类和生物碱结合,产生沉淀而影响其吸收。

3. 饮酒对药物作用的影响 服药期间饮酒一是降低药效,二是增加药物不良反应。比较突出的有:①水杨酸类药物与酒精同服,可加重胃黏膜刺激,诱发胃出血;②抗组胺药氯苯那敏等遇到酒精会产生呼吸困难、血压下降,心率减慢,甚至危及生命;③胰岛素和口服降血糖药与酒精同服,可引起低血糖休克,并诱发乳酸血症;④服用镇静催眠药如地西泮、苯巴比妥等期间饮酒,会使中枢神经抑制,产生昏迷、休克、呼吸衰竭;⑤服用头孢菌素类抗生素期间饮酒,因头孢菌素类药物抑制乙醛脱氢酶,使酒精在体内氧化为乙醛后不再氧化分解,导致乙醛中毒,产生面色潮红、头痛、恶心、呕吐、血压下降等。酒精可谓是药物不良反应的催化剂。

(侯 晞)

扫一扫
测一测

 复习思考题

1. 何谓药物作用的选择性和两重性?
2. 药物的不良反应主要包括哪些?
3. 试用受体学说解释药物的作用机制。
4. 何谓药物的血浆半衰期?有何临床意义?
5. 试述影响药物的作用因素。

第二章

传出神经系统药理概论

 学习要点

1. 传出神经的解剖学分类和按释放递质不同的分类,突触结构与神经递质的传递过程。
2. 传出神经递质乙酰胆碱、去甲肾上腺素的合成和代谢过程。
3. 传出神经受体的类型、分布及生理效应。
4. 传出神经药物的作用方式和药物分类。

第一节 概 述

传出神经是指将神经冲动由中枢传向外周的神经。作用于传出神经系统的药物简称为传出神经药。

一、传出神经的解剖学分类

传出神经系统包括运动神经系统和自主神经(植物神经)系统两大类。

1. 运动神经 自中枢发出后,不更换神经元,直接到达所支配的骨骼肌。

2. 自主神经 分为交感神经和副交感神经,自中枢发出后,先进入神经节更换神经元,然后到达所支配的效应器(心脏、平滑肌、腺体等)。因此,自主神经有节前纤维和节后纤维之分,由中枢发出的神经元为节前纤维,直接支配效应器的神经元为节后纤维,交感神经的节后纤维长,而副交感神经的节后纤维则很短(图2-1)。

二、突触结构与神经递质的传递

传出神经末梢与效应器细胞或次一级神经元的交接处,称为突触,运动神经与骨骼肌的接头处又称为运动终板。在电子显微镜下,可见突触部位神经末梢与次一级神经元或效应器之间并不是直接相连,而是存在着间隙,称为突触间隙,传出神经末梢靠近间隙的细胞膜称为突触前膜,效应器或次一级神经元邻近间隙的细胞膜称为突触后膜,当神经冲动到达末梢时,突触前膜释放传递信息的化学物质称为递质,通过间隙作用于突触后膜,从而影响次一级神经元或效应器细胞的活动,这一过程称为递质的化学传递。传出神经的递质主要有乙酰胆碱(acetylcholine,ACh)和去甲肾上

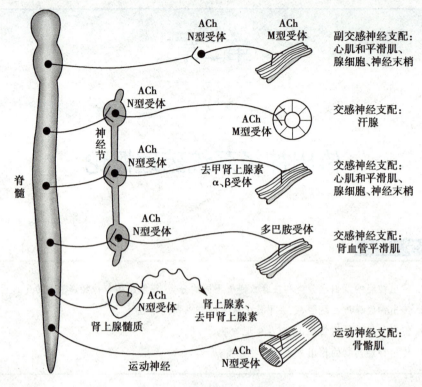

图 2-1 传出神经分类模式图

腺素（noradrenaline，NA 或 norepinephrine，NE）。

三、传出神经按递质分类

按释放递质的不同,将传出神经分为胆碱能神经和去甲肾上腺素能神经。

1. 胆碱能神经 能合成乙酰胆碱（ACh）并在兴奋时释放 ACh 的神经,包括:①全部交感神经和副交感神经节前纤维;②全部副交感神经的节后纤维;③小部分交感神经的节后纤维,如支配汗腺分泌和骨骼肌血管舒张的神经;④运动神经。此外,肾上腺髓质受交感神经节前纤维支配,也属胆碱能神经。

2. 去甲肾上腺素能神经 能合成去甲肾上腺素（NA）并在兴奋时释放 NA 的神经,包括大部分交感神经节后纤维（图 2-1）。

在某些效应器官如肾血管和肠系膜血管内还发现了多巴胺能神经,能释放多巴胺,其作用是使血管舒张。

第二节 传出神经的递质

一、乙酰胆碱

1. 生物合成 乙酰胆碱（ACh）主要是在胆碱能神经末梢内合成,由胆碱和乙酰辅酶 A 在胆碱乙酰化酶的催化下合成,然后进入囊泡贮存。

2. 贮存与释放 乙酰胆碱（ACh）在胞浆内合成后,转运到囊泡中与三磷酸腺苷

（ATP）、蛋白多糖结合而贮存,部分则以游离形式存在于胞浆中。当神经冲动到达末梢时,产生除极化,激发 Ca^{2+} 内流进入神经末梢,促使囊泡胞裂外排,ACh 被释放到突触间隙,然后与效应器或神经节细胞的胆碱受体结合,产生一系列生理效应。

3. 消除 乙酰胆碱（ACh）与受体结合产生效应后,迅速被位于突触的乙酰胆碱酯酶（AChE）水解,生成乙酸和胆碱,部分胆碱又被神经末梢再摄取,并重新合成新的ACh（图 2-2）。

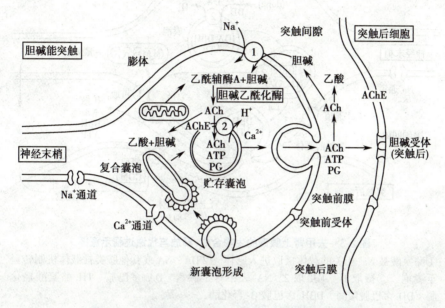

图 2-2 乙酰胆碱的生物合成、释放与代谢过程示意图
①胆碱经 Na^+ 相关的载体转运入神经末梢 ②ACh 经载体转运入贮存囊泡

二、去甲肾上腺素

1. 生物合成 去甲肾上腺素（NA）是在去甲肾上腺素能神经内合成,由酪氨酸经酪氨酸羟化酶（TH）催化生成多巴,又在多巴脱羧酶催化下生成多巴胺,然后进入囊泡内,在多巴胺 β- 羟化酶的催化下生成 NA。在参与 NA 合成的酶中,TH 活性较低,反应速度慢,对底物要求专一,当胞浆中多巴胺（DA）和 NA 增高时,对 TH 有反馈性抑制作用,反之,对该酶的抑制减弱,故 TH 是整个合成过程的限速酶。

2. 贮存与释放 生成的去甲肾上腺素（NA）与 ATP 和嗜铬颗粒蛋白结合而贮存于囊泡中,当神经冲动到达去甲肾上腺素能神经末梢时,通过胞裂外排的方式,将囊泡内所含的 NA、ATP、嗜铬颗粒蛋白和多巴胺 β- 羟化酶等一起排入突触间隙。

3. 消除 去甲肾上腺素（NA）的消除途径包括:

（1）通过突触前膜和囊泡膜对递质的主动重摄取（摄取 1）;释放到突触间隙的 NA,约 75%~90% 被突触前膜摄入神经末梢内,并重新贮存在囊泡中,此过程依赖于胺泵的主动转运。

（2）神经末梢内囊泡外的 NA 可被线粒体膜所含的单胺氧化酶（MAO）代谢。

（3）非神经组织如心肌、平滑肌等也能摄取 NA（摄取 2）,随后即被细胞内的儿茶酚 -O- 甲基转移酶（COMT）和单胺氧化酶（MAO）所灭活。

（4）还有少量的 NA 从突触间隙扩散到血液中，最后被肝肾组织中的 COMT 和 MAO 所转化。（图 2-3）。

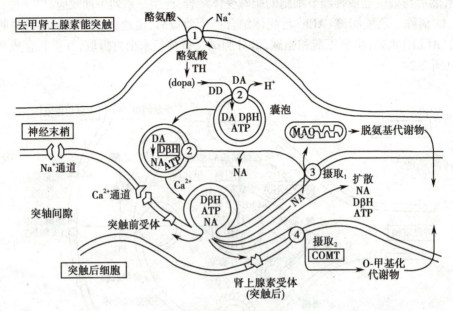

图 2-3 去甲肾上腺素的生物合成、释放与代谢过程示意图
①酪氨酸被 Na^+ 相关的载体摄取进入膨体 ②DA、NA 或其他胺类被载体机制转运至囊泡 ③摄取 1 ④摄取 2 NA. 去甲肾上腺素 DA. 多巴胺 TH. 酪氨酸羟化酶 DD. 多巴脱羧酶 DβH. 多巴胺 β-羟化酶

第三节 传出神经受体的类型、分布及其效应

传出神经的受体位于突触前膜和突触后膜上，为特殊的蛋白质，它能选择性的与相应的递质或药物结合，从而产生效应。受体是根据能与之相结合的递质而命名的，如胆碱受体、肾上腺素受体和多巴胺受体。

一、受体的类型及分布

（一）胆碱受体

能选择性地与 ACh 结合的受体，称为胆碱受体。

胆碱受体又可分为：

1. 毒蕈碱型受体 能选择性地与毒蕈碱（muscarine）结合的胆碱受体，简称 M 受体。又分为 M_1、M_2 及 M_3 等亚型，M_1 受体主要分布于神经节、胃腺和中枢；M_2 受体主要分布于心脏、传出神经突触前膜及中枢；M_3 受体则主要分布于平滑肌与腺体等处。

2. 烟碱型受体 能选择性地与烟碱（nicotine）结合的胆碱受体，简称 N 受体。又分为 $N_1(N_N)$ 与 $N_2(N_M)$ 两种亚型。N_1 受体位于自主神经节细胞与肾上腺髓质等处；N_2 受体则分布于骨骼肌。

（二）肾上腺素受体

能选择性地与肾上腺素（adrenaline，AD）或 NA 结合的受体，称为肾上腺素受体。

肾上腺素受体又可分为：

1. α型肾上腺素受体 简称 α 受体，可分为 α_1 和 α_2 两种亚型，α_1 受体存在于突触后膜，如皮肤、黏膜、内脏血管、虹膜辐射肌及腺体等处；α_2 受体则位于突触前膜上。

2. β型肾上腺素受体 简称 β 受体，又分为 β_1 和 β_2 等亚型，β_1 受体位于心脏；β_2 受体主要分布在血管、支气管和去甲肾上腺素能神经末梢突触前膜等处。

（三）多巴胺受体

能选择性地与多巴胺（dopamine，DA）结合的受体，称为多巴胺受体。

多巴胺受体又分为 D_1 和 D_2 两种亚型。D_1 受体主要分布于肠系膜、肾、心、脑等处血管；D_2 受体主要分布在延髓催吐化学感受区、中脑边缘系统、黑质纹状体、下丘脑、垂体。

二、受体的生理效应

递质与受体结合时可以激动受体而产生生理效应，不同的递质通过激动不同的受体而呈现不同的生理效应。传出神经受体的效应见表2-1。

（一）胆碱受体激动时产生的效应

M 受体激动时产生的效应称为 M 样作用，主要表现为心脏抑制（心肌收缩力减弱，心率减慢，传导减慢），皮肤、黏膜血管舒张，支气管、胃肠平滑肌、膀胱逼尿肌收缩，瞳孔缩小，汗腺、唾液腺分泌等。

N 受体激动时产生的效应称为 N 样作用，主要包括：

N_1 受体激动时，表现为自主神经节和肾上腺髓质兴奋，血压升高。

N_2 受体激动时，表现为骨骼肌兴奋，过度兴奋可引起肌颤和抽搐。

（二）肾上腺素受体激动时产生的效应

α_1 受体激动时，表现为皮肤、黏膜、腹腔内脏血管收缩，血压升高。

当突触前膜 α_2 受体激动时，可以反馈性抑制去甲肾上腺素释放，使血压下降；当中枢 α_2 受体激动时，兴奋抑制性神经元，从而抑制外周交感神经活性，使血压下降。

β_1 受体激动时，表现为心肌收缩力增强，心率加快，传导加速。

β_2 受体激动时，支气管平滑肌、骨骼肌和冠状血管舒张。

突触前膜的 β_2 受体激动时，能促进去甲肾上腺素的释放。

（三）多巴胺受体激动时产生的效应

D_1 受体激动时，主要表现为肾、肠系膜血管舒张。

D_2 受体激动时，可以引起呕吐、诱发精神失常和内分泌紊乱等。

人体大多数器官上同时接受胆碱能神经和去甲肾上腺素能神经的双重支配，它们的效应大多数是相互拮抗的，其中以一种神经功能的效应为主，表现为正常的生理作用（表2-1）。如心脏同时分布有 β_1 受体和 M 受体，当去甲肾上腺素能神经兴奋时，激动 β_1 受体，心率加快；当胆碱能神经兴奋时，激动 M 受体，心率减慢。当这两类神经同时兴奋时，胆碱能神经功能占优势，则心率减慢。

表 2-1　传出神经系统的受体分布及其效应

效应器		去甲肾上腺素能神经兴奋		胆碱能神经兴奋	
		效应	受体	效应	受体
心脏	心肌	**收缩力增强**	β_1、β_2	收缩力减弱（心房）	M_2
	窦房结	心率加快	β_1、β_2	**心率减慢**	M_2
	传导系统	传导加速	β_1	**传导减慢**	M
血管	皮肤、内脏	**收缩**	α	舒张	M
	骨骼肌	收缩、**舒张**	α、β_2	舒张（交感神经）	M
	冠状血管	收缩、**舒张**	α、β_2		
支气管	平滑肌	舒张	β_2	**收缩**	M_3
胃肠平滑肌	胃肠壁	舒张	β_2	收缩	M_3
	括约肌	收缩	α_1	舒张	M_3
	肠肌丛			激活	M_1
	分泌			增加	M_3
泌尿生殖道	膀胱壁	舒张	β_2	**收缩**	M_3
	括约肌	收缩	α_1	舒张	M_3
平滑肌	子宫（妊娠）	收缩、**舒张**	α、β_2	收缩	M_3
	阴茎、精囊	射精	α	勃起	M
眼睛	瞳孔括约肌			收缩（缩瞳）	M_3
	瞳孔开大肌	收缩（扩瞳）	α_1		
	睫状肌	舒张（远视）	β	收缩（近视）	M_3
皮肤	竖毛肌	收缩			
	汗腺	体温调节增加			M
		大汗腺分泌（紧张）	α		
代谢	肝脏	糖异生、糖原分解	α、β_2		
	脂肪细胞	脂肪分解	β_3		
	肾脏	肾素释放	β_1		
自主神经节				兴奋	N_1
肾上腺髓质				分泌（交感神经节前纤维）	N_1
骨骼肌				收缩（运动神经）	N_2

注：黑体字表示占优势。

第四节 传出神经药物的分类

一、传出神经药物的作用方式

(一)直接作用于受体

药物直接与受体结合后能激动受体而呈现拟似递质的作用,称为受体兴奋药或激动药,如毛果芸香碱激动 M 受体,即为受体激动药;药物与受体结合后,不激动该受体,反而占据受体,阻碍递质与受体结合,这类药物称为受体阻断药,如阿托品占据 M 受体,但并不激动该受体,而是阻断了 ACh 与 M 受体的结合。

(二)影响递质

有些药物可通过影响递质的合成、贮存、释放、消除或摄取过程而呈现作用,如有的药物能抑制胆碱酯酶的活性而阻止 ACh 的破坏,使 ACh 蓄积,呈现拟胆碱作用,这类药物称为抗胆碱酯酶药;能使被抑制的胆碱酯酶恢复活性的药物,称为胆碱酯酶复活药。

二、传出神经系统药物的分类

根据传出神经药物的作用部位和作用方式不同进行分类,见表2-2。

表 2-2　作用于传出神经系统药物的分类

拟似药	拮抗药
(一)胆碱受体激动药	(一)胆碱受体阻断药
1. M、N 受体激动药(乙酰胆碱)	1. M 受体阻断药
2. M 受体激动药(毛果芸香碱)	(1) 非选择性 M 受体阻断药(阿托品)
3. N 受体激动药(烟碱)	(2) M_1 受体阻断药(哌仑西平)
	2. N 受体阻断药
	(1) N_1 受体阻断药(美卡拉明)
	(2) N_2 受体阻断药(琥珀胆碱)
(二)抗胆碱酯酶药	(二)胆碱酯酶复活药(碘解磷定)
1. 易逆性抗胆碱酯酶药(新斯的明)	
2. 难逆性抗胆碱酯酶药(有机磷酸酯类)	
(三)肾上腺素受体激动药	(三)肾上腺素受体阻断药
1. α、β 受体激动药(肾上腺素)	1. α 受体阻断药
2. α 受体激动药	(1) α_1、α_2 受体阻断药(酚妥拉明)
(1) α_1、α_2 受体激动药(去甲肾上腺素)	(2) α_1 受体阻断药(哌唑嗪)
(2) α_1 受体激动药(去氧肾上腺素)	(3) α_2 受体阻断药(育亨宾)
(3) α_2 受体激动药(可乐定)	2. β 受体阻断药
3. β 受体激动药	(1) β_1、β_2 受体阻断药(普萘洛尔)
(1) β_1、β_2 受体激动药(异丙肾上腺素)	(2) β_1 受体阻断药(阿替洛尔)
(2) β_1 受体激动药(多巴酚丁胺)	(3) β_2 受体阻断药(丁氧胺)
(3) β_2 受体激动药(沙丁胺醇)	3. α、β 受体阻断药(拉贝洛尔)

(苗久旺)

复习思考题

1. 按释放的递质不同可将传出神经分为哪两类？每一类包括哪些神经？
2. 简述传出神经受体的类型及分布。
3. 传出神经系统药物的作用方式有哪些？
4. 传出神经系统药物是如何分类的？可细分为哪几类？

胆碱受体激动药

学习要点

1. 胆碱受体激动药的分类和作用机制。
2. 毛果芸香碱、新斯的明的作用和用途、不良反应与注意事项。
3. 有机磷酸酯类中毒的机制、抢救原则和措施。

　　胆碱受体激动药是一类作用与乙酰胆碱（ACh）相似的药物。根据它们作用方式的不同分为两类：一类是直接作用于胆碱受体的激动药，如毛果芸香碱等；另一类是抗胆碱酯酶药，如加兰他敏、新斯的明等。

　　本类药物包括 M、N 受体激动药，如乙酰胆碱，因其在体内易被乙酰胆碱酯酶水解，而作用短暂，无临床应用价值，目前仅作为实验研究的工具药；卡巴胆碱（carbachol，氨甲酰胆碱）也能激动 M、N 受体，因副作用多，毒性大，主要用于局部滴眼治疗青光眼。N_1 受体激动药烟碱（nicotine，尼古丁）因其作用广泛而复杂，不适宜于临床应用，仅具有毒理学意义，也作为药理学研究的工具药；M 受体激动药毛果芸香碱为目前治疗青光眼的主要药物。

第一节　M 胆碱受体激动药

毛果芸香碱

　　毛果芸香碱（pilocarpine）又名匹鲁卡品，是从毛果芸香属植物中提出的生物碱，现已能人工合成。

　　【药理作用】　能直接激动 M 受体，产生 M 样作用，对眼睛和腺体的 M 受体选择性高，作用明显。

　　1. 对眼的作用　滴眼后可致缩瞳、降低眼内压和调节痉挛等作用。

　　（1）缩瞳：虹膜内有两种平滑肌，一种是瞳孔括约肌（环状肌），分布有 M 受体，受胆碱能神经支配，兴奋时瞳孔括约肌向中心收缩，瞳孔缩小；另一种是瞳孔辐射肌（开大肌），分布有 α 受体，受去甲肾上腺素能神经支配，兴奋时瞳孔辐射肌向周边收缩，瞳孔扩大。本品能兴奋瞳孔括约肌的 M 受体，使瞳孔括约肌收缩，瞳孔缩小。

　　（2）降低眼内压：由于缩瞳，使瞳孔括约肌向中心收缩，虹膜根部变薄，导致前房角间隙扩大,房水易经滤帘流入巩膜静脉窦而进入血液循环,使眼压降低。

(3) 调节痉挛:毛果芸香碱激动睫状肌的 M 受体,使睫状肌向瞳孔中心方向收缩,导致悬韧带松弛,晶状体因自身的弹性而自行变凸,屈光度增加,视远物模糊,视近物清楚,导致近视,此作用称为调节痉挛(图 3-1)。

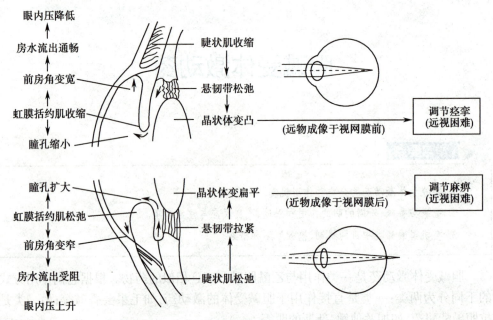

图 3-1 胆碱受体激动药和胆碱受体阻断药对眼的作用
上:拟胆碱药的作用 下:抗胆碱药的作用

2. 对腺体的作用 皮下注射可使腺体分泌增加及平滑肌兴奋等,以唾液腺和汗腺分泌增加最明显。但临床意义不大。

【临床用途】

1. 治疗青光眼 青光眼患者由于眼压过高,可引起头痛、视力减退、严重者可致失明,用本品滴眼,通过缩瞳,扩大前房角间隙,迅速降低眼内压,临床主要用于治疗闭角型青光眼;对开角型青光眼早期也有一定疗效,通过扩大巩膜静脉窦周围的小血管和收缩睫状肌,改变小梁网结构而降低眼内压。

知识链接

青光眼

青光眼是以进行性视神经乳头凹陷及视力减退为主要特征,伴有眼内压增高,重者可致失明的眼科常见疾病。临床可分为原发性、继发性和先天性。其中原发性又可分为闭角型和开角型,前者主要是由于前房角间隙狭窄,房水回流不畅所致。后者主要是由于小梁网及巩膜静脉窦变性或硬化引起,而前房角间隙不狭窄。

2. 治疗虹膜睫状体炎 必需与扩瞳药交替应用,可防止虹膜与晶状体粘连。

3. 用于阿托品类中毒 本品为阿托品的拮抗剂,当阿托品中毒时可用本品解救。

虹膜睫状体炎

【不良反应】　过量或吸收过多可出现全身 M 受体兴奋的症状,如流涎、出汗、呕吐等,可用阿托品对抗。滴眼时应压迫内眦,避免药液流入鼻腔吸收中毒。

第二节　抗胆碱酯酶药

　　胆碱酯酶(cholinesterase,ChE)是一类分子量为 8 万的糖蛋白,可分为乙酰胆碱酯酶(AChE,即真性胆碱酯酶)和丁酰胆碱酯酶(BChE,即假性胆碱酯酶)。

　　AChE 特异性较高,主要分布于胆碱能神经末梢突触间隙,其蛋白分子表面活性中心有两个能与 ACh 相结合的部位,即带负电荷的阴离子部位和酯解部位。当与 ACh 接触时,带阴电荷部位与 ACh 带正电荷的季胺阳离子通过静电引力相结合形成离子键,酯解部位和 ACh 的羰基碳原子以共价键结合,使酯键断裂,生成乙酰化胆碱酯酶和胆碱。乙酰化胆碱酯酶最终水解为乙酸和胆碱酯酶,使胆碱酯酶被游离,恢复原有的活性(图 3-2)。BChE 在肝脏合成,主要分布于血浆中,水解 ACh 作用较弱,但可水解其他胆碱酯类如琥珀胆碱。

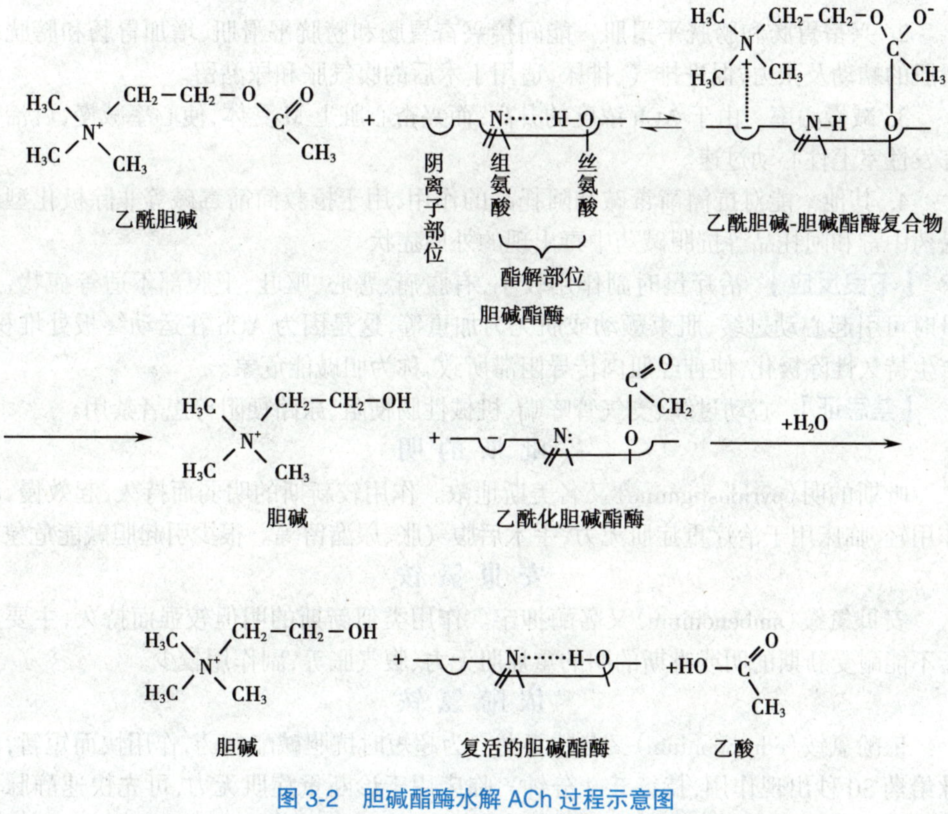

图 3-2　胆碱酯酶水解 ACh 过程示意图

一、易逆性抗胆碱酯酶药

新　斯　的　明

　　新斯的明(neostigmine)又名普鲁斯的明。

　　【体内过程】　口服吸收少而不规则,故口服剂量要比注射剂量大 10 倍以上;不易通过血脑屏障,无明显的中枢作用;滴眼时,不易通过角膜进入眼前房,因此对眼的作用也较弱。

【药理作用与临床用途】　新斯的明能短暂的抑制乙酰胆碱酯酶(AChE)活性,使 ACh 浓度升高,呈现 M 样和 N 样作用。

1. 兴奋骨骼肌　作用强大,其机制为:①抑制 AChE,使 ACh 浓度升高,兴奋 N_2 受体,使骨骼肌兴奋;②直接兴奋 N_2 受体,兴奋骨骼肌。常用于治疗重症肌无力,轻症患者用新斯的明口服,急症、重症患者注射给药可改善患者肌无力症状。

知识链接

重症肌无力

重症肌无力是神经肌肉传递功能障碍所致的慢性疾病,表现为受累骨骼肌极易疲劳,属于自身免疫性疾病。该病患者机体对自身突触后运动终板的 N_2 受体产生免疫反应,血清可见抗 N_2 受体的抗体,导致 N_2 受体数目减少。

2. 兴奋胃肠和膀胱平滑肌　能间接兴奋胃肠和膀胱平滑肌,增加胃肠和膀胱平滑肌的蠕动及张力,促进排气、排尿,适用于术后的腹气胀和尿潴留。

3. 减慢心率　由于 ACh 浓度的升高,而兴奋心脏上 M 受体,使心率减慢,可治疗阵发性室上性心动过速。

4. 其他　能对抗筒箭毒碱和阿托品的作用,用于抢救筒箭毒碱等非除极化型肌松药中毒和阿托品等抗胆碱药中毒出现的外周症状。

【不良反应】　治疗量时副作用较小,有腹痛、恶心、呕吐、上腹部不适等症状,过量时可引起心动过缓、肌束颤动或肌无力加重等,这是因为 ACh 在运动终板处堆积,产生持久性除极化,使神经肌肉传导阻滞所致,称为胆碱能危象。

【禁忌证】　心动过缓、支气管哮喘、机械性肠梗阻、尿路梗阻等患者禁用。

吡斯的明

吡斯的明(pyridostigmine)又名美斯地浓。作用较新斯的明弱而持久,起效慢,副作用轻,临床用于治疗重症肌无力,手术后腹气胀、尿潴留等。很少引起胆碱能危象。

安贝氯铵

安贝氯铵(ambenonium)又名酶抑宁。作用类似新斯的明但较强而持久,主要用于不能耐受新斯的明或吡斯的明的重症肌无力、腹气胀等,副作用较少。

依酚氯铵

依酚氯铵(edrophonium)又名腾喜龙。为超短时抗胆碱酯酶药,作用快而短暂,静脉给药 30 秒出现作用,持续 2~4 分钟。临床用于诊断重症肌无力,可先快速静脉注射本品 2mg,如在 30~45 秒内未见肌力增强,再静脉注射 8mg,如受试者出现肌力改善,提示诊断阳性。诊断用药时应备好阿托品,以防出现毒性反应。另外还用于非除极化型肌松药中毒的解救。

毒扁豆碱

毒扁豆碱(physostigmine)又名依色林。是从非洲产毒扁豆种子中提取的生物碱,现已能人工合成。其抑制胆碱酯酶作用与新斯的明相似,对中枢作用明显,小剂量兴奋中枢,大剂量则抑制,中毒时可致呼吸麻痹。眼内局部应用,作用较毛果芸香碱强而持久,眼内压降低可维持 1~2 天,临床主要用于治疗青光眼,奏效较快。水溶液不稳定,易氧化成红色,药效降低,刺激性增加,故应临用前配制,避光保存。因毒性大,滴眼时应压迫内眦,以防止吸收中毒。

地美溴铵

地美溴铵(demecarium bromide)滴眼后 15~60 分钟缩瞳,作用可持续 1 周以上,用药 24 小时后,降低眼内压作用达高峰,可持续 9 天以上。临床用于治疗无晶状体畸形的开角型青光眼。

二、难逆性抗胆碱酯酶药

有机磷酸酯类

有机磷酸酯类根据用途可分为:①农业及环境卫生杀虫药,常用的有内吸磷(1059)、对硫磷(1605)、敌敌畏(DDVP)、敌百虫(美曲磷酯)、马拉硫磷(4049)、甲拌磷(3911)等;②战争用的神经毒剂,如沙林、塔崩、梭曼等。由于易致人畜中毒,故生产和使用过程中必须严格管理,注意防护,预防中毒。有机磷酸酯类的化学结构如下图所示(图 3-3)。

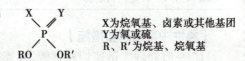

X为烷氧基、卤素或其他基团
Y为氧或硫
R、R′为烷基、烷氧基

图 3-3　有机磷酸酯类的化学结构图

【中毒途径】　本类药物可经消化道、呼吸道以及完整的皮肤吸收而引起中毒。农业生产使用过程中,经皮肤吸收是主要的中毒途径。

【中毒机制】　当有机磷进入体内后,其含磷基团中亲电性的磷与胆碱酯酶酯解部位丝氨酸的羟基中的亲核性氧原子进行共价键结合,生成磷酰化胆碱酯酶复合物。该复合物结合牢固而持久,胆碱酯酶难以恢复活性(图 3-4)从而导致 ACh 在突触间隙内大量积聚,引起的一系列中毒症状,若不及时抢救,磷酰化胆碱酯酶的磷酰化基团上的一个烷氧基断裂,生成更稳定的单磷酰化胆碱酯酶(称酶"老化"),再用胆碱酯酶复活药也难以奏效,需要 10~15 天产生新的胆碱酯酶后,才能使体内集聚的 ACh 水解。故抢救有机磷酸酯类应尽早使用胆碱酯酶复活药以恢复胆碱酯酶的活性。

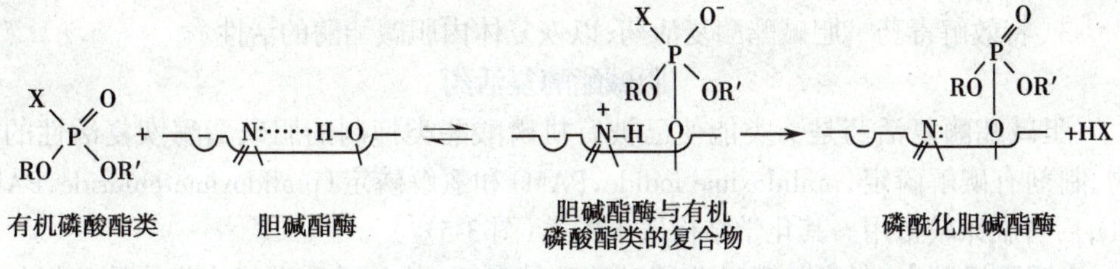

有机磷酸酯类　　胆碱酯酶　　　　胆碱酯酶与有机　　　　磷酰化胆碱酯酶
　　　　　　　　　　　　　　　磷酸酯类的复合物

图 3-4　有机磷酸酯类抗胆碱酯酶作用示意图

【中毒症状】　因有机磷酸酯类抑制了胆碱酯酶的活性,使 ACh 蓄积而过度兴奋胆碱受体,产生中毒症状,轻度中毒以 M 样症状为主,中度中毒时同时出现 M、N 样症状,严重中毒时可同时出现 M、N 样症状和中枢神经系统症状(表 3-1)。

表 3-1 有机磷酸酯类急性中毒症状

作用		症状
M 样作用	兴奋虹膜括约肌及睫状肌	瞳孔缩小、视物模糊、眼痛
	增加腺体分泌	流涎、出汗、口吐白沫、支气管腺体分泌增加
	兴奋支气管平滑肌	支气管痉挛、呼吸困难、严重者肺水肿
	兴奋胃肠平滑肌	恶心、腹痛、腹泻、大便失禁
	兴奋膀胱平滑肌	小便失禁
	扩张血管	血压下降
	抑制心脏	心动过缓
N 样作用	兴奋骨骼肌 N_2 受体	肌肉震颤、抽搐、肌无力、麻痹
	兴奋神经节 N_1 受体	心动过速、血压升高
中枢神经系统	先兴奋后抑制	兴奋、不安、抽搐、谵妄、昏迷、呼吸抑制、循环衰竭

【急性中毒及解救措施】

1. 一般处理　迅速切断毒源,脱离中毒现场,根据中毒途径,采取相应措施。对经皮肤吸收者,用温水或肥皂水清洗皮肤;经口中毒者用 2%~5% 碳酸氢钠溶液、1% 生理盐水或 1∶5000 高锰酸钾溶液反复洗胃,直至洗出液不含农药味,再用硫酸镁或硫酸钠导泻,昏迷患者不能用硫酸镁导泻,以免少量的 Mg^{2+} 吸收加重中枢抑制。敌百虫中毒不宜用碳酸氢钠溶液和肥皂水洗胃,因其在碱性溶液中能变成毒性更强的敌敌畏。对硫磷中毒不宜用高锰酸钾洗胃,因其氧化后毒性更强。

2. 阿托品解除 M 样症状　及早、足量、反复注射阿托品以缓解中毒症状,直至 M 样中毒症状缓解并出现轻度阿托品化,如散瞳、面部潮红、心率加快、口干、意识好转等。轻度中毒者可肌内注射 1~2mg,一日 2~3 次;中度中毒者可肌内或静脉注射 2~4mg,以后每 0.5~2 小时注射 1~2mg,病情好转后可适当减量;重度中毒者可肌内或静脉注射 5~10mg,以后每 15~30 分钟注射 2~5mg,直至达到阿托品化,治疗过程中如出现严重的阿托品中毒症状,如谵妄、躁动或心率加快、体温升高等应减量或暂停给药,必要时可用毛果芸香碱对抗,但此时不能用毒扁豆碱和新斯的明,以免加重有机磷酸酯类中毒。

3. 特效解毒药　胆碱酯酶复活药,以恢复体内胆碱酯酶的活性。

胆碱酯酶复活药

胆碱酯酶复活药是一类能使已被有机磷酸酯类抑制的胆碱酯酶恢复活性的药物,制剂有碘解磷定(pralidoxime iodide,PAM)和氯解磷定(pralidoxime chloride,PAM-Cl),后者临床较常用。其化学结构属于肟类(图 3-5)。

【解毒机制】　肟类与磷酰化胆碱酯酶接触后,其分子中带正电荷的季胺氮与磷酰化胆碱酯酶阴离子部位以静电引力相结合,结合后使其亲核基因较强的肟基与磷酰基中的磷原子形成共价键结合,生成磷酰化胆碱酯酶和碘解磷定的复合体,后者进一步裂解成磷酰化解磷定,同时使胆碱酯酶游离出来,恢复其水解 ACh 的活性(图 3-6),使 ACh 浓度降低,缓解 M、N 样中毒症状。但对中毒过久的老化胆碱酯酶,解救效果差,故中毒时应及早应用胆碱酯酶复活药。肟类化合物对内吸磷、对硫磷和马拉

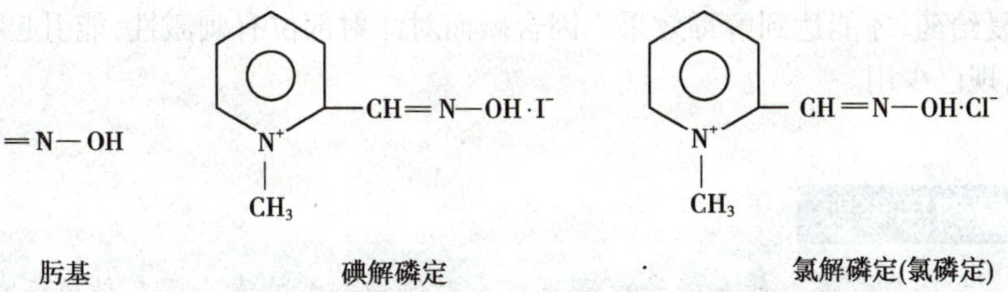

图 3-5　碘解磷定和氯解磷定的化学结构

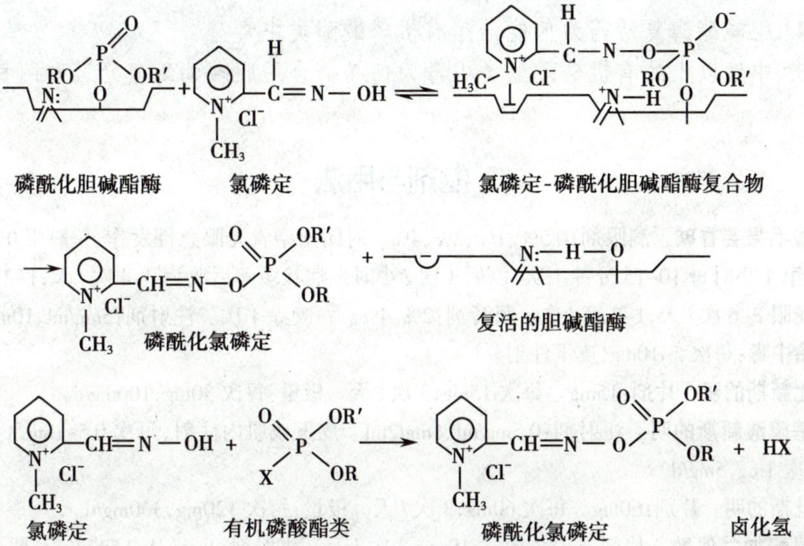

图 3-6　胆碱酯酶复活药的解毒机制

硫磷的解救效果较好,对乐果中毒无效,可能与乐果中毒时形成的磷酰化胆碱酯酶比较稳定,不易恢复有关。

肟类还能与体内游离的有机磷酸酯类直接结合,形成无毒的磷酰化合物排出体外,从而阻止游离的有机磷酸酯类对胆碱酯酶的继续抑制。

【临床用途】　用于解救有机磷酸酯类中毒,能迅速缓解骨骼肌兴奋症状;对 M 样症状的疗效较差,因不能直接对抗体内已蓄积的 ACh,因此,宜与 M 受体阻断药合用。

【不良反应与注意事项】　治疗量时较少见,如一次快速静脉注射 2g 时,可产生轻度乏力、视物模糊、眩晕、恶心、呕吐、心动过速等;剂量过大时,也可抑制胆碱酯酶的活性,引起神经肌肉传导阻滞,加重中毒症状。在碱性溶液中易水解成氰化物,禁与碱性药物配伍。

氯 解 磷 定

氯解磷定(pralidoxime chloride,PAM-Cl)又名氯化派姆。恢复 AChE 活性的作用约为碘解磷定的 1.5 倍,不良反应较少,既可静脉给药,也可肌内注射,应用方便,价格低廉,为胆碱酯酶复活药中的首选药。

碘 解 磷 定

碘解磷定(pralidoxime iodide,PAM)又名派姆。须缓慢静脉注射,注射过快有暂时性抑制呼吸作用。对中、重度中毒必须与阿托品合用。静脉注射 $t_{1/2}$ 小于 1 小时,故必须重复给药,才能达到解毒效果。因含碘而对注射部位有刺激性,能引起咽痛和腮腺肿大,现已少用。

(苗久旺)

扫一扫
测一测

复习思考题

1. 毛果芸香碱为什么能治疗青光眼?对何种类型的青光眼疗效较好?
2. 新斯的明的药理作用和临床用途有哪些?
3. 简述有机磷酸酯类的中毒机制。
4. 胆碱酯酶复活药为何能治疗有机磷酸酯类中毒?
5. 中度以上的有机磷酸酯类中毒为何必需合用胆碱酯酶复活药和阿托品?

制剂与用法

硝酸毛果芸香碱　滴眼剂:0.5%、1%、2%、4%。对闭角型青光眼急性发作,一般用 0.5%~1% 溶液滴眼,第 1 小时每 10~15 分钟 1 次,以后 1 次 / 小时。症状缓解后改为 3~4 次 / 天,1~2 滴 / 次,开角型青光眼 2~6 次 / 天,1~2 滴 / 次。眼膏剂:2%、4%。每晚涂 1 次。注射剂:5mg/ml、10mg/2ml。治疗阿托品中毒:每次 5~10mg,皮下注射。

溴化新斯的明　片剂:15mg。每次 15mg,3 次 / 天。极量:每次 30mg,100mg/d。

甲基硫酸新斯的明　注射剂:0.5mg/ml、1mg/2ml。皮下或肌内注射,每次 0.5~1mg,1~3 次 / 天。极量:每次 1mg,5mg/d。

溴吡斯的明　片剂:60mg。每次 60mg,3 次 / 天。极量:每次 120mg,360mg/d。

氢溴酸加兰他敏　片剂:5mg。每次 10mg,3 次 / 天。注射剂:1mg/ml、2.5mg/ml。肌内注射,每次 2.5~10mg。

水杨酸毒扁豆碱　滴眼剂、眼膏剂:0.25%。1 次 /3~4 小时,或按需要决定滴眼次数。溶液变红色后不可应用。注射剂:0.5mg/1ml、1mg/1ml。

安贝氯铵　片剂:5mg、10mg、25mg。每次 5~25mg,3 次 / 天。

依酚氯铵　注射剂:10mg/1ml、100mg/10ml。诊断重症肌无力:2~5mg 静脉注射。对抗肌松药:肌内注射,每次 10mg。

氯解磷定　注射剂:0.25g/2ml、0.5g/2ml。轻度中毒:肌内注射,每次 0.25~0.5g,必要时 2 小时后重复 1 次。中度中毒:肌内注射,每次 0.5~1g,1 次 /2 小时,或加入等渗盐水 20~40ml 中缓慢静脉注射,共 2~3 次。重度中毒:首次静脉注射 1~1.5g,1 次 / 小时,总量不宜超过 10g,再用氯解磷定 1~2g 溶于 0.9% 氯化钠注射液 500ml 中,以 0.25~0.5g/h 速度缓慢静脉滴注。

碘解磷定　注射剂:0.4g/10ml、0.5g/10ml。轻、中度中毒首剂 0.4~1.2g,缓慢静脉注射;重度中毒:每次 1.0~1.2g,溶于等渗盐水 500~1000ml 中静脉滴注,必要时可重复给药。

第四章

胆碱受体阻断药

 学习要点

1. 胆碱受体阻断药的分类和作用机制。
2. 阿托品的作用和用途、不良反应与注意事项。
3. 山莨菪碱、东莨菪碱的作用特点及应用。
4. 后马托品、托吡卡胺、溴丙胺太林、琥珀胆碱、筒箭毒碱的作用特点。

胆碱受体阻断药，又称抗胆碱药，能与乙酰胆碱（ACh）或拟胆碱药竞争胆碱受体，对胆碱受体有较高的亲和力，但无内在活性，从而阻断 ACh 和拟胆碱药对胆碱受体的激动作用，产生与 ACh 相反的作用。按其对受体选择性不同可分为：

1. M 胆碱受体阻断药（平滑肌松弛药）　阿托品、东莨菪碱、山莨菪碱及合成解痉药等。

2. N 胆碱受体阻断药　又可分为：

（1）N_1 受体阻断药（神经节阻断药）：如樟磺咪芬、美卡拉明等。

（2）N_2 受体阻断药（骨骼肌松弛药）：如筒箭毒碱、琥珀胆碱等。

第一节　M 胆碱受体阻断药

一、阿托品类生物碱

阿　托　品

阿托品（atropine）是从茄科植物颠茄、曼陀罗和莨菪中提取的生物碱，现已能人工合成。

【体内过程】　口服后经胃肠吸收，生物利用度约为 80%，1 小时后血药浓度达峰值，$t_{1/2}$ 约为 4 小时。吸收后分布于全身组织，能通过血脑屏障进入脑组织，易通过胎盘屏障进入胎儿循环，也能经乳汁分泌，24 小时内约有 85% 随尿排出。局部滴眼作用维持时间长，可达数天至 2 周，可能是本品从眼结膜吸收较少，通过房水循环排出缓慢之故。

【药理作用】　阿托品的作用机制是与 ACh 或拟胆碱药竞争 M 受体，拮抗 ACh 或

拟胆碱药的 M 样作用;大剂量时也可阻断神经节的 N_1 受体。主要作用如下:

1. 腺体 能阻断腺体上的 M 受体,抑制腺体分泌。以唾液腺和汗腺最为敏感,一般治疗量(0.3~0.5mg)即有明显抑制作用,引起口干和皮肤干燥。也抑制泪腺和支气管腺体分泌。较大剂量能抑制胃液分泌,但对胃酸浓度影响较小。

2. 平滑肌 能阻断平滑肌上的 M 受体,松弛内脏平滑肌。治疗量时,对处于过度兴奋或痉挛状态的内脏平滑肌有显著的解痉作用,对正常的平滑肌影响较小。对不同器官的平滑肌解痉强度不同,如对胃肠道、输尿管和膀胱逼尿肌松弛作用较好,对胆道、支气管平滑肌解痉作用较弱,对子宫平滑肌影响较小。

3. 心血管

(1) 心脏:注射治疗量(0.5mg)阿托品,可使部分患者心率出现短暂轻度减慢,这可能是由于阿托品阻断副交感神经节后纤维上的 M_1 受体,减弱了突触中 ACh 对递质释放的负反馈抑制作用所致;注射较大剂量(1~2mg),能阻断窦房结 M_2 受体而解除迷走神经对心脏的抑制,使心率加快,传导加速。

(2) 血管和血压:治疗量的阿托品对血管、血压无明显影响;较大剂量时能引起血管舒张,出现皮肤潮红与温热;大剂量则对小血管有明显的解痉作用,因而增加组织的血流灌注量,改善组织的供血、供氧,从而改善微循环,此作用与抗胆碱作用无关,可能与大剂量阿托品能阻断 α 受体有关;也可能是其抑制汗腺分泌,引起体温升高后的代偿性散热反应;或者是直接舒张血管作用的结果。

4. 眼

(1) 扩瞳:阿托品能阻断虹膜括约肌上的 M 受体,使括约肌松弛,而瞳孔开大肌则保持原有收缩力向外收缩,故瞳孔散大。

(2) 升高眼内压:由于扩瞳,虹膜退向周边,使虹膜根部变厚,导致前房角间隙变窄,阻碍房水流入巩膜静脉窦,使房水蓄积,引起眼内压升高。

(3) 调节麻痹:因阿托品阻断睫状肌上的 M 受体,使睫状肌松弛而退向边缘,则悬韧带拉紧,晶状体固定于扁平状态,屈光度降低,视近物成像于视网膜后,故视近物模糊不清,只能视远物,此作用称为调节麻痹(图 3-1)。

【临床用途】

1. 缓解内脏绞痛 阿托品可用于各种内脏绞痛,对胃肠道痉挛性疼痛,能迅速缓解;对输尿管平滑肌痉挛所致的绞痛及尿频、尿急等膀胱刺激症状疗效较好;对肾绞痛及胆绞痛疗效较差,常与阿片类镇痛药合用,以增强疗效。也用于胰腺炎、胆囊炎及消化液分泌增多引起的吐泻(炎症性及分泌性腹泻)。

2. 抑制腺体分泌 用于全身麻醉前给药,以减少呼吸道腺体和唾液腺的分泌,防止分泌物阻塞呼吸道和吸入性肺炎的发生。也用于严重盗汗和流涎症。

3. 用于眼科

(1) 治疗虹膜睫状体炎:用 0.5%~1% 的硫酸阿托品液滴眼,使虹膜括约肌和睫状肌松弛,使之充分休息,有利于炎症的恢复,同时由于扩瞳作用,能预防虹膜和晶体粘连。

(2) 检查眼底:用阿托品扩瞳后可以观察视网膜血管的变化及其他改变,为疾病诊断和治疗提供依据。

(3) 验光配镜:阿托品调节麻痹作用强,使晶体固定,能准确地测出屈光度。但扩瞳作用可持续 1~2 周,调节麻痹可维持 2~3 天,视力恢复较慢,临床现已少用,主要用于儿童验光。

4. 抗缓慢型心律失常　用于迷走神经张力过高引起的窦性心动过缓、房室传导阻滞和阿 - 斯综合征。

5. 抗感染性休克　暴发型流行性脑脊髓膜炎、中毒性细菌性痢疾、中毒性肺炎等并发的休克,可在补充血容量的基础上给予较大剂量的阿托品,以解除小血管痉挛,改善微循环,增加重要脏器的血流灌注量,缓解休克。但对休克伴有高热或心率过快患者不宜应用。

6. 解救有机磷酸酯类中毒　有机磷酸酯类中毒时,注射阿托品能迅速解除 M 样症状,解除部分中枢症状,但对 N_2 胆碱受体激动引起的肌肉震颤无效。因对胆碱酯酶无复活作用,故应与胆碱酯酶复活药合用,此时阿托品用量应减少。

【不良反应】　常见的副作用有口干、便秘、视物模糊、心悸、皮肤干燥、潮红、体温升高等。

休克的分类

【急性中毒及解救措施】　一次剂量超过 5mg,即产生中毒,有烦躁不安、谵妄、惊厥等兴奋症状,严重时可由兴奋转入抑制,出现昏迷、呼吸麻痹而死亡。如口服阿托品中毒者可洗胃、导泻,以清除未吸收的阿托品;兴奋过于强烈时可用地西泮或短效巴比妥类解救,但不能用吩噻嗪类如氯丙嗪等,以免加重 M 受体阻断症状;呼吸抑制可用人工呼吸、给氧等处理;降低体温可用冰袋或酒精擦浴。用毛果芸香或毒扁豆碱和新斯的明可对抗阿托品中毒症状,其中毒扁豆碱对中枢症状缓解较好。阿托品的最低致死量成人为 80~130mg,儿童约为 10mg。

【禁忌证】　青光眼、前列腺肥大、幽门梗阻、休克伴有心动过速或高热者禁用。

东莨菪碱

东莨菪碱(scopolamine)是由洋金花等植物提取的生物碱。

外周作用与阿托品相似,特点是:①对中枢有抑制作用,小剂量镇静,较大剂量催眠,甚至麻醉,但对呼吸中枢呈现兴奋作用;②抑制腺体分泌较阿托品强,扩瞳、调节麻痹作用稍弱;③兴奋心脏和扩张血管作用较弱。

临床主要用于:①麻醉前给药,因本品抑制腺体分泌比阿托品强,又有镇静和兴奋呼吸中枢作用,故用作麻醉前给药比阿托品好。②治疗震颤麻痹,因其具有中枢性抗胆碱作用,能缓解流涎、震颤和肌强直等症状。一般从小剂量开始,逐步确定其最合适的剂量。③防晕止吐,对晕车、晕船等晕动病表现的头晕、恶心、呕吐等症状有效;也可防治妊娠呕吐及放射性呕吐。④全身麻醉,用东莨菪碱可代替中药洋金花作中药复合麻醉用。不良反应与阿托品相似。

山莨菪碱

山莨菪碱(anisodamine,654)是从茄科植物唐古特山莨菪中提取的生物碱。天然品为 654-1,合成品为 654-2。

本品作用与阿托品相似,主要特点为:①松弛平滑肌、解除血管痉挛、改善微循环的作用突出;②抑制腺体分泌和散瞳作用仅为阿托品的 1/20~1/10;③不易通过血脑屏障,故中枢兴奋作用弱。

临床上取代阿托品用于各种感染性休克,如暴发型流行性脑脊髓膜炎、中毒性细菌性痢疾等引起的休克;也用于内脏平滑肌痉挛性绞痛。

不良反应和禁忌证与阿托品相似,但其毒性较低,临床多用。

二、阿托品的合成代用品

(一) 合成扩瞳药

后 马 托 品

后马托品(homatropine)是短效 M 受体阻断药,与阿托品相比,其扩瞳及调节麻痹作用较弱,维持时间较短,约为 24~36 小时。适用于检查眼底及验光配镜,对儿童尤为适宜。

托 吡 卡 胺

托吡卡胺(tropicamide)又名托品酰胺。扩瞳及调节麻痹作用强,起始作用迅速,约维持 6 小时。用于散瞳作眼底检查和睫状肌麻痹做屈光检查的首选药。

(二) 合成解痉药

溴丙胺太林

溴丙胺太林(propantheline bromide)又名普鲁本辛。具有与阿托品相似的 M 受体阻断作用,其特点是对胃肠 M 受体选择性较高,解除胃肠平滑肌痉挛作用强而持久,能延缓胃的排空时间,并能减少胃酸分泌。主要用于胃、十二指肠溃疡、胃肠痉挛,也可用于遗尿症及妊娠呕吐。不良反应与阿托品相似,但较少。

其他合成的解痉药有溴甲阿托品(atropine methobromide,胃疡平)、胃安(aminopentamide sulfate)、贝那替秦(benactyzine,胃复康)等,其作用、用途和不良反应均与溴丙胺太林相似。

第二节　N 胆碱受体阻断药

一、N_1 受体阻断药

N_1 受体阻断药能与 ACh 竞争神经节细胞膜上的 N_1 胆碱受体,阻断 ACh 与 N_1 胆碱受体的结合,从而阻断神经冲动在神经节中的传递,故也称为神经节阻断药。代表药有美加明(mecamylamine,美卡拉明)、樟磺咪芬(trimetaphan camsilate,阿方那特)等。

因交感神经对血管的支配占优势,用本类药后阻断交感神经节上的 N_1 胆碱受体,引起血管舒张,特别是小血管舒张明显,使外周阻力降低而迅速降低血压。可用于麻醉时控制血压,以减少手术出血。

二、N_2 受体阻断药

N_2 受体阻断药能与神经肌肉接头处运动终板膜上 N_2 胆碱受体结合,阻断神经冲动向肌肉传递,导致骨骼肌松弛,故又称骨骼肌松弛药。根据作用机制的不同,将其分为除极化型和非除极化型两类。

(一) 除极化型肌松药

药物与运动终板膜上 N_2 胆碱受体结合,产生与 ACh 相似而更为持久的除极化作用,使终板对 ACh 不再产生反应,因而骨骼肌松弛。

琥 珀 胆 碱

琥珀胆碱(succinylcholine)又名司可林(scoline)。

【体内过程】 本品口服不吸收,注射后在血液中被血浆假性胆碱酯酶迅速水解。约 2% 的琥珀胆碱以原形从肾脏排泄。

【药理作用】 静脉给药后先出现短暂的肌束颤动,1 分钟内即出现肌肉松弛,2 分钟最强,5 分钟左右肌松作用消失。肌肉松弛的顺序是眼睑、颜面部肌肉、颈部肌、上肢肌、下肢肌、躯干肌、肋间肌和膈肌,对呼吸肌松弛作用不明显。恢复顺序则相反,最先松弛的肌肉最晚恢复。

【临床用途】

1. 外科麻醉辅助用药　使肌肉完全松弛,以便在较浅麻醉下获得满意的肌松效果。

2. 用于气管内插管、气管镜、食管镜和胃镜检查,因对咽喉麻痹力强,作用快而短暂,适用于短时操作。

【不良反应】

1. 窒息　过量可引起呼吸肌麻痹,用药时应备有人工呼吸机及其他抢救器材。

2. 肌肉酸痛　由于肌束颤动损伤肌梭,易引起肌肉酸痛,用小量地西泮可防治。

3. 血钾升高　肌肉持久除极化能释放钾离子,使血钾升高。

4. 眼压升高　因短暂收缩眼球外骨骼肌,可升高眼内压。

【禁忌证】 高血钾能抑制心脏,对血钾偏高的患者,如烧伤、广泛软组织损伤、偏瘫及脑血管意外的患者禁用,以免引起心脏骤停;青光眼患者禁用。

【药物相互作用】 本品不宜与毒扁豆碱、氨基苷类、多肽类抗生素配伍应用,避免发生呼吸肌麻痹。新斯的明禁用于琥珀胆碱中毒解救,因前者能抑制血浆假性胆碱酯酶的活性,加强和延长琥珀胆碱的作用,增加毒性。

(二)非除极化型肌松药

本类药物能与骨骼肌运动终板膜上的 N_2 胆碱受体结合,但不激动受体,从而阻断 ACh 的除极化作用,使骨骼肌松弛,故称为非除极化型肌松药。

筒 箭 毒 碱

筒箭毒碱(D-tubocurarine)简称箭毒,是从南美防己科植物中提取的生物碱。能竞争性阻断 ACh 对 N_2 胆碱受体的激动作用,使骨骼肌松弛。过量引起呼吸肌麻痹时,可进行人工呼吸,并注射新斯的明对抗。

筒箭毒碱可作为外科麻醉时的辅助用药。因毒性较大,来源有限,临床已多用其他类非除极化型肌松药取代(表4-1)。

表 4-1　其他类非除极化型肌松药特点比较

药名	分类	起效时间(min)	维持时间(min)	消除方式	禁忌证
米库氯铵(mivacurium)	短效	2~4	12~18	血浆胆碱酯酶水解	
阿曲库铵(atracurium)	中效	2~4	30~40	霍夫曼降解,肾、胆排泄	支气管哮喘禁用

续表

药名	分类	起效时间（min）	维持时间（min）	消除方式	禁忌证
维库溴铵（vecuronium）	中效	2~4	30~40	肝内代谢,肾、胆排泄	孕妇、新生儿禁用,严重肝肾功能不全慎用
罗库溴铵（rocuronium）	中效	1~2	30~40	肝内代谢,肾、胆排泄	肝肾功能不全慎用
泮库溴铵（pancuronium）	长效	4~6	120~180	肝内代谢,肾、胆排泄	心动过速、冠心病、高血压、严重肝肾功能不全慎用
哌库溴铵（pipecuronium）	长效	2~4	80~120	肝内代谢,肾、胆排泄	肾功能不全慎用
多库氯铵（doxacurium）	长效	4~6	90~120	肝内代谢,肾脏排泄	

（苗久旺）

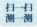

复习思考题

1. 简述阿托品的药理作用及临床用途。
2. 山莨菪碱、东莨菪碱与阿托品之间的药理作用有何异同?
3. 后马托品和溴丙胺太林有何临床用途?
4. 除极化型肌松药和非除极化型肌松药的药理作用有何不同?

制剂与用法

硫酸阿托品 片剂:0.3mg。每次 0.3~0.6mg,3 次 / 天。注射剂:0.5mg/ml、1mg/2ml、5mg/ml。皮下、肌内或静脉注射,每次 0.5mg。滴眼剂:0.5%、1%。眼膏剂:1%。极量:口服:每次 1mg,3mg/d;皮下和肌内注射:每次 2mg。

复方颠茄 片剂(每片含颠茄浸膏 10mg、苯巴比妥 15mg),1~2 片 / 次。

颠茄 酊剂:每次 0.3~1ml,3 次 / 天。常配成颠茄合剂(含颠茄酊 6%),解痉止痛:每次 10ml,3 次 / 天。

氢溴酸东莨菪碱 片剂:0.3mg。每次 0.3~0.6mg,0.6~1.2mg/d。注射剂:0.3mg/ml、0.5mg/ml。皮下注射,每次 0.3~0.5mg。抗休克时可用 0.01~0.02mg/kg,以 5% 葡萄糖注射液稀释后静脉滴注。极量:口服,每次 0.6mg,2 次 / 天;皮下注射,每次 0.5mg,1.5mg/d。

氢溴酸山莨菪碱 片剂:5mg、10mg。每次 5~10mg,3 次 / 天。注射剂:5mg/ml、10mg/ml、20mg/ml。静脉或肌内注射,每次 5~10mg,1~2 次 / 天。感染中毒性休克:静脉注射,每次 15~20mg,必要时 15~30 分钟重复 1 次。小儿每次 0.2~2mg/kg,必要时 15~30 分钟重复 1 次。

氢溴酸后马托品 滴眼剂:1%、2%。滴眼,按需要而定滴数。

托吡卡胺 滴眼剂:0.5%。1~2 滴 / 次,滴眼。如需产生调节麻痹作用,可用 1% 浓度,1~2 滴 / 次,5 分钟后重复 1 次,20~30 分钟后可再给药 1 次。

溴丙胺太林 片剂:15mg。每次 15mg,3 次 / 天。

胃复康 片剂:1mg。每次 1mg,3 次 / 天。

胃安　片剂:0.5mg。每次 0.5mg,3~4 次 / 天。

氯化琥珀胆碱　注射剂:50mg/ml、100mg/2ml。静脉注射,每次 1~2mg/kg;小儿每次 2~4mg/kg,肌内注射。静脉注射极量:每次 250mg。

氯化筒箭毒碱　注射剂:10mg/ml。静脉注射,每次 6~9mg,重复时用量减半。

米库氯铵　注射剂,初始量为 70~80μg/kg,维持量为 5~10μg/kg。

苯磺阿曲库铵　注射剂:25mg/5ml、50mg/10ml。

维库溴铵　注射剂,静脉注射初始量为 80~100μg/kg,可追加 10~15μg/kg。

罗库溴铵　注射剂,静脉注射初始量为 600μg/kg,维持量 150μg/kg;静脉滴注以每小时 300~600μg/kg 速度给药。

泮库溴铵　注射剂:4mg/2ml。静脉注射初始量为 40~100μg/kg,可追加 10~20μg/kg。

哌库溴铵　注射剂,静脉注射初始量为 20~85μg/kg,维持量为初始量 1/4。

多库氯铵　注射剂,静脉注射初始量为 50~80μg/kg,维持量为 5~10μg/kg。

第五章

肾上腺素受体激动药

学习要点

1. 肾上腺素、麻黄碱、多巴胺的药理作用、临床用途和主要不良反应。
2. 去甲肾上腺素、间羟胺、去氧肾上腺素的药理作用、临床用途及主要不良反应。
3. 异丙肾上腺素的主要药理作用和临床用途。

　　肾上腺素受体激动药因其作用与交感神经兴奋的效应相似,故又称拟交感胺类。本类药物通过直接兴奋肾上腺素受体或促进去甲肾上腺素能神经末梢释放递质间接兴奋受体,而产生与肾上腺素相似的作用。

　　拟肾上腺素药的基本化学结构是β-苯乙胺,苯环上有两个邻位羟基者为儿茶酚胺类,如肾上腺素、去甲肾上腺素、异丙肾上腺素、多巴胺;无邻位羟基者为非儿茶酚胺类,如间羟胺、麻黄碱等,作用强度减弱,但不被COMT破坏,作用时间长,当侧链上的α、β位碳原子被不同的化学基团取代时,可人工合成多种拟肾上腺素药(表5-1),它们的作用相似,仅在作用强度、作用时间和对受体的选择上有差别,根据药物对不同肾上腺素受体的选择性,将拟肾上腺素药分为主要激动α受体药,激动α、β受体药和激动β受体药三类。

表5-1　拟肾上腺素药物化学结构和分类

药物	5,6 / 4,3,2,1(苯环)		β CH	α CH—NH		受体选择性
儿茶酚胺类						
肾上腺素	3-OH	4-OH	OH	H	CH$_3$	α、β
去甲肾上腺素	3-OH	4-OH	OH	H	H	α$_1$、α$_2$
异丙肾上腺素	3-OH	4-OH	OH	H	CH(CH$_3$)$_2$	β$_1$、β$_2$
多巴胺	3-OH	4-OH	H	H	H	α、β
多巴酚丁胺	3-OH	4-OH	H	H	HC—(CH$_2$)$_2$—〇—OH / CH$_3$	β$_1$

续表

药物	4(5 6) 1(3 2)		β CH—OH	α CH	NH	受体选择性
非儿茶酚胺类						
间羟胺	3-OH	4-H	OH	CH₃	H	α₁、α₂
去氧肾上腺素	3-OH	4-H	OH	H	CH₃	α₁
甲氧胺	3-OCH₃	5-OCH₃	OH	CH₃	H	α₁
舒喘灵	3-CH₂OH	4-OH	OH	H	C(CH₃)₃	β₂
麻黄碱	3-H	4-H	OH	CH₃	CH₃	α、β

第一节 α和β肾上腺素受体激动药

肾上腺素

肾上腺素（adrenaline，AD）是肾上腺髓质分泌的主要激素。药用肾上腺素是从家畜肾上腺中提取或人工合成的，其化学性质不稳定，遇光易分解，在碱性溶液中迅速氧化，变为粉红色或棕色而失效。

【体内过程】 口服后易被胃肠道破坏，不能达到有效血药浓度；肌内注射吸收快，作用维持约10~30分钟；皮下注射因能收缩局部血管，吸收缓慢，作用维持时间约1小时，故一般以皮下注射为宜。肾上腺素在体内一部分被儿茶酚-O-甲基转移酶（COMT）和单胺氧化酶（MAO）转化，另一部分被非神经组织再摄取。

【药理作用】 对α和β受体均有强大的激动作用。

1. 心脏 可兴奋心肌、窦房结和传导系统的β₁受体，对心脏产生强大的兴奋作用，使心肌收缩力加强、传导加速、心率加快，心排出量增加。但因心脏做功和代谢显著增加，使心肌耗氧量增加，易引起心肌缺氧。剂量过大或静脉注射过快，可引起心律失常，如期前收缩、心动过速，甚至心室颤动。

2. 血管 激动α₁受体，能使皮肤、黏膜及内脏血管收缩；激动β₂受体，使骨骼肌血管和冠状血管舒张；对肺和脑血管收缩作用微弱，有时因血压升高而被动地舒张。

3. 血压 肾上腺素对血压的影响与剂量有关，注射一般剂量时，由于兴奋心脏而使心排出量增加，可使收缩压升高；但因骨骼肌血管的舒张作用抵消或超过了皮肤、黏膜及内脏等血管的收缩作用，故舒张压不变或稍低，脉压差加大（图5-1）。如注射剂量过大，收缩压和舒张压均升高。其血压升高后，在恢复正常前有微弱的降压作用；如预先使用α受体阻断药，则肾上腺素出现明显的降压反应，充分表现其对血管β₂受体的激动作用，此现象即为"翻转作用"。

此外，肾上腺素能兴奋肾小球旁器细胞β₁受体，促进肾素分泌而升高血压。

4. 支气管 肾上腺素能兴奋支气管平滑肌的β₂受体，使支气管舒张，当支气管痉挛时，其舒张作用更加明显，同时激动α受体而收缩支气管黏膜血管，降低其通透性，能消除支气管黏膜水肿。

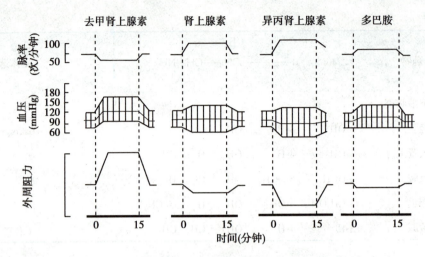

图 5-1　人静脉注射去甲肾上腺素、肾上腺素、异丙肾上腺素和多巴胺对心血管系统的影响

5. 代谢　可促进肝糖原和肌糖原分解,使血糖升高;促进脂肪分解,使血液中游离脂肪酸升高。

【临床用途】

1. 治疗心脏骤停　肾上腺素具有强大的强心作用,是心脏骤停复苏的首选药,主要用于溺水、电击、房室传导阻滞、药物中毒或手术意外等引起的心脏骤停,可用本品 0.5~1mg 稀释后静脉注射或心室内注射,以兴奋心脏,促使心跳恢复,同时应配合心脏按摩、人工呼吸和纠正酸中毒等措施。目前临床常用"三联针"(阿托品、肾上腺素各 1mg,利多卡因 100mg)进行心室内注射,治疗心脏骤停。对电击所致的心脏骤停,在应用肾上腺素时应配合心脏除颤或利多卡因等药物除颤。

2. 治疗过敏性休克　休克时由于组胺等过敏性介质的释放,引起小血管舒张,毛细血管通透性增加、血压下降、喉头水肿、支气管痉挛、呼吸困难等。应用肾上腺素能兴奋心脏,收缩血管,血压回升,消除黏膜水肿,扩张支气管而消除呼吸困难,故能迅速缓解休克症状,是抢救过敏性休克的首选药。一般采用皮下或肌内注射,危急时也可用 0.9% 氯化钠注射液稀释 10 倍后缓慢静脉注射。但必须控制剂量和速度,以免引起心律失常等反应。

3. 治疗支气管哮喘　作用迅速强大,用于控制支气管哮喘的急性发作,皮下或肌内注射肾上腺素,在数分钟内奏效,但作用短暂,且副作用较多,现已少用。

4. 与局部麻醉药合用　在局部麻醉药(如普鲁卡因溶液)中加入适量肾上腺素(一般浓度为 1:200 000),可使局部血管收缩,延缓局麻药的吸收而减轻中毒,并延长局麻作用时间。每次肾上腺素用量不超过 0.3mg。

5. 局部止血　当鼻黏膜或齿龈出血时,可将浸有 0.1% 肾上腺素溶液的纱布或棉球填塞出血处,使局部血管收缩而止血。

此外,肾上腺素可迅速缓解血管神经性水肿、血清病、荨麻疹、枯草热等变态反应性疾病的症状。

【不良反应】　主要为心悸、头痛、激动不安、血压升高。剂量过大可使血压突然升高,有引起脑出血的危险。也可引起期前收缩,甚至心室颤动等反应。

【禁忌证】　高血压、脑动脉硬化、器质性心脏病、糖尿病、甲状腺功能亢进者禁用,老年人应慎用。

麻 黄 碱

麻黄碱(ephedrine)又名麻黄素,是从中药麻黄中提取的生物碱,现已人工合成,为左旋体或消旋体。麻黄的右旋体即伪麻黄碱,具有平喘、镇咳、祛痰、解热、抗炎、收缩血管等作用,因兴奋中枢、升压、加快心率等不良反应较麻黄碱轻,临床常用于感冒药的复方制剂中,以减轻鼻黏膜充血、肿胀等症状。

麻黄碱能直接激动 α 和 β 受体,还可促进去甲肾上腺素能神经末梢释放 NA,间接的产生拟肾上腺素的作用。与肾上腺素相比,其特点为:①性质稳定,可以口服;②松弛支气管平滑肌作用较肾上腺素弱、慢而持久;③对皮肤、黏膜和内脏血管收缩作用强;④升压作用缓慢、温和而持久,因其对骨骼肌血管和冠状血管舒张作用弱,一般无后降压作用;⑤中枢兴奋作用明显,兴奋大脑皮质和呼吸中枢,引起精神兴奋、不安、失眠和呼吸兴奋等;⑥易产生快速耐受性,停药数小时后可恢复。

临床主要用于:①预防和治疗轻症支气管哮喘;②防治腰麻时引起的低血压,以及治疗慢性低血压;③解除鼻黏膜充血、水肿所引起的鼻塞;④缓解荨麻疹和血管神经性水肿等过敏反应的皮肤黏膜症状。

剂量较大能出现精神兴奋、不安、震颤、失眠等中枢兴奋症状,加服苯巴比妥或苯海拉明可以减轻。禁忌证同肾上腺素。

多 巴 胺

多巴胺(dopamine,DA)又名 3-羟酪胺,是去甲肾上腺素生物合成的前体,也是中枢神经系统的重要递质,现已人工合成。

【体内过程】　因易被胃肠道破坏,故口服无效,常采用静脉给药,在体内经 COMT 和 MAO 转化而失效,维持时间短。因不易通过血脑屏障,故外源性多巴胺无中枢作用。

【药理作用】　主要激动 α、β 受体和外周多巴胺受体。

1. 心脏　通过激动心脏上 β_1 受体,加强心肌收缩力,使心排出量增加,对心率无明显影响,很少引起心律失常。

2. 血管和血压　对血管的作用与浓度有关,低浓度时(每分钟 $10\mu g/kg$)能激动肾脏、肠系膜和冠状血管上的多巴胺受体,使这些部位的血管舒张;高浓度时(每分钟 $20\mu g/kg$)激动心脏的 β_1 受体,使心肌收缩力加强,心排出量增加,引起收缩压升高,对舒张压无明显影响,或稍微增加(图 5-1),这是因为心排出量增加,而肾和肠系膜血管阻力下降,其他血管阻力基本不变,总的外周阻力变化不大所致。继续加大给药浓度,多巴胺可激动 α_1 受体,导致血管收缩,引起总的外周阻力增加,使血压升高。此作用可被 α 受体阻断药拮抗。

3. 肾脏　低浓度的多巴胺即可激动肾脏上的多巴胺受体,使肾血管舒张,增加血流量和肾小球滤过率而利尿;同时还能抑制肾小管的重吸收而排钠利尿。

【临床用途】

1. 治疗休克　适用于感染性休克、出血性休克及心源性休克等,对伴有心收缩力减弱及尿量减少的休克患者尤为适宜。

2. 治疗急性肾衰竭　因本品可改善肾功能,增加尿量,故可与利尿药合用治疗急性肾衰竭。

【不良反应】 较轻,有恶心、呕吐、头痛等。用量过大或滴注太快可出现心动过速,异位节律等,一旦出现,应减慢滴速或停药。

第二节 α肾上腺素受体激动药

去甲肾上腺素

去甲肾上腺素(noradrenaline,NA;norepinephrine,NE)是交感神经末梢释放的递质,肾上腺髓质也有少量分泌。现已人工合成。

【体内过程】 口服易在消化道内被破坏不易吸收,皮下或肌内注射因血管剧烈收缩而引起组织坏死,一般采用静脉滴注给药。不易通过血脑屏障,外源性去甲肾上腺素在肝内由 COMT 转化。

【药理作用】 主要激动 $α_1$ 和 $α_2$ 受体,对心脏 $β_1$ 受体兴奋作用微弱,对 $β_2$ 受体几无作用。

1. 血管 NA 激动血管平滑肌上的 $α_1$ 受体,使血管收缩,以皮肤黏膜血管收缩作用最明显,其次是肾、脑、肝、肠系膜和骨骼肌血管。冠脉血管则呈现舒张作用,这是由于心脏兴奋,心肌的代谢产物(如肌苷)增加所致;同时血压升高也可提高冠状血管的灌注压,引起冠脉流量增加。

2. 心脏 直接兴奋 $β_1$ 受体,使心肌收缩力增强,传导加速,心率加快。但在整体情况下,心率减慢,这是由于血压升高后反射性兴奋迷走神经所致。剂量过大,也会导致心律失常,但较肾上腺素少见。

3. 血压 小剂量滴注 NA 使心肌收缩力加强,外周血管阻力增加,可使收缩压明显增加,舒张压仅略升高,脉压差加大;大剂量时几乎所有的血管剧烈收缩,外周阻力明显增高,使收缩压和舒张压均增高,脉压差减小(图 5-1)。其升压作用可被 α 受体阻断药拮抗。

【临床用途】

1. 治疗休克 主要用于神经源性休克早期血压骤降时,小剂量静脉滴注去甲肾上腺素,使收缩压维持在 90mmHg 左右,以保证心、脑、肾等重要脏器的血液灌流,缓解症状。大剂量或长时间应用,可使血管强烈收缩,导致微循环障碍而加重休克症状。

2. 治疗上消化道出血 用本品 1~3mg 稀释后口服,可使食管或胃黏膜血管收缩而局部止血。

知识链接

上消化道出血

屈氏韧带以上的消化道称为上消化道。上消化道疾病及全身性疾病均可引起上消化道出血,常见病因有消化性溃疡、食管胃底静脉曲张破裂、急性糜烂出血性胃炎和胃癌等。上消化道急性出血表现为呕血、黑便、血便等,伴有血容量减少引起的急性周围循环障碍,重者可危及生命。

3. 治疗药物中毒性低血压 中枢抑制药中毒引起的低血压,用本品静脉滴注,可使血压回升,维持正常水平,特别是在氯丙嗪、α受体阻断药中毒时应选用去甲肾上腺素,不宜用肾上腺素,否则会使血压下降加剧。

【不良反应与注意事项】

1. 局部组织缺血坏死 静脉滴注时间过长、浓度过高或药液漏出血管,可因局部血管剧烈收缩而引起组织缺血性坏死。如发现药液外漏或滴注部位皮肤苍白,应立即更换滴注部位,局部热敷,并以 0.25% 普鲁卡因溶液 10ml 或酚妥拉明 5mg 溶于 0.9% 氯化钠注射液 10ml 中,做局部浸润注射,以扩张血管。

2. 急性肾衰竭 用药时间过久或剂量过大,可使肾血管剧烈收缩,导致少尿、尿闭和急性肾衰竭,故用药期间尿量至少应保持在每小时 25ml 以上。

知识链接

急性肾衰竭

急性肾衰竭是由各种原因引起的肾功能在短时间内突然下降而出现的临床综合征。主要临床表现为氮质废物血肌酐和尿素氮升高,水、电解质和酸碱平衡紊乱及全身各系统并发症,常伴有少尿或无尿。

【禁忌证】 高血压、动脉硬化症及器质性心脏病患者禁用。

间 羟 胺

间羟胺(metaraminol)又名阿拉明。为人工合成品,不易被 COMT 和 MAO 转化,故作用持久。主要激动 α 受体,对心脏 β_1 受体激动作用弱。也可被去甲肾上腺素能神经末梢摄取进入囊泡,通过置换作用促使囊泡中的去甲肾上腺素释放,间接的发挥拟肾上腺素作用。

间羟胺的收缩血管和升压作用较去甲肾上腺素缓慢而持久。对肾血管收缩作用弱,故很少发生少尿、尿闭等不良反应。可使心肌收缩力加强,心排出量增加,冠脉流量增加,有时因血压升高,反射性减慢心率,但较少引起心律失常。

临床上取代去甲肾上腺素用于各种低血压和休克早期。

长期大量应用可造成窦性或室性心动过速,连续应用可产生快速耐受性。

去氧肾上腺素

去氧肾上腺素(phenylephrine)又名新福林(neosynephrine)、苯肾上腺素。为 α_1 受体激动药,系人工合成品。

本品收缩血管、升高血压作用较去甲肾上腺素弱而持久。主要用于防治椎管内麻醉和全身麻醉及药物引起的低血压;由于血压升高反射性引起心率减慢,用于阵发性室上性心动过速;因激动瞳孔开大肌上的 α_1 受体而产生扩瞳作用,但不引起调节麻痹和眼内压升高的副作用,可作为眼底检查时的快速短效扩瞳药。

第三节 β肾上腺素受体激动药

异丙肾上腺素

异丙肾上腺素(isoprenaline)又名喘息定、治喘灵,为人工合成品。

【体内过程】　口服无效,因易在消化道内被破坏,舌下和气雾给药吸收迅速,吸收后主要被 COMT 代谢,MAO 对其代谢作用较弱,持续时间略长于肾上腺素。

【药理作用】　对 β_1、β_2 受体有很强的兴奋作用,对 α 受体几无作用。

1. 心脏　兴奋 β_1 受体,使心肌收缩力加强,传导加速,心率加快。兴奋窦房结作用较强,也可引起心律失常,但较肾上腺素少见。

2. 血管　兴奋 β_2 受体,使骨骼肌、肾和肠系膜血管舒张,其中以骨骼肌血管舒张最为明显。

3. 血压　用本品每分钟 2~10μg 静脉滴注时,由于兴奋心脏使心排出量增加,同时又舒张血管使外周阻力降低,故使收缩压升高,舒张压下降,脉压差明显增大(图 5-1)。但如静脉注射给药时,由于舒张压明显下降,降低冠状血管的灌注压,冠脉有效血流量不增加,则收缩压和舒张压均下降(见第六章图 6-1)。

4. 支气管　激动支气管平滑肌的 β_2 受体,使支气管平滑肌松弛,特别是当支气管平滑肌处于痉挛状态时,其松弛作用更为明显,此作用较肾上腺素强,但不能消除支气管黏膜水肿。

5. 代谢　通过激动 β 受体,促进糖原和脂肪的分解,使血糖升高,血中游离脂肪酸含量增加,也使组织耗氧量增加。

【临床用途】

1. 治疗支气管哮喘　舌下或气雾给药起效快而强,能迅速控制急性发作,常伴有心悸,长期反复用药易产生耐受性,使其疗效降低。

2. 治疗心脏骤停　当溺水、高度房室传导阻滞等引起心脏骤停时,常与肾上腺素、间羟胺合用做静脉注射或心室内注射,可产生强大的起搏作用。

3. 治疗房室传导阻滞　本品舌下含服或静脉滴注,能兴奋窦房结及房室结,加速房室传导,用于治疗 Ⅱ、Ⅲ度房室传导阻滞。

4. 抗休克　因能兴奋心脏,增加心排出量,并扩张血管,改善微循环,故可治疗感染性休克,但需补足血容量和注意心脏毒性。因易使心肌耗氧增加和诱发心律失常等,现已少用。

【不良反应】　常见心悸、头痛等。用量过大,特别对支气管哮喘已有明显缺氧状态者,易引起心律失常,甚至发生心室颤动而死亡。因此在用药过程中应注意控制心率(一般不超过 120~140 次/分钟)。

【禁忌证】　冠心病、心肌炎和甲状腺功能亢进患者禁用。

(苗久旺)

扫一扫
测一测

复习思考题

1. 肾上腺素受体激动药可分为哪几类?每类各举一代表药物。

2. 肾上腺素、去甲肾上腺素、异丙肾上腺素都具有兴奋心血管系统的作用,有何异同?

3. 何谓肾上腺素升压作用的翻转?

4. 简述肾上腺素首选用于过敏性休克的机制。

制剂与用法

盐酸肾上腺素　注射剂：0.5mg/0.5ml、1mg/ml。皮下或肌内注射，每次0.25~0.5mg。必要时用0.25~0.5mg以0.9%氯化钠注射液稀释10倍后心内注射。极量：皮下注射每次1mg。

盐酸麻黄碱　片剂：15mg、30mg。每次15~30mg，3次/天。注射剂：30mg/ml。皮下或肌内注射，每次15~30mg，45~60mg/d。极量：口服、皮下或肌内注射，每次0.06g，0.15g/d。

盐酸多巴胺　注射剂：20mg/2ml。每次20mg，以0.9%氯化钠注射液或5%葡萄糖注射液200~500ml稀释后静脉滴注，75~100μg/min。极量：静脉滴注20μg/kg。

重酒石酸去甲肾上腺素　注射剂：2mg/ml（相当于去甲肾上腺素1mg）、10mg/2ml。常用2~4mg加入5%葡萄糖注射液500ml中，以1~2ml/min（4~8μg）的速度静脉滴注。

重酒石酸间羟胺　注射剂：10mg/ml（相当于重酒石酸间羟胺19mg）、50mg/5ml。肌内注射，每次10~20mg，小儿每次0.1mg/kg。亦可每次10~40mg，以0.9%氯化钠注射液或5%葡萄糖注射液稀释后静脉滴注。紧急情况下可用0.5~5mg直接静脉注射，然后再静脉滴注。以上剂量均按间羟胺计算。极量：静脉滴注每次100mg（0.2~0.4mg/min）。

盐酸去氧肾上腺素　注射剂：10mg/1ml。每次5~10mg，1次/1~2小时，皮下或肌内注射；10~20mg加入5%葡萄糖注射液250~500ml中静脉滴注。滴眼剂：2%~5%。滴眼。极量：静脉滴注0.1mg/min。肌内注射，每次10mg。

硫酸异丙肾上腺素　注射剂：1mg/2ml。每次0.5~1mg，静脉滴注。抗休克时常用0.1~0.2mg加于5%葡萄糖注射液100ml中缓慢静脉滴注，滴速为每分钟0.5~2ml，以使收缩压维持90mmHg，心率在120次/分钟以下。

盐酸异丙肾上腺素　气雾剂：0.5%（10ml）、0.25%（10ml）、0.25%（20ml）。每次0.5~1ml。用气雾剂时勿振摇、勿受热，置凉暗处保存。片剂：10mg。舌下含服，每次10~15mg，3次/天。极量：喷雾吸入每次0.4mg，2.4mg/d；舌下含服每次20mg，60mg/d。

第六章

肾上腺素受体阻断药

学习要点

1. 肾上腺素受体阻断药的分类和作用。
2. 酚妥拉明的作用和用途、不良反应和注意事项。
3. β受体阻断药的分类、共同作用、临床用途及主要不良反应。
4. 普萘洛尔、噻吗洛尔、吲哚洛尔、美托洛尔等的作用特点及应用。

肾上腺素受体阻断药又称抗肾上腺素药,本类药物与肾上腺素受体结合后,能阻断去甲肾上腺素能神经递质或外源性拟肾上腺素药与受体的结合,从而产生拮抗作用。根据药物对α和β受体的选择性不同,将其分为α受体阻断药和β受体阻断药。

第一节 α肾上腺素受体阻断药

α受体阻断药是能选择性地与α受体结合,阻断去甲肾上腺素能神经递质或拟肾上腺素药与α受体结合,从而产生抗肾上腺素作用,它们能阻断肾上腺素和去甲肾上腺素的升压作用,并使肾上腺素的升压作用翻转为降压,此现象称为"肾上腺素升压作用的翻转",这是因为α受体阻断药选择性地阻断了与血管收缩有关的α受体,但不影响与血管舒张有关的β受体,致使肾上腺素激动β受体的作用充分表现出来,而引起血压下降。对主要激动α受体的去甲肾上腺素,α受体阻断药仅能取消或减弱其升压效应,而无翻转作用,对主要激动β受体的异丙肾上腺素的降压效应则无影响(图6-1)。

α受体阻断药的作用范围较广,根据其对α_1、α_2受体的选择性不同,可分为两类:
1. 非选择性α受体阻断药 对α_1、α_2受体均有阻断作用,包括短效类和长效类。
2. 选择性α受体阻断药 包括α_1受体阻断药和α_2受体阻断药。

一、非选择性α受体阻断药

(一)短效类α受体阻断药

本类药以氢键或离子键等与受体结合,结合力弱,易解离,故维持时间短,作用温和,并可被大剂量的儿茶酚胺类拮抗,也称为竞争性α受体阻断药。

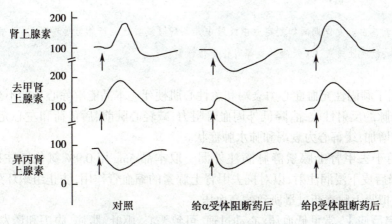

图 6-1　给肾上腺素受体阻断药前后,肾上腺素、去甲肾上腺素和异丙肾上腺素对犬血压的影响

↑:给肾上腺素,去甲肾上腺素和异丙肾上腺素

酚 妥 拉 明

酚妥拉明(phentolamine)又名立其丁(regitine)、甲苄胺唑啉。

【药理作用】

1. 血管　阻断血管平滑肌的 α_1 受体并能直接松弛血管平滑肌,使血管舒张、血压下降,组织血流灌注量增加,改善微循环。

2. 心脏　能使心肌收缩力增强,心率加快,传导加速,心排出量增加。这种作用部分是由于血管舒张,血压下降,反射性兴奋交感神经引起,部分是由于阻断神经末梢突触前膜的 α_2 受体,促进去甲肾上腺素的释放,激动心脏 β_1 受体。

3. 其他　具有拟胆碱作用,可使胃肠道平滑肌兴奋;有组胺样作用,使胃酸分泌增多、皮肤潮红等。

【临床用途】

1. 治疗外周血管痉挛性疾病　利用其舒张血管作用,治疗肢端动脉痉挛的雷诺综合征、血栓闭塞性脉管炎等。

2. 治疗感染性休克　在补足血容量的基础上,利用本品增加心排出量,舒张血管而改善微循环,增加组织血液灌注量,纠正缺氧状态,治疗感染性休克。

3. 诊断和治疗嗜铬细胞瘤　用于鉴别诊断因肾上腺嗜铬细胞瘤能分泌大量的肾上腺素而引起高血压。注射本品 5mg 后,每 30 秒测血压 1 次,连续 10 分钟,如在 2~4 分钟内,血压下降 35/25mmHg 以上者,为阳性反应,可能有嗜铬细胞瘤,但有假阳性及致死的报道,应慎用。也可治疗嗜铬细胞瘤骤发高血压及术前准备。

知识链接

嗜铬细胞瘤

嗜铬细胞瘤起源于肾上腺髓质、交感神经节和其他部位的嗜铬组织,肿瘤持续性或间歇性释放大量的肾上腺素、去甲肾上腺素或多巴胺。典型表现为阵发性高血压伴有心动过速、头痛、出汗、面色苍白。发作期间如测定血中或尿中儿茶酚胺或其代谢产物显著增高,提示嗜铬细胞瘤。超声、放射性核素、CT及磁共振等可作定位诊断。

4. 用于顽固性充血性心力衰竭和急性心肌梗死　本品能解除心功能不全时小动脉和小静脉的反射性收缩,降低外周血管阻力,减轻心脏前、后负荷和左心充盈度,使心排出量增加,缓解心力衰竭和肺水肿症状。

5. 用于去甲肾上腺素静脉滴注外漏　取本品5mg用0.9%氯化钠注射液10~20ml稀释后皮下浸润注射,以对抗去甲肾上腺素的缩血管作用,防止组织坏死。也可用于对抗拟肾上腺素药过量所致的高血压。

【不良反应】　常见低血压,心动过速,可致恶心、呕吐、腹痛、腹泻和诱发溃疡病。胃溃疡、十二指肠溃疡和冠心病患者慎用。

(二) 长效类 α 受体阻断药

本类药物以共价键与α受体牢固结合,不易解离,阻断α受体作用强而持久,即使应用大量的儿茶酚胺也难以与其竞争,又称非竞争性α受体阻断药。

酚 苄 明

酚苄明(phenoxybenzamine)又名苯苄胺(dibenzyline)。

本品阻断α受体作用强大、缓慢、持久。因使血管舒张,改善微循环,用于治疗血管痉挛性疾病、血栓闭塞性脉管炎和感染性休克等。由于舒张血管可降低血压,亦可治疗嗜铬细胞瘤引起的高血压。此外,还具有较弱的抗组胺及抗胆碱作用。

有直立性低血压、心率加快等不良反应;因有局部刺激性,不宜做肌内及皮下注射;口服可引起恶心、呕吐等。

二、选择性 α 受体阻断药

(一) 选择性 α_1 受体阻断药

能选择性阻断血管平滑肌上的 α_1 受体,引起血管舒张,血压下降,但对去甲肾上腺素能神经末梢突触前膜上的 α_2 受体无明显作用,因此,降压的同时较少引起心率加快等副作用。常用药物有哌唑嗪、特拉唑嗪、多沙唑嗪等,临床主要用于:①治疗高血压(见第十六章);②治疗良性前列腺增生(见第十四章)。

(二) 选择性 α_2 受体阻断药

育亨宾(yohimbine)能选择性阻断中枢和外周突触前膜 α_2 受体,促进去甲肾上腺素能神经末梢释放去甲肾上腺素,引起血压升高,心率加快。该药目前主要作为实验研究的工具药,如造成高血压模型以观察降压药的效果和分析降压机制。

第二节　β 肾上腺素受体阻断药

β受体阻断药是一类选择性与β受体结合,竞争性阻断去甲肾上腺素能神经递质或β受体激动药β效应的药物。根据药物对 β_1 和 β_2 受体的选择性不同,分为 β_1 和 β_2 受体阻断药;β_1 受体阻断药及 α、β 受体阻断药(表6-1)。

表 6-1 常用的 β 受体阻断药药理特性

	药物	作用强度 *	膜稳定作用	内在拟交感活性	血浆半衰期（h）
β₁、β₂ 受体阻断药	普萘洛尔（propranolol）	1	++	0	2~5
	纳多洛尔（nadolol）	2~4	0	0	17~23
	吲哚洛尔（pindolol）	15	±	++	2~3
	噻吗洛尔（timolol）	6~100	0	0	2~5
	阿普洛尔（alprenolol）	1	+	+	2~3
	索他洛尔（sotalol）	0.1~0.33	0	0	5~8
β₁ 受体阻断药	醋丁洛尔（acebutolol）	0.5	+	+	3~8
	阿替洛尔（atenolol）	0.5~1	0	0	6~9
	美托洛尔（metoprolol）	1	0	0	3~4
α、β 受体阻断药	拉贝洛尔（labetalol）	0.25	0	±	5.5

注："*"在犬,对抗标准剂量异丙肾上腺素加速心率的作用比较

【药理作用】

1. 阻断 β 受体作用

（1）心脏：阻断心脏 β₁ 受体,使心肌收缩力减弱,心率和房室传导减慢,心排出量减少,心肌耗氧量降低。

（2）血管：由于心脏受到抑制,心排出量减少,而反射性兴奋交感神经,引起血管收缩。

（3）支气管：阻断 β₂ 受体,使支气管平滑肌收缩,可诱发和加重支气管哮喘。

（4）肾素：阻断肾小球旁器细胞的 β₁ 受体,抑制肾素的释放,而使血压降低。

2. 内在拟交感活性 有些 β 受体阻断药如吲哚洛尔、醋丁洛尔等与 β 受体结合后,尚有微弱的激动 β 受体作用,称为内在拟交感活性,这种作用较弱,被其 β 受体阻断作用所掩盖,不易表现出来。

3. 膜稳定作用 某些 β 受体阻断药能降低神经或心肌细胞膜对 Na^+ 的通透性,从而稳定神经细胞膜和心肌细胞膜,产生局麻作用和奎尼丁样作用,称为膜稳定作用。临床使用的剂量达不到膜稳定作用。

4. 代谢 脂肪的分解与激动 β 受体有关,肝糖原的分解与激动 α 及 β 受体均有关,β 受体阻断药能抑制交感神经兴奋所引起的脂肪分解,降低游离脂肪酸含量;当与 α 受体阻断药合用时,则能拮抗肾上腺素的升高血糖作用。β 受体阻断药并不影响正常人的血糖,也不影响胰岛素的降血糖作用,但能延缓应用胰岛素后血糖水平的恢复,因此,在用胰岛素治疗的糖尿病患者时,使用 β 受体阻断药可引起低血糖反应,必须提高警惕。

5. 降低眼内压 局部应用噻吗洛尔等可减少房水生成,使眼内压降低。

【临床用途】

1. 治疗心律失常 对窦性心动过速和室上性心动过速有效,可与强心苷合用治疗心房颤动和心房扑动。

β 受体阻断药在防治心血管疾病中的应用

2. 防治心绞痛和心肌梗死 能降低心肌耗氧量,防治心绞痛疗效良好。对心肌梗死患者早期应用可降低复发率和猝死率。

3. 治疗高血压 能使高血压患者的血压下降,并伴有心率减慢,较少发生直立性低血压。

4. 治疗甲状腺功能亢进 本类药物可通过阻断 β 受体作用而控制甲状腺功能亢进患者的交感神经兴奋症状,如震颤、焦虑、心率加快等,并能降低基础代谢率,可作为辅助用药。

5. 治疗青光眼 噻吗洛尔、倍他洛尔、左布洛尔能降低眼内压,常用于治疗青光眼。

【不良反应】

1. 一般反应 治疗初期可出现头晕、疲倦、嗜睡、恶心、轻度腹泻,继续使用可在 1 周内消失。

2. 心脏抑制 可出现心动过缓、房室传导阻滞,诱发心力衰竭。

3. 诱发或加重支气管哮喘 非选择性 β 受体阻断药可使呼吸道阻力增加,诱发或加重哮喘。

4. 其他反应 偶可引起过敏反应,如皮疹及血小板减少性紫癜;抑郁、多梦、阳痿等。少数人还具有降低血糖并加剧降血糖药的降糖作用,掩盖低血糖症状。

【禁忌证】 心动过缓、重度房室传导阻滞、慢性支气管炎及支气管哮喘者禁用。

一、非选择性 β 受体阻断药

普 萘 洛 尔

普萘洛尔(propranolol)又名心得安。

【体内过程】 口服吸收快而完全,但通过肝脏时有明显的"首关消除",故口服生物利用度仅为 30%;静脉注射后,90% 与血浆蛋白结合。脂溶性高,易通过血脑屏障和胎盘,也可分布于乳汁中。主要在肝脏内代谢,其代谢物的 90% 从肾脏排泄。不同个体口服相同剂量时血药浓度可相差 20 倍,这可能是由于肝脏代谢功能不同所致,因此临床用药应从小剂量开始,逐渐增加至适当剂量。

【药理作用】 对 β_1 和 β_2 受体均有较强的阻断作用,但无内在拟交感活性。用药后使心肌收缩力减弱,心率减慢和心排出量减少,冠脉血流量降低,心肌耗氧明显减少,血压下降,支气管平滑肌收缩。

【临床用途】 治疗室上性和室性心律失常、心绞痛、高血压和甲状腺功能亢进等。

【不良反应】 诱发和加重支气管哮喘,由于阻断血管上的 β_2 受体,使血管平滑肌的 α_1 受体相对占优势而导致外周血管收缩和痉挛,引起四肢发冷、皮肤苍白等。

【禁忌证】 支气管哮喘、心功能不全、窦性心动过缓、重度房室传导阻滞禁用;因能加强胰岛素的降血糖作用,糖尿患者慎用。

噻 吗 洛 尔

噻吗洛尔(timolol)又名噻吗心安。是已知的阻断 β 受体作用最强的药物,无内在拟交感活性和膜稳定作用。能使房水生成减少,降低眼内压,滴眼后 20 秒内眼内压开始下降,持续 12~24 小时,临床主要用于治疗青光眼。无缩瞳和调节痉挛等副作用。

吲哚洛尔

吲哚洛尔(pindolol)又名心得静。对β受体的阻断作用是普萘洛尔的6~15倍,具有较强的内在拟交感活性,主要表现为激动血管平滑肌上的β$_2$受体,舒张血管,有利于治疗高血压。临床用于治疗高血压和心绞痛。对中度高血压患者,其降压效果与普萘洛尔相一致。吲哚洛尔与普萘洛尔均可使心绞痛患者的发作率降低,运动耐量明显提高。

二、选择性β₁受体阻断药

β$_1$受体激动时,心脏兴奋,肠道平滑肌松弛;β$_2$受体激动时,支气管和血管平滑肌舒张。应用β$_1$和β$_2$受体阻断药治疗心脏病时,支气管和胃肠道平滑肌收缩是常见的副作用,选择性β$_1$受体阻断药,因对β$_2$受体无阻断作用,较少发生支气管痉挛,但支气管哮喘患者仍应慎用。

阿替洛尔和美托洛尔

阿替洛尔(atenolol)又名氨酰心安;美托洛尔(metoprolol)又名美多心安。

两药对β$_1$受体有选择性的阻断作用,对β$_2$受体阻断作用较弱,故一般不诱发或加重支气管哮喘,临床主要用于治疗各型高血压、心绞痛及室上性心律失常。也用于甲状腺功能亢进等引起的心律失常。

三、α、β受体阻断药

拉贝洛尔

拉贝洛尔(labetalol)又名柳胺苄心定,口服可吸收,生物利用度20%~40%。兼有α、β受体阻断作用,阻断β受体作用约为普萘洛尔1/2.5;阻断α受体作用为酚妥拉明的1/10~1/6;对β受体的阻断作用强于对α受体的阻断作用。因对β$_2$受体的内在拟交感活性和直接作用,可以扩张血管,增加肾血流量。

临床可用于中、重度高血压、心绞痛、高血压危象。

(苗久旺)

 复习思考题

1. 酚妥拉明的药理作用和临床用途有哪些?
2. β受体阻断药的临床用途有哪些?
3. 具有α、β受体阻断作用的药物可否治疗高血压?为什么?

 扫一扫
测一测

制剂与用法

甲磺酸酚妥拉明 注射剂:5mg/ml。肌内或静脉注射,每次5mg。

盐酸酚苄明 胶囊剂:10mg。每次10~20mg,2次/天。注射剂:100mg/2ml。抗休克时一次用0.5~1mg/kg,加于5%葡萄糖注射液250~500ml中稀释后静脉滴注,2小时内滴完。

盐酸普萘洛尔 片剂:10mg。每次12~20mg,3次/天。注射剂:5mg/5ml。每次5mg,以5%葡萄糖注射液稀释后静脉滴注,按需要调整滴数。

吲哚洛尔 片剂:5mg、10mg。每次5~10mg,3次/天,从小剂量开始,根据病情及患者耐受情况逐渐增量。注射剂:0.2mg/2ml、0.4mg/2ml。每次 0.2~1mg,静脉注射或静脉滴注。

酒石酸美托洛尔　片剂:50mg、100mg。每次 50mg,2 次 / 天,根据病情逐渐增加剂量。

马来酸噻吗洛尔　片剂:5mg、10mg、20mg。每次 10mg,2 次 / 天。滴眼剂:0.25%。2 次 / 天,滴眼。

盐酸拉贝洛尔　片剂:100mg。每次 100mg,2~3 次 / 天。注射剂:50mg/5ml。静脉注射,每次 100mg。

第七章

麻 醉 药

 学习要点

1. 麻醉药的分类。
2. 局部麻醉药的应用方法。
3. 恩氟烷、硫喷妥钠、氯胺酮、普鲁卡因、丁卡因、利多卡因、布比卡因的作用特点。

第一节 全身麻醉药

全身麻醉药(general anaesthetics)简称全麻药,是指能可逆性地广泛抑制中枢神经系统,产生意识、感觉(尤其是痛觉)、反射消失以及骨骼肌松弛等作用的药物。适用于辅助实施外科手术。

新近研究认为,全麻药的作用机制与抑制兴奋性突触和增强抑制性突触的传递功能有关,其机制是干扰配体的门控离子通道功能。

按其给药途径可将全麻药分为吸入性麻醉药和静脉麻醉药。

一、吸入性麻醉药

吸入性麻醉药是一类挥发性的液体或气体,脂溶性高,容易通过生物膜,经肺泡扩散进入血液,通过血脑屏障转运分布至脑组织产生麻醉作用。

 知识链接

吸入麻醉分期

根据吸入药物后患者的意识、感觉、呼吸、血压、脉搏、眼球转动、各种反射以及肌肉张力变化等来判定麻醉深度。吸入麻醉过程可分为四期:第一期(镇痛期),从麻醉给药到意识完全消失,出现镇痛及健忘。第二期(兴奋期),感觉消失并出现兴奋现象。这两期合称为诱导期,不宜进行外科手术或任何检查。第三期(外科麻醉期),从兴奋转入抑制,患者恢复安静。此期又可分为四级:反射消失为 1 级,眼球固定为 2 级,腹式呼吸明显为 3 级,血压下降、瞳孔散大为 4 级。

第四期(延髓麻醉期),延髓生命中枢麻醉,呼吸衰竭,最后导致心脏骤停而死亡。临床麻醉一般维持在第三期的1~2级,最深麻醉为第三期3级,如深度达第三期4级应立即减量或停药,如达到第四期应立即停药,实施抢救。

氟 烷

氟烷(halothane)为无色透明液体,不燃不爆。其特点是:麻醉作用较快且强,对呼吸道黏膜无刺激性;麻醉诱导期短,苏醒快;但镇痛、肌肉松弛作用弱。可增加心脏对肾上腺素的敏感性而诱发心律失常。反复应用偶致肝炎或肝坏死。因松弛子宫平滑肌,常致产后出血,禁用于难产或剖宫产患者。

恩 氟 烷

恩氟烷(enflurane)又名安氟醚。为目前广泛使用的吸入性麻醉药,其麻醉诱导迅速、平稳,苏醒快,肌肉松弛作用良好,不增加心脏对肾上腺素的敏感性。肝脏毒性罕见,但浓度过高可致惊厥,有癫痫病史者禁用。

氧 化 亚 氮

氧化亚氮(nitrous oxide)又名笑气。化学性质稳定、不燃不爆,镇痛作用较强,停药后苏醒快,患者使用后舒适愉快。麻醉效能低,主要用于诱导麻醉或与其他全麻药配合使用。

二、静脉麻醉药

静脉麻醉药是由静脉给药的非挥发性全麻药。此类麻醉方法简便易行,作用迅速,主要缺点是麻醉深度不易控制。

硫 喷 妥 钠

硫喷妥钠(thiopental sodium)为超短效巴比妥类药。因脂溶性高,静脉注射极易透过血脑屏障进入脑组织,作用迅速。因药物重新分布并储存于肌肉、脂肪等组织,使脑内药物浓度迅速下降,故维持时间短暂。为了维持麻醉,可根据需要重复给药。用硫喷妥钠麻醉时各种反射依然存在,镇痛和肌肉松弛作用较弱,临床主要用于诱导麻醉、基础麻醉和脓肿切开引流、骨折、脱臼的闭合性复位等短时间小手术;也可用于控制惊厥。不良反应主要是抑制呼吸中枢明显,新生儿、婴幼儿易受抑制,故禁用。易诱发喉肌痉挛和支气管痉挛等,后者用阿托品可以预防。支气管哮喘患者禁用。

氯 胺 酮

氯胺酮
(K粉)

氯胺酮(ketamine)能抑制丘脑和大脑皮质,选择性阻断痛觉传导,导致痛觉消失;同时兴奋脑干和大脑边缘系统,引起意识模糊,短暂记忆功能缺失及镇痛作用。但意识未完全消失,眼睛睁开,肌张力增加,呈木僵状态,有梦幻般的感觉和烦躁不安等表现,这种感觉和意识分离的现象称为"分离麻醉"。本品麻醉作用起效快,镇痛力强,维持时间短。临床适用于小手术或诱导麻醉。近年来,广泛用氯胺酮、地西泮、肌松药进行复合麻醉,用于各种特殊手术,如器官移植术、急诊手术、创伤等提供安全麻醉。

丙 泊 酚

丙泊酚（propofol）能抑制中枢神经系统，产生镇静、催眠作用。起效快，维持时间短，苏醒快，无蓄积作用，镇痛弱。适用于短小手术的辅助用药，也可作为诱导麻醉、镇静、催眠的辅助用药。能抑制咽喉反射，有利于气管插管。因抑制循环系统，可致血压下降、外周阻力降低。

依 托 咪 酯

依托咪酯（etomidate）为强效、超短效非巴比妥类催眠性静脉麻醉药。静脉注射后几秒内意识丧失，睡眠持续 5 分钟。镇痛作用差，对心血管毒性小。常与镇痛药、肌松药、吸入麻醉药合用于诱导麻醉，尤其适用于心功能不全患者。恢复期可致恶心、呕吐。能抑制肾上腺皮质激素的合成。

三、复合麻醉

复合麻醉是为克服全麻药的缺点，增强麻醉效果，减少其不良反应以增加麻醉的安全性而采取的联合用药方法。常用的复合麻醉有以下几种：

1. 麻醉前给药　是指麻醉前使用相应的药物以减少麻醉时可能发生的不利因素。如手术前晚使用地西泮或巴比妥类消除患者的紧张、恐惧、不安，次晨服用地西泮让患者短暂记忆缺失；注射吗啡或哌替啶以增强麻醉效果、减少麻醉药用量；注射阿托品或东莨菪碱等，减少唾液和支气管分泌引起吸入性肺炎等。

2. 诱导麻醉　应用诱导期短的药物如硫喷妥钠或氧化亚氮等使患者迅速进入外科麻醉期，避免诱导期不良反应的出现，然后改用其他麻醉药物维持麻醉。

3. 基础麻醉　麻醉前使用大剂量催眠药物如硫喷妥钠，使患者进入深睡状态，在此基础上再进行麻醉。主要适用于过度紧张或不合作的患者。

4. 低温麻醉　在麻醉时配合低温并合用氯丙嗪以消除机体对物理降温所致的寒颤反应，使体温降至较低水平（28~30℃）。主要目的是降低心、脑、肾等重要器官的耗氧量及反应性，便于截止血流，进行心脏直视手术。

其他复合麻醉方法还有神经安定镇痛术（常用氟哌利多和芬太尼配成合剂静脉注射），如同时加用氧化亚氮及肌松药称为神经安定麻醉。

第二节　局部麻醉药

局部麻醉药（local anaesthetics）简称局麻药，是一类局部应用于神经末梢或神经干，可逆性阻断神经冲动的产生和传导，在意识清醒的状态下引起局部痛觉等感觉消失的药物。局麻作用消失后，神经功能即恢复正常。

一、局部麻醉药的药理作用及其机制

（一）药理作用

1. 局麻作用　局麻药在低浓度时就能阻断感觉神经冲动的产生和传导，使感觉消失。附着浓度的递增，感觉消失的顺序是：痛觉→温觉→触觉→压觉。较高浓度时对神经系统的任何部分和各种类型的神经纤维都有阻断作用。

2. 吸收作用　局麻药剂量过大或浓度过高，或误将药物注入血管时可产生吸收

作用。这实际上是局麻药的毒性反应,主要表现为:

(1) 中枢作用:局麻药对中枢神经系统的作用是先兴奋后抑制,前者表现为烦躁不安、震颤、抽搐、惊厥,一般来说,作用越强的药物越容易引起惊厥。产生兴奋性的原因是中枢抑制性神经元被选择性抑制,引起脱抑制而出现兴奋现象。中枢过度兴奋则可转为抑制,最终延脑被抑制,导致呼吸衰竭而死亡。

(2) 抑制心脏:局麻药能降低心肌兴奋性,使心肌收缩力减弱、传导减慢、不应期延长。而小剂量利多卡因 1mg/kg 对心脏的抑制,有利于纠正心律失常。

(3) 舒张血管:通过阻断交感神经使血管扩张,导致局麻药经血管吸收加速,作用维持时间缩短,不良反应增加。一般在局麻药中加入 1:200 000 的肾上腺素以收缩血管,延缓局麻药的吸收,延长局麻药的作用时间,预防中毒。

(二) 作用机制

局麻药能阻断神经细胞膜上的电压门控性 Na^+ 通道(voltage-gated Na^+ channels),阻滞神经冲动的传导,产生局麻作用。

二、局部麻醉药的应用方法

1. 表面麻醉 选用穿透力强的药物喷或涂在黏膜表面,使黏膜下神经末梢麻醉。临床适用于咽喉、鼻腔、眼睛与尿道手术或检查。常用药物有丁卡因、利多卡因等。

2. 浸润麻醉 选用毒性低的局麻药如普鲁卡因、利多卡因,注射于手术野皮下或深部组织,使局部神经末梢受药物浸润而麻醉。临床适用于浅表小手术。

3. 传导麻醉 将局麻药注射于神经干或神经丛周围,阻断神经冲动传导,使其支配的区域产生麻醉。常用药物有普鲁卡因、利多卡因等。

4. 蛛网膜下腔麻醉 又称脊髓麻醉或腰麻,将局麻药从第 3~4 或第 4~5 腰椎间隙注射入蛛网膜下腔,阻断该部位的脊神经根。药物在脊髓腔内的扩散受患者体位、姿势以及药物比重和注射量的影响。临床适用于下腹部及下肢手术。常用药物有普鲁卡因、丁卡因等。

5. 硬膜外麻醉 将局麻药注射入硬膜外腔,使该处脊神经根所支配的区域产生麻醉。由于硬膜外腔与颅腔不通,不易引起呼吸中枢麻痹,无腰麻时的头痛和脑膜刺激现象。临床适用于颈部到下肢的手术,特别适用于上腹部手术。但因用药剂量比腰麻大 5~10 倍,故应避免刺破硬膜,误将局麻药注入蛛网膜下腔,引起呼吸与循环抑制等严重后果。

蛛网膜下腔麻醉和硬膜外麻醉又统称椎管内麻醉,因其抑制交感神经,使血管舒张,易致血压下降,可肌内注射麻黄碱防治。(图 7-1)

三、常用的局部麻醉药

常用局麻药的化学结构由三部分组成,即芳香族环、中间链和胺基团。根据中间链(脂链或酰胺链)可将常用局麻药分为两类:酯类,如普鲁卡因、丁卡因;酰胺类,如利多卡因、布比卡因等。

普 鲁 卡 因

普鲁卡因(procaine)又名奴佛卡因。是最早合成的局麻药,毒性较低,水溶液不

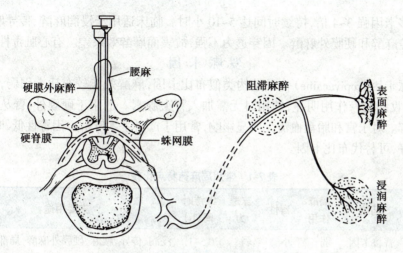

图 7-1 局部麻醉的应用方法示意图

稳定,遇光变性,宜现用现配,避光保存。

本品从注射部位吸收入血后,与血浆蛋白结合较高,主要分布在骨骼肌,能被血浆及组织中的胆碱酯酶水解,产生对氨苯甲酸和二乙氨基乙醇,前者能对抗磺胺类药物的抗菌作用,故本品应避免与磺胺类药物同时应用。

普鲁卡因对黏膜穿透力差,不宜用做表面麻醉。注射用药后,在 1~3 分钟内生效,维持 30~40 分钟。由于扩张血管,故常与肾上腺素合用,局麻作用可延长到 1~2 小时。但高血压、器质性心脏病、指或趾端及阴茎等末梢部位禁用肾上腺素,以免造成局部组织缺血坏死。临床广泛用于浸润麻醉、传导麻醉、蛛网膜下腔麻醉和硬膜外麻醉。

也可用于局部封闭,即将 0.25%~0.5% 的普鲁卡因溶液注入损伤或炎症病灶内,可使症状得以缓解。

过量应用可出现中枢作用和心血管反应。极少数患者发生过敏反应,故用药前要详细询问患者过敏史,并做皮肤敏感试验。

丁 卡 因

丁卡因(tetracaine)又名地卡因。化学结构与普鲁卡因相似,与普鲁卡因比较,局麻作用强 10 倍,毒性强 10~12 倍,不宜用于浸润麻醉;黏膜穿透力强,作用迅速,1~3 分钟生效,作用持续 2 小时以上,最常用于表面麻醉,也用于传导麻醉、蛛网膜下腔麻醉和硬膜外麻醉。

利 多 卡 因

利多卡因(lidocaine)又名昔罗卡因。与相同浓度的普鲁卡因比较,利多卡因起效快,作用强而持久(1.5 小时左右);作用范围广,毒性及穿透力介于普鲁卡因与丁卡因之间;无刺激性,不舒张血管。临床适用于表面麻醉、浸润麻醉、传导麻醉和硬膜外麻醉。蛛网膜下腔麻醉时因利多卡因药液易弥散,麻醉平面难以控制,应慎用。此外,本品静脉给药也可用于抗室性心律失常,为防治各种急性快速型室性心律失常的首选药。普鲁卡因过敏者可用本品。

布 比 卡 因

布比卡因(bupivacaine)又名麻卡因。麻醉作用强,持续时间长。局麻作用和毒性均比利多卡因强 3~4 倍,持续时间达 5~10 小时。临床适用于浸润麻醉、传导麻醉、蛛网膜下腔麻醉和硬膜外麻醉。因穿透力不强,故表面麻醉效果差。有心脏毒性。

罗哌卡因

罗哌卡因(ropivacaine)化学结构类似布比卡因,麻醉效能较布比卡因弱,对心脏毒性小,收缩血管作用明显,使用时无需加入肾上腺素。适用于硬膜外、臂丛阻滞和浸润麻醉。对子宫和胎盘血流无明显影响,常用于产科手术麻醉。因毒性低,时效长,耐受性好,可替代布比卡因。

表 7-1 常用局麻药特点比较

分类	药物	局麻作用	毒性	穿透力	维持时间(h)	主要用途
酯类	普鲁卡因	弱	小	弱	0.5~1	浸润、传导、腰麻、硬膜外麻醉,局部封闭
	丁卡因	强	大	强	2~3	表面、传导、腰麻、硬膜外麻醉
酰胺类	利多卡因	较强	较小	较强	1~2	浸润、表面、传导、硬膜外麻醉,抗心律失常
	布比卡因	强	较大	较弱	5~10	浸润、传导、腰麻、硬膜外麻醉

(李 玲)

扫一扫
测一测

复习思考题

1. 简述复合麻醉的目的和常用方法。
2. 简述局部麻醉药的作用机制、局麻作用特点及常见的中毒反应。
3. 为何常在局麻药液中加入肾上腺素?加入肾上腺素有何注意事项?

制剂与用法

氟烷 每瓶 20ml、每瓶 250ml。吸入给药,剂量按需而定。

恩氟烷 每瓶 20ml、每瓶 250m。吸入给药,剂量按需而定。

氧化亚氮 钢瓶装,液化气体,与氧混合后吸入给药。全麻诱导:吸入气浓度为 80%;全麻维持:吸入气浓度为 50%~70%。

硫喷妥钠 粉针剂:0.5g、1.0g。临用前配制成 1.25%~2.5% 的溶液后缓慢静脉注射,极量:每次 1g;静脉滴注 2g/d。

盐酸氯胺酮 注射剂:0.1g/2ml、0.1g/10ml、0.2g/20ml。全麻诱导:一次 1~2mg/kg 缓慢静脉注射;全麻维持:一次 0.5~1mg/kg。静脉注射极量:每分钟 4mg/kg;肌内注射极量:一次 13mg/kg。

丙泊酚 注射剂:200mg/30ml。诱导麻醉:40mg/10s;维持麻醉:静脉滴注。

盐酸利多卡因 注射剂:100mg/5ml、400mg/20ml。表面麻醉用 2%~4% 溶液;浸润麻醉用 0.5%~1% 溶液,总量不超过 6mg/kg(加肾上腺素);传导麻醉、硬膜外麻醉用 1%~2% 溶液;腰麻用浓度不应超过 5%,剂量不应超过 100mg。

盐酸普鲁卡因 注射剂:25mg/10ml、50mg/10ml、100mg/10ml、40mg/2ml,每支 150mg(粉针)。浸润麻醉用 0.5%~1% 溶液;传导麻醉、硬膜外麻醉用 0.5%~2% 溶液;腰麻用 2%~5% 溶液,一次量不宜超过 200mg。

盐酸丁卡因 注射剂:50mg/5ml。表面麻醉:眼科用 0.5%~1% 溶液或软膏,鼻、咽喉部用

1%~2% 溶液；腰麻用 0.3%~0.5% 溶液，用量 5~10mg，浓度不应超过 0.5%，总量不宜超过 16mg；传导麻醉、硬膜外麻醉用 0.2%~0.3% 溶液，一次用量，前者不超过 7.5mg，后者不超过 75mg。

盐酸布比卡因　注射剂：12.5mg/5ml、25mg/5ml、37.5mg/5ml。每次 3mg/kg。极量：每次 200mg；400mg/d。

盐酸罗哌卡因　注射剂：常用浓度为 0.5%~1%。浸润麻醉用 0.5% 溶液，总量 100~200mg。

第八章

镇静催眠药

 学习要点

1. 苯二氮䓬类药物的药理作用、临床用途和主要不良反应。
2. 巴比妥类药物的量效关系、临床用途及急性中毒的抢救措施。

镇静催眠药是指对中枢神经系统具有选择性抑制的药物。能轻度抑制中枢神经系统,使兴奋不安者安静的药物称为镇静药;能使机体产生类似生理性睡眠的药物称为催眠药。随着剂量的增加,中枢抑制由浅入深,相继出现镇静、催眠、抗惊厥、麻醉,甚至死亡。

知识链接

生理性睡眠

正常生理性睡眠可分为两种时相:快动眼睡眠(rapid-eye movement sleep,REMS)和非快动眼睡眠(non-rapid-eye movement sleep,NREMS)。在 REMS 时,眼球快速转动,容易做梦,肌肉完全松弛,脑电图呈现去同步化快波,又称快波睡眠(fast wave sleep,FWS),占整个睡眠时间的25%。NREMS 时相又可分为 1 期(倦睡期)、2 期(浅睡期)、3 期(中睡期)和 4 期(深睡期),其中 3、4 期合称为慢波睡眠(slow wave sleep,SWS)。在 NREMS 时,没有眼球快速转动,对促进生长有利。这两种睡眠时相在同一睡眠过程中循环交替 4~6 次。若用药物或其他方法选择性消除或削减任一时相时,则在以后的睡眠中会出现"反跳"现象,即被消除或削减的时相相应延长。

多数催眠药能延长睡眠时间却相对缩短 REMS 时相,若长时间用药突然停药后,容易出现多梦或焦虑现象,这是因为 REMS 时相延长之故,故不宜长期应用催眠药。

镇静催眠药主要有苯二氮䓬类、巴比妥类及其他类。

第一节 苯二氮䓬类

苯二氮䓬类(benzodiazepines,BZ)药物的基本药理作用类似,但由于选择性不同,以及药代动力学差异较大,因此临床用途并不完全相同。根据作用持续时间可分为短效、中效和长效三类(表 8-1)。

表 8-1 常用的苯二氮䓬类药物作用比较

作用时间	药物	达峰时间(h)	$t_{1/2}$(h)	主要用途
短效 (3~8 小时)	三唑仑(triazolam)	1	2~4	顽固性失眠、忧郁、恐惧、癫痫大发作
	奥沙西泮(oxazepam)	2~4	3~21	抗焦虑、抗惊厥
中效 (10~20 小时)	硝西泮(nitrazepam)		21~25	催眠、抗癫痫
	氯硝西泮(clonazepam)	1	22~38	癫痫持续状态、儿童癫痫小发作
	艾司唑仑(estazolam)	2	17	焦虑、紧张、失眠、癫痫大发作
	阿普唑仑(alprazolam)	1~2	12~15	焦虑、恐惧、抑郁、顽固性失眠、抗癫痫
	劳拉西泮(lorazepam)	2	10~20	焦虑、失眠、麻醉前给药
长效 (24~72 小时)	地西泮(diazepam)	1~2	30~60	焦虑症、抗惊厥、镇静催眠
	氯氮䓬 (chlordiazepoxide)	2~4	20~24	焦虑症、失眠症、抗癫痫

【体内过程】 本类药物口服均能吸收,肌内注射吸收慢且不规则。地西泮易通过血脑屏障、胎盘屏障,在肝脏的代谢产物为去甲西泮、奥沙西泮和替马西泮,仍具有药理活性,最后形成葡萄糖醛酸结合物由尿排出。长期用药有一定的蓄积性。

【药理作用与临床用途】

1. 抗焦虑 小剂量即可发挥明显的抗焦虑效果,消除患者的紧张、激动、恐惧、焦虑和不安情绪,以及因焦虑而引起的胃肠功能紊乱或失眠等症状。地西泮作用时间长,对各种原因引起的焦虑症疗效显著。

2. 镇静催眠 苯二氮䓬类药物具有明显的镇静催眠作用,能够缩短入睡潜伏期,减少觉醒次数,延长 NREMS 的 2 期,但缩短 4 期。用于镇静催眠已取代巴比妥类,其优点在于:①对 REMS 影响较小,因而停药后的反跳现象较轻,不易造成停药困难;②无肝药酶诱导作用,耐受性轻;③安全范围大,不引起麻醉和中枢麻痹;④嗜睡和运动失调等不良反应轻。

地西泮还常用于麻醉前、心脏电击复律及内镜检查前给药。

3. 抗惊厥、抗癫痫 有较强的抗惊厥作用,临床用于治疗破伤风、子痫、药物中毒和小儿高热等所致惊厥。地西泮静脉注射对癫痫持续状态效果显著,常作为首选药。硝西泮和氯硝西泮对其他类型癫痫疗效较好。

4. 中枢性肌肉松弛 具有较强的中枢性肌肉松弛作用,特别是静脉给药,但一般不影响正常活动。氯硝西泮的中枢性肌肉松弛作用最为明显,甚至在非镇静剂量即可出现。临床用于脑血管意外、大脑或脊髓损伤引起的肌肉僵直,也用于缓解关节病变、腰肌劳损等所致的肌肉痉挛。

【作用机制】 研究认为,苯二氮䓬类的中枢作用与加强中枢抑制性神经递质 γ-氨基丁酸(GABA)功能和药物作用于不同部位的 $GABA_A$ 受体有关。苯二氮䓬类与 $GABA_A$ 受体复合物上的 BZ 受点结合,诱导受体产生构象变化,促进 GABA 与 $GABA_A$

受体结合,使 Cl^- 通道开放的频率增加,Cl^- 大量内流入神经细胞而产生超极化,使神经细胞兴奋性降低而产生抑制效应。与此不同的是,巴比妥类药物结合 $GABA_A$ 受体的巴比妥类受点,增加 GABA 与 $GABA_A$ 受体的亲和力,使 Cl^- 通道开放的时间延长而增加 Cl^- 内流,增加 GABA 的抑制功能。

知识链接

γ- 氨基丁酸

γ- 氨基丁酸(γ-aminobutyric acid,GABA)是脑内最重要的抑制性神经递质,脑内 30% 左右的神经以 GABA 为递质。主要分布在大脑皮质、海马和小脑。GABA 受体分为 $GABA_A$、$GABA_B$ 和 $GABA_C$ 三个亚型。$GABA_A$ 受体是镇静催眠药的作用靶点,受体的构象改变将发生抗焦虑、抗惊厥作用,并诱发生理性睡眠的产生。$GABA_A$ 受体也是全麻药特异性作用靶点,全麻药通过与 $GABA_A$ 受体上的特殊位点结合,提高 GABA 受体对 GABA 的敏感性,增加 Cl^- 通道开放,引起神经细胞膜超级化,产生中枢抑制作用,意识、感觉、反射活动消失而产生麻醉。GABA 还参与调节人体疼痛、神经内分泌和摄食等行为。

【不良反应与注意事项】 安全范围较大,常见的副作用有头晕、乏力、嗜睡、记忆力减退等;偶见皮疹和白细胞减少等;长期应用可产生耐受性、依赖性,久服突然停药可出现戒断症状,如焦虑、震颤、失眠及惊厥。

过量中毒可致共济失调、运动功能障碍、谵语,甚至昏迷和呼吸抑制,如同时饮酒能加重中枢抑制症状。可用苯二氮䓬受体拮抗药氟马西尼(flumazenil)对抗。

知识链接

氟马西尼

氟马西尼是 1,4- 苯二氮䓬的衍生物,是苯二氮䓬类结合位点的拮抗药,它能对抗苯二氮䓬类过量所致的中枢抑制症状,如嗜睡、昏迷、呼吸衰竭等,使患者转危为安,也可用于苯二氮䓬类中毒的鉴别诊断。但对其他中枢抑制药包括巴比妥类引起的中毒无效。

【禁忌证】 急性青光眼、重症肌无力及 6 个月以内的婴儿禁用;驾驶员、高空作业者、年老、体弱及心、肺功能障碍者慎用;孕妇、哺乳期忌用(药物可通过胎盘或自乳汁分泌)。

第二节 巴 比 妥 类

巴比妥类(barbiturates)为巴比妥酸的衍生物,巴比妥酸是由脲和丙二酸的缩合物。作用强度和起效快慢与脂溶性有关,脂溶性高,入脑多,起效快;脂溶性低,则相反。而维持时间的长短与消除方式有关,脂溶性高,主要在肝内代谢,消除快,维持时间短;脂溶性低,主要以原形经肾排泄,消除慢,维持时间长。根据起效快慢和维持时间将巴比妥类分为四类(表 8-2)。

表 8-2　巴比妥类药物分类和作用特点比较

分类	药物	显效时间（min）	维持时间（h）	主要用途
长　效	苯巴比妥（phenobarbital）	30~40	6~8	抗惊厥、抗癫痫
中　效	异戊巴比妥（amobarbital）	15~30	3~6	镇静催眠
短　效	司可巴比妥（secobarbital）	15	2~3	抗惊厥、镇静催眠
超短效	硫喷妥钠（thiopental sodium）	立即	1/4	静脉麻醉

【药理作用与临床用途】　本类药物随剂量由小到大，相继出现镇静、催眠、抗惊厥和麻醉作用。

1. 镇静催眠　小剂量应用可产生镇静作用，缓解焦虑、烦躁不安等症状，长期或大剂量应用，不良反应较多，目前已较少应用。

2. 抗惊厥、抗癫痫　大于催眠剂量时有抗惊厥作用，对小儿高热、破伤风、子痫、脑膜炎、脑炎及中枢兴奋药中毒引起的惊厥，均有对抗作用。一般肌内注射苯巴比妥，危急病例可用异戊巴比妥等。苯巴比妥常用于癫痫大发作及癫痫持续状态。

3. 麻醉及麻醉前给药　硫喷妥钠常用于静脉麻醉或诱导麻醉，苯巴比妥可用做麻醉前给药，以消除患者手术前的精神紧张。

4. 增强中枢抑制药的作用　巴比妥类与解热镇痛药合用，能加强后者的镇痛作用，故复方止痛片常含有巴比妥类药物。

【作用机制】　巴比妥类在 $GABA_A$ 受体 -Cl^- 通道复合物上有结合位点，结合后促进 GABA 与受体结合，通过延长 Cl^- 通道开放时间来增加 Cl^- 内流，增加 GABA 的中枢抑制作用；镇静催眠剂量的巴比妥类能选择性地抑制脑干网状结构上行激活系统。

【不良反应与注意事项】

1. 后遗作用　巴比妥类用于镇静、催眠时，次晨可出现头晕、嗜睡等"宿醉"现象。驾驶员、高空作业者慎用。

2. 耐受性与依赖性　本类药物能诱导肝药酶的活性，加速自身代谢，使其疗效减弱；也能加速洋地黄毒苷、苯妥英钠、口服抗凝血药、三环类抗抑郁药以及甾体类激素等的代谢。长期连续服用巴比妥类可产生精神依赖性和躯体依赖性，一旦突然停药，可在药停后 12~16 小时出现戒断症状。

3. 抑制呼吸中枢　大剂量或静脉注射过速可抑制呼吸中枢。严重肺功能不全、支气管哮喘及颅脑损伤所致的呼吸抑制禁用。

【急性中毒及解救措施】　静脉注射过快或剂量过大可引起急性中毒，表现为深度昏迷、呼吸抑制、血压下降甚至休克、体温降低、反射消失等中枢神经及呼吸、循环衰竭。急救应立即采取各种对症疗法，维持呼吸和循环功能。如系 3~5 小时内服药者，应洗胃和用硫酸钠导泻，并用碳酸氢钠或乳酸钠碱化尿液，以减少肾小管的重吸收。严重者可用血液透析法排除药物。

第三节　其他镇静催眠药

水　合　氯　醛

水合氯醛（chloral hydrate）是三氯乙醛的水合物，性质较氯醛稳定，口服后吸收快，约 15 分钟入睡,持续 6~8 小时。催眠作用温和,不缩短 REMS 睡眠,无宿醉后遗效应。可用于顽固性失眠或对催眠药效果不佳的患者;大剂量有抗惊厥作用,可用于子痫、破伤风以及小儿高热等惊厥。

安全范围较小,黏膜刺激性强,口服易引起恶心、呕吐及上腹部不适等,直肠给药以减少刺激性,不宜用于胃炎和胃溃疡患者;严重的心、肝、肾疾病患者禁用。

丁 螺 环 酮

丁螺环酮(buspirone),是第一个非苯二氮䓬类抗焦虑药。口服吸收快而完全,首关效应明显。0.5~1 小时达血药浓度峰值,服药后 1~2 周可显现抗焦虑作用,4 周可达最大效应。对 5-HT1A 具有高亲和性,部分激动该受体而发挥抗焦虑作用;对大脑多巴胺 D_2 受体也有中等活性,但对苯二氮䓬受体无显著亲和力,也不影响 GABA 结合。与地西泮的抗焦虑作用相当,但没有镇静、肌松、乙醇增效和易成瘾等苯二氮䓬类药物的不良反应。

唑 吡 坦

唑吡坦(zolpidem),又名思诺思(stilnox),是新型非苯二氮䓬类镇静催眠药。口服吸收快,在肝脏内代谢,生物利用度为 70%,半衰期为 2 小时。镇静催眠作用强,对正常生理睡眠时相干扰少,能缩短入睡时间,延长睡眠时间。但抗焦虑、肌松及抗惊厥作用弱,仅用于短期镇静或催眠。安全范围较大,后遗效应、依赖性及停药后的戒断症状较轻。但与中枢抑制药(如乙醇)合用可产生严重的呼吸抑制。中毒时可用氟马西尼解救。

佐 匹 克 隆

佐匹克隆(zopiclone),为环吡咯酮类镇静催眠药,有催眠、镇静、抗焦虑、肌松和抗惊厥等作用,作用较快。可用于各种类型失眠症的治疗,特别是暂时性入睡困难和早醒的患者,包括时差、工作压力导致失眠及手术前焦虑导致失眠等。还可用于麻醉前给药。对呼吸系统的抑制作用小。

（李　玲）

扫一扫
测一测

复习思考题

1. 地西泮的药理作用与临床用途有哪些?
2. 比较地西泮与巴比妥类镇静催眠的作用特点。
3. 简述巴比妥类的量效关系。
4. 试述巴比妥类急性中毒的表现及抢救措施。

制剂与用法

地西泮(安定)　片剂:2.5mg、5mg。镇静、抗焦虑:每次 2.5~5mg,3 次 / 天;催眠:5mg,睡前服。注射剂:10mg/2ml。抗癫痫:肌内注射,缓慢静脉注射或静脉滴注,每次 5~10mg。

氯氮䓬(利眠宁)　片剂:5mg、10mg。抗焦虑:每次 5~10mg,3 次 / 天。催眠:睡前服,每次 10~20mg。抗癫痫:每次 10~20mg,3 次 / 天。注射剂:50mg、100mg。抗惊厥:肌内注射或静脉注射,每次 25~50mg,必要时每 2 小时可重复 1 次。儿童惊厥:肌内注射或静脉注射,3~5mg/kg,分 4 次给予。

硝西泮(硝基安定)　片剂:5mg。催眠:每次 5~10mg,抗癫痫:5~30mg/d,分次服。极量:200mg/d。

氯硝西泮　片剂:0.5mg、2mg。抗癫痫常用量:4~8mg/d。极量:20mg/d。注射剂:1mg/1ml。每次 1~4mg,肌内注射或在 30 秒内缓慢静脉注射。必要时将 4mg 溶于 0.9% 氯化钠注射液 500ml 中静脉滴注,滴速以控制癫痫为宜。

艾司唑仑(舒乐安定)　片剂:1mg、2mg。镇静:每次 1~2mg,2~3 次 / 天。催眠:每次 2~4mg, 睡前服。抗癫痫:每次 2~4mg,3 次 / 天。术前用药:每次 2~4mg,术前 1 小时服用。

三唑仑　片剂:0.125mg、0.25mg、0.5mg。催眠:每次 0.25~0.5mg,睡前服。

苯巴比妥(鲁米那)　片剂:15mg、30mg、100mg。镇静:每次 15~30mg,2~3 次 / 天。催眠: 睡前服,每次 60~100mg。注射剂:50mg、100mg、200mg。抗惊厥:皮下、肌内或静脉注射,每次 100~ 200mg,1~2 次 / 天。极量:0.25g,0.5g/d。

异戊巴比妥(阿米妥)　片剂:0.1g。催眠:睡前服,每次 0.1~0.2g。极量每次 0.2g,0.6g/d。注射剂:0.1g、0.25g。抗惊厥:每次 0.1~0.25g,肌内注射或用 0.9% 氯化钠溶液稀释成 5%~10% 浓度静脉注射。极量:每次 0.25g,0.5g/d。

司可巴比妥(速可眠)　胶囊剂:0.1g。催眠:每次 0.1~0.2g,睡前服。极量:每次 0.3g。麻醉前给药:每次 0.2~0.3g。

水合氯醛　溶液剂:10%。催眠:每次 0.5~1.0g。抗惊厥:灌肠,10~20ml。极量:每次 2.0g,4.0g/d。

丁螺环酮　片剂 5mg。镇静、抗焦虑:开始每次 5mg,2~3 次 / 天。第 2 周可加至每次 10mg,2~3 次 / 天。常用治疗剂量 20~40mg/d。

唑吡坦　片剂:10mg。成人常用剂量:每次 10mg,睡前服。老年患者或肝功能不全者剂量减半,每日剂量不得超过 10mg。

佐匹克隆　片剂 7.5mg。催眠:每次 7.5mg,睡前服。老年人及肝功能不全者开始治疗剂量为每次 3.75mg,逐渐增加至 7.5mg。

第九章

抗 癫 痫 药

 学习要点

1. 抗癫痫药的分类及各类癫痫的首选药。
2. 常用抗癫痫药的药理作用、临床用途及主要不良反应。
3. 抗癫痫药的用药原则。

癫痫是一种慢性的反复发作的中枢神经系统疾病。发作时大脑局部病灶的神经元异常高频放电并向周围组织扩散，大脑功能短暂失调，表现为突然发作、短暂的运动、感觉功能或精神异常，多伴有脑电图（EEG）异常。根据发作时的症状表现不同，将其分为以下几种主要类型（表 9-1）。

表 9-1 癫痫发作分类表

发作分类		临床特征	治疗药物
全身性发作	强直-阵挛性发作（大发作）	患者突然意识丧失，发出尖叫声，全身强直-阵挛性抽搐，呼吸肌痉挛而致呼吸暂停等。持续1~3分钟后，停止抽搐。EEG 呈高幅棘慢波或棘波。多见于成人	卡马西平、苯妥英钠、苯巴比妥、扑米酮、丙戊酸钠
	失神性发作（小发作）	患者极短暂的意识丧失，表现为突然停止活动，但不发生抽搐，EEG 呈 3Hz/s 高幅左右对称的同步化棘波，持续 30 秒内。多见于儿童	乙琥胺、氯硝西泮、丙戊酸钠
	肌阵挛性发作	可分为婴儿、儿童和青春期肌阵挛，部分肌群发生短暂的休克样抽动，持续约 1 秒，EEG 表现特有的短暂暴发性多棘波	首选糖皮质激素、丙戊酸钠、氯硝西泮
	癫痫持续状态	指短时间内频繁发生大发作，反复抽搐，持续昏迷。应迅速采取措施，加以制止，避免危及生命	地西泮、劳拉西泮、苯妥英钠、苯巴比妥
局限性发作	单纯性局限性发作	一侧面部或肢体肌肉抽搐或感觉异常，不伴有意识障碍。若抽搐发展至对侧，则意识丧失，全身抽搐如大发作	卡马西平、苯妥英钠、苯巴比妥
	复合性局限性发作（精神运动性发作）	发作时患者意识模糊，伴有无意识的动作。有的表现为精神异常兴奋。持续几分钟或更长时间后，逐渐清醒	扑米酮、丙戊酸钠

第一节 常 用 药 物

苯 妥 英 钠

苯妥英钠(phenytoin sodium)又名大仑丁(dilantin),是非镇静催眠性抗癫痫药。

【体内过程】 口服吸收慢而不规则,一般需 10~14 天后血药浓度达有效水平,与血浆蛋白结合率约 90%,不同制剂的生物利用度有显著不同,且有明显的个体差异。其钠盐呈强碱性(pH=10.4),刺激性大,故不宜肌内注射。癫痫持续状态时可做静脉注射。

【作用机制】 苯妥英钠具有膜稳定作用,可通过阻断电压依赖性钠、钙通道,抑制 Na^+、Ca^{2+} 内流,导致动作电位不易产生,阻止癫痫病灶异常放电向周围正常组织扩散;以及抑制神经末梢对 GABA 的摄取,增强 GABA 介导的抑制性神经突触的传递功能而产生抗癫痫作用。因无中枢广泛抑制,故无镇静催眠作用,中毒时反而引起中枢兴奋现象。

【药理作用与临床用途】

1. 抗癫痫 本品是治疗癫痫大发作、单纯性局限性发作的首选药,对精神运动性发作也有效,但对失神发作(小发作)无效,甚至可增加发作频率。

2. 抗外周神经痛 可治疗三叉神经痛、舌咽神经痛、坐骨神经痛等。

知识链接

三叉神经痛

三叉神经痛是最常见的脑神经疾病,以一侧面部三叉神经分布区内反复发作的阵发性剧烈疼痛为主要表现,多发于中老年人,发病率随年龄而增长,国内统计的发病率为 52.2/10 万,女略多于男,右侧多于左侧。该病的特点是:发作骤发骤停,呈闪电样、刀割样、烧灼样、顽固性、难以忍受的剧烈性疼痛。说话、洗脸、刷牙或微风拂面、甚至走路时都可能诱发发作。疼痛历时数秒或数分钟,呈周期性发作,发作间歇期同正常人一样。可分为原发性(症状性)和继发性两大类,以前者较常见。原发性三叉神经痛是指具有临床症状,但应用各种检查未发现与发病有关的器质性病变。继发性三叉神经痛除有临床症状,同时临床及影像学检查可发现器质性疾病如肿瘤、炎症、血管畸形等。继发性三叉神经痛多见于 40 岁以下中、青年人,通常没有扳机点,诱发因素不明显,疼痛常呈持续性,部分患者可发现与原发性疾病的其他表现。脑部 CT、磁共振成像(MRI)、鼻咽部活组织检查等有助诊断。

3. 抗心律失常 (见第十八章)

【不良反应与注意事项】

1. 局部刺激 本品钠盐制品碱性较强,对胃肠道有刺激性,口服易引起食欲减退、恶心、呕吐、腹痛等症状,宜饭后服;静脉注射可引起静脉炎;可由唾液分泌,刺激胶原组织增生而引起齿龈增生,青少年和儿童常见,停药 3~6 个月可消退,用药期间应注意口腔卫生,经常按摩牙龈,以减轻症状。

2. 神经系统反应 用量过大可致小脑前庭系统功能失调,表现为眼球震颤、复视、共济失调等,严重者可致精神失常。

3. 造血系统反应　长期应用可影响叶酸的吸收和代谢,出现巨幼红细胞性贫血,应补充甲酰四氢叶酸纠正;少数患者可出现白细胞、血小板减少;偶致再生障碍性贫血。因此,长期用药必须定期检查血象。

4. 过敏反应　常见有药物热、皮疹,偶见剥脱性皮炎。

5. 其他　本品可加速维生素 D 代谢,引起低血钙、软骨症和佝偻病等,可加用维生素 D 预防。长期应用可引起男性乳房增大、女性多毛症、致畸,以及淋巴结肿大、肝功能损害等。

【禁忌证】　孕妇和哺乳期禁用。突然停药可诱发癫痫或癫痫持续状态。

【药物相互作用】　本品为肝药酶诱导剂,能加速多种药物的代谢速度,如能降低卡马西平的血药浓度。氯霉素、异烟肼等通过抑制肝药酶可提高本品的血药浓度。

苯巴比妥

苯巴比妥(phenobarbital)除具有镇静、催眠作用外,尚有抗癫痫作用。经研究证明:苯巴比妥不仅能升高病灶周围正常组织的兴奋阈值,阻止发作时异常放电的扩散;还能降低病灶内细胞的兴奋性,抑制病灶的异常放电;亦可增加抑制性递质 GABA 的含量。对癫痫大发作和癫痫持续状态有良效,对单纯局限性发作和精神运动性发作也有效,但对小发作和婴儿痉挛效果较差。因其中枢抑制作用明显,不宜作为首选药。作用比苯妥英钠迅速,口服 1~2 小时生效,有效血药浓度为 10~20μg/ml。对癫痫持续状态患者,一般先用地西泮控制惊厥后,再肌内注射或静脉缓慢推注本品以维持疗效,但临床上更倾向于选择戊巴比妥钠静脉注射。本品 $t_{1/2}$ 儿童为 40 小时,成人为 72~96 小时,故每天只需用药 1 次。常见不良反应为嗜睡和精神不振等,偶见过敏反应,如皮疹、药物热等。

扑米酮

扑米酮(primidone)又名扑痫酮。口服吸收迅速完全,3 小时达高峰,$t_{1/2}$ 为 7~14 小时。与血浆蛋白结合率低于苯巴比妥,扑米酮在体内转化成苯巴比妥和苯乙丙二酰胺。后两者均有抗癫痫作用,且消除较慢,长期服用本品有蓄积作用。有效血药浓度为 5~10μg/ml。主要用于苯巴比妥和苯妥英钠不能控制的大发作;也可作为精神运动性发作的辅助药;与苯妥英钠合用有协同作用,不宜与苯巴比妥合用。最常见的不良反应为镇静、嗜睡、眩晕、共济失调、复视、眼球震颤等中枢神经系统症状。偶有粒细胞减少、巨幼红细胞性贫血、血小板减少。用药期间应检查血象。严重肝、肾功能不全者禁用。

乙琥胺

乙琥胺(ethosuximide)口服易吸收,有效血药浓度为 40~100μg/ml。可对抗戊四氮引起的阵挛性惊厥。临床主要用于癫痫小发作的首选药,对其他类型癫痫无效。常见不良反应有恶心、呕吐、胃部不适、眩晕、嗜睡、视物模糊等。偶见粒细胞减少,再生障碍性贫血等,故应定期检查血象及肝功能。

卡马西平

卡马西平(carbamazepine)又名酰胺咪嗪。系广谱抗癫痫药,是治疗大发作和单纯性局限性发作的首选药,同时还有治疗精神运动性发作、小发作的作用。能改善癫痫患者的某些精神症状,有抗躁狂作用。卡马西平能降低神经细胞膜对 Na^+ 和 K^+ 的通透性,降低神经元的兴奋性。对三叉神经痛的疗效优于苯妥英钠,对舌咽神经痛也有效。由于可促进抗利尿激素(ADH)的分泌,因此亦用于神经性尿崩症。

口服吸收缓慢且不规则,4~8 小时血药浓度达高峰,与血浆蛋白结合率为 75%,有效血药浓度为 4~10μg/ml。在体内主要代谢为环氧化物,仍有抗癫痫作用。$t_{1/2}$ 为 13~17 小时,环氧化物则为 5~8 小时。本品能诱导肝药酶,加速自身代谢,反复用药半衰期缩短。

常见不良反应为眩晕、恶心、嗜睡,老年患者可致精神错乱,偶致共济失调、皮疹、粒细胞减少等。严重肝功能不全者、妊娠初期及哺乳期妇女禁用;青光眼、严重心血管疾病和老年患者慎用。用药期间应定期检查血象。

丙 戊 酸 钠

丙戊酸钠(sodium valproate)为广谱抗癫痫药。对小发作的疗效优于乙琥胺,但因肝脏毒性,不作为首选药;也可用于大发作、肌阵挛性发作和精神运动性发作;是大发作合并小发作时的首选药。本品抗癫痫作用与 GABA 有关,也可抑制 Na^+ 通道,在高浓度时能增加谷氨酸脱羧酶的活性,使 GABA 合成增加,并抑制 GABA 再摄取,使突触间隙 GABA 含量增高。它不抑制癫痫病灶放电,而是阻止病灶异常放电的扩散。

口服吸收好,1~4 小时血药浓度达高峰,有效血药浓度为 30~100μg/ml,与血浆蛋白结合率约 90%。$t_{1/2}$ 约 15 小时。常见的副作用有恶心、呕吐、食欲减退。严重毒性为肝功能损害,应定期检查肝功能,孕妇慎用。

第二节 用 药 原 则

1. 根据发作类型合理选择抗癫痫药。

2. 单纯性癫痫最好选用一种有效药物,如大发作首选苯妥英钠,小发作首选乙琥胺,精神运动性发作首选卡马西平,癫痫持续状态首选地西泮等;混合性发作,可联合用药或选用广谱抗癫痫药,如大发作合并小发作可选用丙戊酸钠。

3. 剂量宜由小递增,由于个体差异,以能控制发作而不产生严重不良反应为度,最好能监测血药浓度,调控剂量。

4. 用药时间一般应持续至完全无发作 3~4 年,然后在 1 年左右逐渐减量以至停药。

5. 治疗过程中不可突然停药或换药,如需换用或加用另一药物时,应逐渐减量替换或加用。毒性相似的药物不宜合用。

(杨银盛)

 复习思考题

1. 简述苯妥英钠的作用机制。
2. 试述常用抗癫痫药物的适应证。
3. 试述长期服用苯妥英钠的不良反应以及防治措施。

扫一扫
测一测

制剂与用法

苯妥英钠 片剂:0.05g、0.1g。每次 0.3~0.6g,2~3 次 / 天,或于晚上一次顿服。注射剂:0.25g、0.1g(粉针剂)。极量:每次 0.3g,0.6g/d。癫痫持续状态,若患者未用过苯妥英钠,可用 0.25~0.5g,加入 5% 葡萄糖 20~40ml,在 6~10 分钟内缓慢静脉注射。

卡马西平 片剂:100mg、200mg。开始剂量:100mg,2 次 / 天,以后逐渐增至每天 600~900mg,或每天 8~10mg/kg,分次服用;用于抗癫痫时,剂量可偏大;用于三叉神经痛等症时,剂量一般宜小,每天 1.2g,常不能耐受。

乙琥胺 胶囊剂:250mg。儿童每天 15~35mg/kg;成人 0.5g,2~3 次 / 天。

丙戊酸钠 片剂:0.2g。胶囊剂:0.25g。糖浆剂:50mg/ml。儿童每天 15~60mg/kg,成人每天 0.16~0.18g,分 3 次服。

第十章

治疗中枢神经系统退行性疾病药

 学习要点

1. 抗帕金森病、阿尔茨海默病药物的分类。
2. 左旋多巴、他克林、多奈哌齐的药理作用、临床用途及主要不良反应。

随着社会进步、经济发展,人民生活水平不断提高,医疗卫生条件不断改善,人口老龄化程度逐渐增高,中枢神经系统退行性疾病的发生日益突出,已成为严重影响人类健康和生活质量的第三位因素(前两位因素是癌症和心血管疾病)。中枢神经系统退行性疾病是慢性、进行性中枢神经组织退行性变性疾病的总称,主要包括帕金森病(Parkinson's disease,PD)、阿尔茨海默病(Alzheimer's disease,AD)、亨廷顿病(Huntington disease,HD)、肌萎缩侧索硬化(amyotrophic lateral sclerosis,ALS)等。本组疾病病因和病变部位各不相同,其共同的特征是神经细胞发生退行性病理学改变。本章重点介绍治疗帕金森病和阿尔茨海默病药。

第一节　抗帕金森病药

帕金森病(PD)又称震颤麻痹(paralysis agitans),是一种慢性进行性锥体外系功能障碍的中枢神经系统退行性疾病,多数发生于中老年人。

在黑质 - 纹状体通路,黑质中多巴胺能神经元发出上行纤维投射到纹状体(尾核和壳核),以 DA 为神经递质,对脊髓前角运动神经元起抑制作用。尾核中也有胆碱能神经元,它们与尾核、壳核神经元所形成的突触以乙酰胆碱为递质,对脊髓前角运动神经元起兴奋作用。两种递质互相对抗,正常时处于平衡状态,共同调节运动功能。

PD 的病因及机制尚不清楚,研究发现 PD 患者黑质和纹状体内 DA 含量减少,导致黑质 - 纹状体通路多巴胺能神经功能减弱,而胆碱能神经功能相对占优势,从而产生的临床症状有:静止震颤、肌肉僵直、运动困难、姿势和运动平衡失调,少数患者有记忆障碍和痴呆。

治疗 PD 的药物主要分为两类:一类是增加脑内多巴胺含量及多巴胺受体激动药;另一类是中枢性抗胆碱药。

一、拟多巴胺药

(一) 多巴胺前体药

左 旋 多 巴

左旋多巴(levodopa,L-DOPA)又名 L- 多巴。为酪氨酸的羟化物,系人工合成品,亦可从一种豆科植物种子中提取。

【体内过程】 口服后自小肠迅速被吸收,1~2 小时血药浓度达峰值,$t_{1/2}$ 为 1~3 小时。约 98% 在外周多巴脱羧酶催化下脱羧为多巴胺(DA),DA 难以通过血脑屏障,在外周发挥作用。若同时给予脱羧酶抑制药(如 α- 甲基多巴肼),则可降低在外周的脱羧,使进入脑组织的左旋多巴明显增加,从而可以减少用量,降低副作用。1% 原形药及其代谢产物由肾排出。

【药理作用】 左旋多巴是通过在脑内转变成 DA 而起作用的。进入中枢的左旋多巴,在中枢多巴脱羧酶作用下脱羧后转变为 DA,补充纹状体中的 DA,使 DA 和 ACh 两种递质重新达到平衡,使增高的肌张力降低。

【临床用途】

1. 治疗帕金森病 各型患者均可应用,其特点为:①显效慢,服药 2~3 周开始起效。②疗效与疗程有关,疗程超过 3 个月,50% 的患者获得较好疗效;疗程 1 年以上,疗效达 75%。③对轻症及年轻患者的疗效较重症及老年患者为好。④改善肌肉强直、运动困难的效果较改善肌肉震颤好。⑤对吩噻嗪类抗精神病药所引起的帕金森综合征无效,因中枢内 DA 受体已被阻断。

2. 治疗肝性脑病 目前认为肝性脑病患者中枢神经递质异常,形成伪递质,如苯乙醇胺和羟苯乙胺,影响中枢神经递质的传递,左旋多巴在脑内脱羧形成 DA,取代伪递质,恢复神经传导功能,使肝性脑病得到改善。

知识链接

肝性脑病

肝性脑病过去称肝昏迷,是严重肝病引起的以代谢紊乱为基础、中枢神经功能失调综合征。主要临床表现为意识障碍、行为失常和昏迷。其发病机制尚未明了,一般认为是肝细胞功能衰竭和门腔静脉之间手术造成的或自然形成的侧支分流,使来自肠道的毒性代谢产物未被肝脏解毒和清除,经侧支进入体循环,透过血脑屏障至脑部,引起大脑功能紊乱。引起肝性脑病的原发病有重症病毒性肝炎、重症中毒性肝炎、药物性肝病、妊娠期急性脂肪肝、各型肝硬化、门 - 体静脉分流术后、原发性肝癌以及其他弥漫性肝病的终末期,而以肝硬化患者发生肝性脑病最多见,约占 70%。诱发肝性脑病的因素很多,如上消化道出血、高蛋白饮食、大量排钾利尿、放腹水,使用安眠、镇静、麻醉药,便秘、尿毒症、感染或手术创伤等。由于导致肝性脑病的基础疾病不同,其临床表现也比较复杂、多变,早期症状的变异性是本病的特点。但也有其共性表现:即神经精神症状及体征。既有原发肝脏基础疾病的表现,又有其特有的临床表现,一般表现为性格、行为、智能改变和意识障碍。

【不良反应】 其不良反应是由于在体内脱羧转变成 DA 所致,分为早期和长期两大类。

1. 早期反应

(1) 胃肠道反应：因 DA 刺激延髓催吐化学感受区，服药初期有恶心、呕吐、食欲不振，饭后服或减慢增量速度可减轻。偶见胃肠道出血、溃疡、便秘等。

(2) 心血管反应：常见有直立性低血压，偶见心律失常、心绞痛等。

2. 长期反应

(1) 神经系统：可出现运动障碍、不自主运动、激动不安、失眠、幻觉、妄想和谵妄。少数患者会突然出现张口、伸舌、多动不安，几分钟后又变为全身性运动不能或肌肉强直不动，持续数分钟至 1 小时左右。上述症状反复交替出现，严重影响患者的正常活动。

(2) 精神症状：常见失眠、焦虑、噩梦、幻觉、妄想或抑郁等，出现后需减量或停药。

(3) 症状波动：服药 3~5 年后，约有 40%~80% 的患者症状快速波动，"开"时活动正常或接近正常，"关"时突然出现严重的 PD 症状，称为"开 - 关反应"。此时可使用 L-DOPA 与卡比多巴组成的复方制剂，或用多巴胺受体激动药，或加服司来吉兰等，也可调整用药方法，如改用静脉滴注、增加服药次数等。

(4) 其他：长期应用可致肝脏损害，出现转氨酶升高、黄疸；少数患者可出现散瞳、诱发青光眼。

【禁忌证】 高血压、糖尿病、心律失常、精神病、闭角型青光眼禁用。

【药物相互作用】

1. 本品与抗胆碱药合并应用，能增强疗效，减少用量和不良反应。

2. 不宜与维生素 B_6 并用，因维生素 B_6 是多巴脱羧酶的辅基，能加速左旋多巴在外周脱羧，减少进入脑循环的量而降低疗效，并可加重外周不良反应。

(二) 左旋多巴增效药

卡 比 多 巴

卡比多巴(carbidopa)又名 α- 甲基多巴肼。是较强的 L- 芳香氨基酸脱羧酶抑制药，由于它不能通过血脑屏障，故可在外周抑制 L-DOPA 脱羧，降低外周 DA 的生成，减少副作用，同时增加 DA 在脑内的浓度，提高疗效和减少剂量，症状波动减轻，作用不受维生素 B_6 的干扰。主要与左旋多巴合用治疗帕金森病，可降低左旋多巴用药量的 75%。临床证实，卡比多巴可减少左旋多巴的副作用，其中胃肠道症状明显减少，直立性低血压和中枢神经系统的副作用亦减轻。

司 来 吉 兰

司来吉兰(selegiline)又名丙炔苯丙胺。人体内单胺氧化酶(MAO)分为 A 型和 B 型，MAO-A 主要分布于肠道，对食物、肠道内和血液循环中的单胺进行氧化脱氨代谢；MAO-B 主要分布于黑质 - 纹状体，能降解 DA。本品能选择性抑制中枢神经系统 MAO-B，降低脑内 DA 降解代谢，使 DA 浓度增加，延长有效时间。本品与 L-DOPA 合用，能增强疗效，降低 L-DOPA 用量，减少外周不良反应，消除长期应用 L-DOPA 出现的"开 - 关反应"。司来吉兰的代谢产物为苯丙胺和甲基苯丙胺，可致焦虑、失眠、幻觉等精神症状。不宜与哌替啶、三环类抗抑郁药及其他 MAO 抑制药合用。

托卡朋和恩他卡朋

托卡朋(tolcapone)和恩他卡朋(entacapone)为新型儿茶酚 -O- 甲基转移酶(COMT)

抑制药,能延长 L-DOPA 的半衰期,促进 L-DOPA 进入脑组织,延长症状波动患者"开"的时间。恩他卡朋能抑制外周 COMT,托卡朋能同时抑制外周和中枢 COMT。两药均能明显改善病情稳定 PD 患者的日常生活能力和运动功能,主要适用于伴有症状波动的患者。托卡朋对肝脏有损害,甚至出现暴发性肝功能衰竭,因此仅用于其他抗 PD 药无效的患者。

(三) 多巴胺受体激动药

溴 隐 亭

溴隐亭(bromocriptine)系麦角碱衍生物,能选择性激动纹状体 D_2 受体,产生类似左旋多巴效应,但用量较大,与后者合用可以协同增强疗效,减少不良反应,也用于左旋多巴效果不满意的患者。不良反应较左旋多巴或卡比多巴多见。

本品能激动结节 - 漏斗通路 D_2 受体,抑制催乳素的释放,显著降低血浆催乳素水平,还能抑制生长激素的释放,用于治疗泌乳闭经综合征和肢端肥大症。

罗匹尼罗和普拉克索

罗匹尼罗(ropinirole)和普拉克索(pramipexole)为非麦角生物碱类新型 DA 受体激动药,能选择性激动 D_2 受体,对 D_1 受体作用弱。本类药物突出的优点是:患者耐受性好,胃肠道反应轻,引起波动症状少。适用于 PD 的早期治疗或 L-DOPA 的辅助治疗。主要原因是作用时间长,不易引起"开 - 关反应"和运动障碍;L-DOPA 会促进氧化应激,因而会加快多巴胺能神经元的脱失。主要不良反应有恶心、直立性低血压、运动功能障碍等。辅助用药时可引起幻觉、精神错乱。服药期间禁止驾驶和从事高警觉性工作。

(四) 促多巴胺释放药

金 刚 烷 胺

金刚烷胺(amantadine)系合成抗病毒药,对帕金森病也有效。口服吸收完全,$t_{1/2}$约 12 小时,吸收量的 90% 以原形从尿排出。本品由于促进 DA 释放和减少重摄取,并激动多巴胺受体,作用较左旋多巴快、短、弱,一般服药数天即可获得最高疗效,4 周后效果减退,可与左旋多巴合用,协同增强疗效,减少左旋多巴剂量及不良反应。本品不良反应少,常见有口干及胃肠道反应等,偶见皮肤青斑和踝部水肿。癫痫病史者、心力衰竭、肾功能不全、孕妇禁用。

二、抗胆碱药

本类药物阻断纹状体胆碱受体,亦阻断多巴胺能神经突触前膜胆碱受体,因该处胆碱受体激动时对多巴胺能神经产生抑制,故对多巴胺能神经功能有增强作用。本类药物抗帕金森病的疗效不如左旋多巴,主要适用于:①轻症患者;②不能耐受左旋多巴或禁用左旋多巴的患者;③与左旋多巴合用,可使 50% 患者症状得到进一步改善;④治疗抗精神病药引起的帕金森综合征有效。本类药都是人工合成的中枢胆碱受体阻断药,常用药有苯海索和丙环定等。

苯 海 索

苯海索(trihexyphenidyl)又名安坦(artane)。中枢抗胆碱作用较强,缓解震颤效果好,对改善僵直及动作迟缓效果较差。外周抗胆碱作用较弱,仅相当于阿托品的 1/10~1/2。常见副作用有口干、瞳孔散大、睫状肌麻痹、心动过速、便秘、尿潴留及精神障碍等。青光眼、前列腺肥大者慎用。有人认为本类药可加重 PD 患者的痴呆症状。不可突然停药，否则可致震颤麻痹症状加重。

丙　环　定

丙环定（procyclidine）又名开马君。其作用和不良反应类似苯海索，常与左旋多巴合用治疗早期轻症帕金森病。

第二节　治疗阿尔茨海默病药

阿尔茨海默病（AD）即原发性痴呆症，是一种与年龄高度相关的以进行性认知障碍和记忆力损害为主的中枢神经系统退行性疾病。临床主要表现为记忆力、判断力、抽象思维等丧失，视力、运动能力一般不受影响。AD 占老年性痴呆（含原发性痴呆症、血管性痴呆症和混合型痴呆症）患者总数的 70%，65 岁人群发病率在 5%，而 95 岁人群则超过 90%。总病程通常为 3~20 年，确诊后平均存活时间 10 年左右。本病要经历两种死亡，首先是精神死亡，然后是肉体死亡，给患者本人、家庭和社会带来沉重的负担。

一、抗胆碱酯酶药

他　克　林

他克林（tacrine）为可逆性胆碱酯酶抑制药，因有严重不良反应，特别是肝毒性，临床很少应用。口服个体差异大，食物可明显影响其吸收。脂溶性高，易透过血脑屏障。体内分布广泛，主要在肝脏代谢，$t_{1/2}$ 约 2~4 小时。

主要作用机制：①抑制血浆和组织中的 AChE；②促进脑内 ACh 的释放；③直接激动 M 型和 N 型受体；④促进脑组织对葡萄糖的利用，改善学习、记忆能力的降低。

临床用于治疗轻、中度阿尔茨海默病，与磷脂酰胆碱合用，可延缓病程 6~12 个月，提高患者的认知能力和自理能力。

最常见的不良反应为肝毒性及消化道反应。

多　奈　哌　齐

多奈哌齐（donepezil）为第二代可逆性胆碱酯酶抑制药，口服吸收良好，3~4 小时可达峰浓度，代谢缓慢，进食和服药期间对药物吸收无明显影响，$t_{1/2}$ 约 70 小时，每天仅需服药 1 次。主要经肝代谢，肾排泄。与他克林相比，外周不良反应少，患者耐受性较好。

本品能选择性抑制 AChE，增加中枢 ACh 含量，改善脑细胞功能。能改善轻、中度 AD 患者的认知能力和临床综合功能。

临床用于轻、中度 AD 的治疗，用于改善患者的认知功能，延缓病情发展。具有用量小、毒性低、价格低廉等优点。

常见不良反应有腹泻、肌痛、呕吐、疲劳、失眠、头晕、肌痉挛、流感样胸痛、牙痛、高血压、血管扩张、失水、尿失禁等。胃溃疡、哮喘或慢性阻塞性肺疾病患者、胆汁分泌紊乱或有突发性疾病患者、孕妇及哺乳期妇女禁用。

本品与神经肌肉阻滞药、胆碱能或抗胆碱能制剂、麻醉药等有相互作用。

二、M 胆碱受体激动药

咕 诺 美 林

咕诺美林(xanomeline)是毒蕈碱 M_1 受体选择性激动药,对 M_2、M_3、M_4 受体作用很弱。口服易吸收,易透过血脑屏障,且大脑皮质和纹状体的摄取率较高。高剂量服用本品后,能明显改善 AD 患者的认知功能和行为能力。不良反应主要是胃肠不适及心血管方面反应,现拟改为皮肤给药。

三、N- 甲基 -D- 天冬氨酸受体非竞争性拮抗药

美 金 刚

美金刚(memantine)是一种电压依赖性、中等程度亲和力的 N- 甲基 -D- 天冬氨酸受体(N-methyl-D-aspartate receptor,NMDAR)非竞争性拮抗药。它可以阻断谷氨酸浓度病理性升高导致的神经元损伤。

谷氨酸是中枢神经系统重要的兴奋性神经递质,它通过作用于细胞膜上的各类受体而发挥作用。NMDAR 是离子型谷氨酸受体,在哺乳动物脑组织中广泛存在。研究显示谷氨酸能神经递质功能障碍,尤其是 NMDAR 功能损害会表现神经退行性痴呆的临床症状和疾病进展。当谷氨酸以病理量释放时,美金刚可减少谷氨酸的神经毒性作用,若谷氨酸释放过少时,美金刚则可改善记忆过程所需的谷氨酸传递。

本品可明显改善轻、中度血管性痴呆患者的认知能力,而且对较严重的患者效果更好,显著改善中、重度老年痴呆患者动作能力、认知障碍和社会行为。

不良反应有眩晕、不安、头重、口干等,饮酒可加重不良反应。肝功能不良、意识紊乱、孕妇、哺乳期妇女禁用。肾功能不良时应减量。

(杨银盛)

扫一扫
测一测

复习思考题

1. 左旋多巴抗帕金森病的作用特点是什么?
2. 左旋多巴的不良反应是什么?
3. 简述他克林的主要作用机制。
4. 治疗阿尔茨海默病的药物主要包括哪几类?各类代表药物的名称是什么?

制剂与用法

左旋多巴　片剂:50mg、0.25g。抗帕金森病:开始每次 0.1~0.25g,2~4 次 / 天,以后每隔 2~4 天递增 0.25~0.75g,通常有效量为 2~5g/d。最大用量不超过 8g/d。如与卡比多巴合用,左旋多巴 600mg/d,最多不超过 2g/d。治疗肝性脑病:开始 0.3~0.4g/d,加入 5% 葡萄糖溶液 500ml 中静脉滴注,清醒后减量至 0.2g/d。

卡比多巴　片剂:12.5mg。开始每次 10mg,左旋多巴每次 100mg,每日量卡比多巴 200mg,左旋多巴 2g 为限。

盐酸司来吉兰　片剂:5mg。开始剂量为 5mg(1 片,早晨、中午各半片),可增至 10mg/d(2 片,早晨、

中午各1片),若患者在合用左旋多巴制剂时显示类似左旋多巴的不良反应,左旋多巴制剂应减少剂量或遵医嘱。

托卡朋 片剂:100mg。推荐口服剂量为每次100mg,3次/天。作为左旋多巴/卡比多巴治疗的叠加用药。托卡朋片,3次/天。白天的第1剂应与左旋多巴制剂白天的第1剂同时服用,此后约间隔6小时和12小时再服药。

恩他卡朋 片剂:0.2g。每次服用左旋多巴/多巴脱羧酶抑制剂时给予本品200mg(1片),最大推荐剂量是200mg(1片),10次/天,即2g。

溴隐亭 片剂:2.5mg。开始每次1.25mg,2次/天,以后递增2.5mg/d。

罗匹尼罗 片剂、胶囊:0.25mg、1mg、3mg。推荐起始剂量为0.25mg,3次/天。以后根据患者反应,进行调整。

盐酸金刚烷胺 片剂:100mg。每次0.1g,早晚各服1次。

盐酸苯海索 片剂:2mg。开始每次1~2mg,3次/天;以后递增,每天不超过20mg。

丙环定 片剂:2mg、5mg。开始每次2.5~5mg,3次/天,以后可递增至每天15~30mg。

他克林 片剂:10mg。开始每次10mg,4次/天,至少6周,如转氨酶未明显升高,剂量可调整为每次20mg,4次/天,再服6周,即每隔6周,可增加40mg/d,最大剂量不超过160mg/d,疗程为2个月至12个月。

多奈哌齐 片剂:5mg。口服5mg,1次/天。服用1个月后可增至10mg,1次/天,晚上睡前服用。对肾功能及轻、中度肝功能不全患者无需调整剂量。

美金刚 片剂:10mg。最大剂量20mg/d。为减少副作用发生,在治疗的前3周应按每周递增5mg逐渐达到维持剂量,具体如下:治疗第1周的剂量5mg/d(半片,晨服),第2周10mg/d(每次半片,2次/天),第3周15mg/d(早上服1片,下午服半片),第4周开始以后服用推荐的维持剂量20mg/d(每次10mg,2次/天)。

第十一章

抗精神失常药

 学习要点

1. 抗精神失常药的分类。

2. 氯丙嗪的药理作用及机制、临床用途、不良反应及注意事项。

3. 治疗抑郁症、躁狂症的首选药。

　　精神失常是由多种原因引起的认知、情感、意识、行为等精神活动障碍的一类疾病。根据临床症状可分为精神分裂症、躁狂症和抑郁症、神经症等。

知识链接

精神失常的主要临床类型

　　1. 精神分裂症　是指患者的思维、情感和行为互不协调,精神活动完全脱离现实环境的严重精神障碍。

　　2. 躁狂症和抑郁症　二者同属情感精神障碍,基本症状是情感活动呈现病态的过分增强或低落。躁狂症和抑郁症可在同一患者身上交替出现,也可单独出现。

　　3. 神经症　是一组较轻的大脑功能障碍的总称,包括神经衰弱、焦虑症、癔症、强迫症、器官性神经症和其他神经症等。

抗精神病药物
的研究进展

　　按临床用途可将抗精神失常药分为四类:①抗精神病药;②抗躁狂症药;③抗抑郁症药;④抗焦虑药。

第一节　抗精神病药

一、吩噻嗪类

　　本类药物化学结构中都有吩噻嗪母核,根据侧链不同,又分为二甲胺类(如氯丙嗪)、哌嗪类(如奋乃静、氟奋乃静、三氟拉嗪)和哌啶类(如硫利达嗪)。哌嗪类选择作用最强,其次为二甲胺类,哌啶类最弱。

氯 丙 嗪

氯丙嗪(chlorpromazine)又名冬眠灵。

【体内过程】 口服吸收慢,饭后服或同服抗胆碱药均能延缓其吸收,有首关消除和个体差异;肌内注射吸收迅速,但刺激性强,应作深部肌内注射。吸收后分布于全身,以脑、肺、肝、肾较多,与血浆蛋白结合率为90%,在肝内代谢,其代谢产物主要由肾排泄,少量随粪便排出。$t_{1/2}$ 为6~9小时。长期服用者停药6个月后,尿中仍可测出氯丙嗪的代谢物。

【药理作用及机制】

1. 对中枢神经系统的作用

(1) 抗精神病作用:氯丙嗪对中枢神经系统有较强的抑制作用,也称神经安定作用。正常人服用治疗量后,可出现安静、活动减少、注意力下降、感情淡漠,在安静环境下易诱导入睡,睡后易被唤醒,醒后神志清楚。即使应用大剂量也不引起麻醉。精神分裂症、躁狂症及其他具有幻觉、兴奋、躁狂症状的精神病患者连续服用后,能使幻觉、妄想、思维紊乱、焦虑及情绪紧张等症状消除,进而改善睡眠和整个精神状态,理智恢复,生活自理。

吩噻嗪类药物抗精神病的作用机制,主要是阻断中脑-边缘系统和中脑-皮质系统的 D_2 受体而发挥疗效的。

多巴胺(DA)是一种重要的中枢神经递质,它由多巴胺能神经元释放。脑内DA通路主要有四条:①黑质-纹状体:主要支配纹状体,该通路DA功能减弱可致帕金森病;反之,该通路功能亢进则出现多动症。氯丙嗪等药物所致的锥体外系症状,是该通路中DA功能过度被阻断的结果。②中脑-边缘通路:主要支配伏隔核和嗅结节,参与调控情绪反应。③中脑-皮质通路:支配大脑皮质的一些区域,参与认知、思想、感觉和推理等精神活动的调控。目前认为Ⅰ型精神分裂症与这两条DA通路亢进有关。④结节-漏斗通路,参与垂体前叶分泌功能的控制。氯丙嗪等引起的内分泌紊乱,系阻断该通路的 D_2 受体的结果。

(2) 镇吐作用:氯丙嗪有强大的镇吐作用,小剂量通过抑制延髓第四脑室底部的催吐化学感受区(CTZ)的 D_2 受体而产生镇吐作用,大剂量则直接抑制呕吐中枢。不能对抗前庭刺激所致的呕吐。对顽固性呃逆也有效。

(3) 对体温调节的影响:氯丙嗪对体温调节中枢有很强的抑制作用,使调节功能降低,体温随环境温度变化而升降。当机体受到寒冷刺激时,不出现肌颤,皮肤血管不仅不收缩反而舒张,结果产热减少,散热增加,体温因而下降。在物理降温的配合下可使正常人或发热患者的体温降至正常以下。天气炎热时,氯丙嗪可使体温升高。

(4) 增强中枢抑制药的作用:氯丙嗪能增强麻醉药、镇静催眠药、镇痛药和抗惊厥药的作用。当与上述药物合用时,应适当调整剂量,以免引起中毒。

2. 对自主神经系统的影响

(1) 阻断 α 受体:氯丙嗪可翻转肾上腺素的升压作用,并能直接抑制血管运动中枢和血管平滑肌,使血管舒张,血压下降,此时禁用肾上腺素升压,应选用 α 受体激动药去甲肾上腺素。但因反射性心动过速和耐受性等原因,氯丙嗪不能作为降压药应用。

(2) 阻断 M 受体:大剂量应用时可出现口干、便秘、视物模糊、心动过速等阿托品样作用。

3. 对内分泌的影响　结节‑漏斗系统中的 D_2 受体可促使下丘脑释放催乳素释放抑制因子、卵泡刺激素释放因子、黄体生成素释放因子和促皮质素等,氯丙嗪能拮抗 D_2 受体,导致催乳素分泌增加,抑制促性腺激素和糖皮质激素分泌,也可抑制垂体生长激素的分泌,试用于巨人症的治疗。

【临床用途】

1. 治疗精神分裂症　根据临床症状,可将精神分裂症分为 Ⅰ 型和 Ⅱ 型,前者以阳性症状为主,如幻觉、妄想等;后者以阴性症状为主,如情感淡漠、主动性缺乏等。氯丙嗪主要用于治疗 Ⅰ 型精神分裂症患者,尤其对急性患者效果好,能有效地控制症状,如精神运动性兴奋、妄想、幻觉、各种思维障碍及行为异常等,但不能根治,需长期用药。

2. 用于止吐和顽固性呃逆　对妊娠、尿毒症、癌症、放射、药物中毒、胃肠炎等引起的呕吐有效,但对晕动症(晕车、晕船等)无效。也可用于顽固性呃逆。

3. 用于低温麻醉和人工冬眠　氯丙嗪配合物理降温应用,可降低患者体温,用于低温麻醉。与异丙嗪、哌替啶配伍组成"冬眠合剂",用于人工冬眠疗法,通过降低体温、基础代谢、组织耗氧量和器官活动,增加机体耐受性,减轻机体对伤害性刺激的反应,有助于度过危险期。主要用于严重创伤、感染、高热、惊厥、甲状腺危象和妊娠高血压综合征等。

【不良反应与注意事项】

1. 一般不良反应　大剂量或长时间应用,常见有困倦、嗜睡、口干、便秘、鼻塞。注射时可引起直立性低血压,应嘱患者平卧位 1~2 小时。局部刺激性强,不宜皮下注射。静脉注射药液浓度过高,可发生血栓性静脉炎。

知识链接

血栓性静脉炎

血栓性静脉炎简称静脉炎,是指静脉血管的急性无菌性炎症,根据病变部位不同,可分为浅静脉炎和深静脉炎。引起静脉血栓形成的病因很多,如创伤、手术、妊娠、分娩、心脏病、恶性肿瘤、口服避孕药及长期站立、下蹲、久坐、久卧等,较常见的是外科手术后引发本病。四肢血栓性浅静脉炎表现为患肢局部红肿、疼痛,可触及痛性索状硬条或串珠样结节,若累及深静脉,则出现患肢凹陷性肿胀,行走时肿痛加重,静卧后减轻,皮肤呈暗红色,有广泛的静脉曲张以及毛细血管扩张,后期出现局部营养障碍性改变,伴有淤积性皮炎、色素沉着或浅表性溃疡。游走性血栓浅静脉炎表现为发生部位不定,具有间歇性、游走性和全身各处交替发作的特点,是人体浅静脉炎中的一种特殊类型,多合并女性生殖器官及胰腺肿瘤。胸腹壁血栓性浅静脉炎表现为胸壁、乳房、两肋缘及上腹壁浅静脉血栓形成,并同时有炎性病理改变,亦称 Mondor 病。

2. 锥体外系症状　长期应用氯丙嗪或其他同类药物可出现:①震颤麻痹综合征:表现为震颤、流涎、面容呆板、动作迟缓。②静坐不能:表现为坐立不安、搓丸样动作、慌张步态等。③急性肌张力障碍:多见于用药后 1~5 天,出现张口、伸舌、说话及吞咽困难、斜颈等症状。上述三种反应发生的原因是氯丙嗪阻断了黑质‑纹状体通路中的

D_2 受体,使 DA 功能减弱、ACh 功能相对增强所致,可用中枢性抗胆碱药苯海索或东莨菪碱防治。④迟发性运动障碍:长期大量用药后,患者出现不自主的刻板运动,如吸吮、鼓腮、舔舌等,称"口 - 舌 - 颊三联征",有时伴有舞蹈样运动,每当紧张或兴奋时症状加重,睡眠时消失。迟发性运动障碍的发生机制可能是长期用药阻断 DA 受体,受体对 DA 的敏感性增加,并反馈性促进突触前膜 DA 释放所致。用中枢性抗胆碱药治疗无效,用左旋多巴反而使症状恶化,用抗 DA 的药物(小剂量的氟哌啶醇)可使症状减轻。

3. 精神异常　氯丙嗪本身可引起精神异常,需与原有疾病加以鉴别,一旦发生应立即减量或停药。

4. 惊厥和癫痫　部分患者会出现局部和全身的抽搐,脑部有癫痫样放电,必要时加用抗癫痫药,有惊厥和癫痫史患者应慎用。

5. 过敏反应　常见有皮疹、皮炎、对光过敏、哮喘、粒细胞缺乏和紫癜等。

6. 少数人出现肝细胞内微胆管阻塞性黄疸　一经发现应立即停药,并采取保肝治疗。

7. 急性中毒　用药过量,患者可出现严重昏睡、血压下降,甚至休克。除一般对症处理外,可用去甲肾上腺素升压。

【禁忌证】　抑郁症、昏迷、肝功能严重减退、青光眼、癫痫病史者禁用。伴心血管疾病、老年患者及孕妇应慎用。

奋 乃 静

奋乃静(perphenazine)镇静作用不如氯丙嗪,对慢性精神病疗效高于氯丙嗪。可用于治疗伴有焦虑、紧张、幻觉、妄想的精神病,治疗量时不良反应较少,易出现锥体外系症状。

氟奋乃静和三氟拉嗪

氟奋乃静(fluphenazine)和三氟拉嗪(trifluoperazine)抗精神病作用都很强。主要用于精神分裂症偏执型和慢性精神分裂症。锥体外系反应明显。

硫 利 达 嗪

硫利达嗪(thioridazine)抗精神病疗效弱于氯丙嗪,镇静作用强,镇吐作用、锥体外系反应较弱。主要用于减轻精神病的情感症状、躁狂抑郁症的躁狂期;也可用于焦虑、中度或重度的抑郁症和成人睡眠障碍。

二、硫杂蒽类

氯 普 噻 吨

氯普噻吨(chlorprothixene)又名泰尔登(tardan)。镇静作用较强,对自主神经系统作用较弱。因其结构与三环类抗抑郁药相似,故有较弱的抗抑郁作用。可用于治疗以抑郁、焦虑、妄想为主的精神分裂症,围绝经期抑郁症,焦虑失眠等神经症和围绝经期抑郁症等。由于其抗肾上腺素与抗胆碱作用较弱,故不良反应较轻,锥体外系症状较少。

三、丁酰苯类

氟哌啶醇和氟哌利多

氟哌啶醇(haloperidol)又名氟哌丁苯。作用与氯丙嗪相似,抗精神病作用强,可显著控制各种精神运动兴奋的作用,对慢性症状有较好疗效,也有抑制中枢和镇吐作用;其阻断 α 受体和抗胆碱作用较弱,降压作用不显著。临床用于各种精神分裂症、躁狂症。亦可用于焦虑性神经症、呕吐和顽固性呃逆。容易引起锥体外系症状。

氟哌利多(droperidol)又名氟哌啶。作用与氟哌啶醇相似,维持时间短。临床主要用于精神分裂症的急性精神运动性兴奋躁狂症状;常与镇痛药芬太尼合用,静脉注射后使患者进入一种特殊的麻醉状态:痛觉消失、活动减少、精神恍惚等,称为"神经阻滞镇痛术",作为一种外科麻醉,增强镇痛药的作用。用于小手术如烧伤清创、内镜检查及造影等。亦可用于麻醉前给药。

匹 莫 齐 特

匹莫齐特(pimozide)为氟哌利多的双氟苯衍生物。此药有较好的抗幻觉、妄想作用,并使慢性退缩被动的患者活跃起来。临床用于治疗精神分裂症,躁狂症和秽语综合征。镇静、降压、抗胆碱能等副作用较氯丙嗪弱,锥体外系反应较强。易引起室性心律失常和心电图异常,禁用于伴有心脏病的患者。

四、其他类

五 氟 利 多

五氟利多(penfluridol)系长效抗精神病药。口服后缓慢吸收,24~72 小时血药浓度达峰值,进入脂肪内储存并缓慢释出,而且透入和离开脑组织也缓慢。口服 1 次后,药效可持续 1 周。作用近似氯丙嗪,抗精神病作用较强,对精神分裂症各型和各病程均有疗效,控制幻觉、妄想及淡漠、退缩等症状效果较好。主要用于慢性精神分裂症患者的维持治疗;对急性精神分裂症也有效。

常见锥体外系反应,严重时可伴有焦虑、失眠、尿潴留、心电图异常等。

氯 氮 平

氯氮平(clozapine)又名氯扎平(leponex)。是广谱神经安定药,属于苯二氮䓬类,为新型抗精神病药。能选择性阻断中脑 - 边缘系统 DA 受体,对黑质 - 纹状体的 DA 受体影响较少。抗精神病作用较强,锥体外系反应少见,不引起僵直反应。能直接抑制中脑网状结构上行激活系统,有强效镇静催眠作用。对急、慢性精神分裂症疗效显著,对其他抗精神病药无效的患者有效。

本品有较强的抗肾上腺素、抗组胺和抗胆碱作用,因此,常见有镇静、低血压、流涎、腹胀、便秘、恶心、体温升高、心动过速、头晕、视物模糊等不良反应。最大的缺点是引起白细胞减少,甚至粒细胞缺乏,偶见白细胞增多。用药期间需严格观察白细胞的变化。

舒 必 利

舒必利(sulpiride)为苯甲酰胺类抗精神病药。对紧张型精神分裂症疗效较好,并有抗抑郁作用。临床适用于各型精神分裂症,对老年期精神障碍、幻觉、妄想状态小剂量有效;亦用于镇吐和消化性溃疡。常见不良反应有头晕、头痛、出汗、视物模糊、便秘、注意力不集中等,锥体外系反应轻。

利 培 酮

利培酮(risperidone)对 5-HT 受体和 D_2 亚型受体均有阻断作用,对精神分裂症有良好的疗效。特别适用于首次发作的急性和慢性患者。对患者的认知功能障碍和继发性抑郁亦有效。锥体外系反应较轻,患者易于耐受。适合长期维持治疗。现已成为治疗精神分裂症的一线药物。

第二节 抗躁狂症药

抗躁狂症药又称情绪稳定药,因其作用是防止双极情感性疾病,即躁狂 - 抑郁症的情绪波动。通常躁狂相和抑郁相集于一身,交替出现,假如仅呈单相型而另一相不明显,则称之为躁狂症或抑郁症。发病机制目前认为:躁狂症是脑内 5- 羟色胺(5-HT)缺乏,而 NA 增多;抑郁症患者脑内 5-HT 和 NA 均减少。

碳 酸 锂

碳酸锂(lithium carbonate)。

【体内过程】 本品口服吸收快而完全,2~4 小时血药浓度达峰值,约 4% 缓慢进入脑组织,故显效缓慢。主要经肾排泄,$t_{1/2}$ 约 24 小时,增加钠盐摄入量可促进锂盐排泄;相反,低钠可增加锂盐的蓄积。

【药理作用与临床用途】 治疗量对正常人精神活动无影响,主要用于治疗躁狂症发作,是首选药。特别对躁狂抑郁双相型疗效较好。

【作用机制】 能使脑内 NA、DA 等单胺递质释放减少和再摄取增加,因而使突触部位单胺递质减少。

【不良反应】 锂盐的不良反应较多,而且有明显的个体差异。

1. 早期为恶心、腹泻、震颤、乏力、口渴、多尿等,继续用药后可减轻或消失。

2. 抗甲状腺作用 可引起严重甲状腺肿大或甲状腺功能低下。

3. 毒性反应 锂盐安全范围较窄,有效血药浓度为 0.5~1.5mmol/L,超过 2mmol/L,即可中毒,轻度毒性症状表现为恶心、呕吐、腹痛、腹泻和细微震颤;较严重毒性症状表现为中枢神经系统功能紊乱,如意识障碍、昏迷、共济失调、癫痫发作等。用药期间应每日监测血锂,当血锂上升至 1.6mmol/L 时,应立即减量或停药。

第三节 抗抑郁症药

(一) 三环类抗抑郁药

丙 米 嗪

丙米嗪(imipramine)又名米帕明。

【体内过程】 口服易吸收,2~8 小时血药浓度达高峰,但个体差异大,分布较广,脑、肝、肾及心脏中较多。主要经肝药酶代谢,自肾排泄,$t_{1/2}$ 约 10~20 小时。

【药理作用】

1. 对中枢神经系统的作用 对抑郁症患者连续用药后情绪提高、精神振奋。本品起效较慢,连用 2~3 周才见效。作用机制可能是通过抑制突触前膜对 NA 和 5-HT 的再摄取,使突触间隙 NA、5-HT 浓度升高而发挥抗抑郁作用。

2. 抗胆碱作用 治疗量可阻断 M 受体,引起阿托品样作用。

3. 对心血管系统的影响 开始用药时可降低血压并伴有心率加快,数日内恢复正常。心电图可见 T 波低平及倒置，并可产生心律失常。另外，对心肌有奎尼丁样直接抑制效应，心血管疾病患者需慎用。

【临床用途】　主要用于各种原因引起的抑郁症，对单纯抑郁症和躁狂抑郁症均有效，治疗剂量为开始时每次 25mg，3 次/天，逐渐增加到每次 50mg，3~4 次/天，严重病例最高可用到每天 300mg；对精神分裂症及其他疾病中的抑郁症状亦有疗效；此外，对小儿遗尿症有效，睡前服，疗程 3 个月为限。

【不良反应】　口干、便秘、视物模糊、眼压升高、心悸和尿潴留等副作用最常见；还可导致多种心律失常和传导阻滞，甚至诱发冠心病、心力衰竭；神经系统副作用有思睡、乏力、头痛、幻觉、肌肉震颤等，用量过大有可能转为躁狂状态。个别人出现皮疹、粒细胞减少等过敏反应，偶见阻塞性黄疸。

【禁忌证】　前列腺肥大及青光眼患者禁用；高血压、心脏患者慎用或禁用。

氯 米 帕 明

氯米帕明（clomipramine）又名氯丙米嗪。其药理作用和临床用途类似丙米嗪，但对 5-HT 再摄取的阻断作用更强，临床广泛用于治疗各种抑郁症、强迫性神经症、恐怖性神经症等。不良反应与丙米嗪相似。有严重心脏病、近期有心梗发作史、癫痫、青光眼患者禁用。

阿 米 替 林

阿米替林（amitriptyline）主要用于各型抑郁症或抑郁状态。对内因性抑郁症和围绝经期抑郁症疗效较好；对反应性抑郁症及神经症的抑郁状态亦有效；对兼有焦虑和抑郁状态的患者，疗效优于丙米嗪；亦用于治疗小儿遗尿症。不良反应与丙米嗪相似，但较严重。

多 塞 平

多塞平（doxepin）又名多虑平。具有抗焦虑、抗抽搐和镇静催眠作用，常用于治疗焦虑性抑郁症或神经症性抑郁症；也可缓解与抑郁症有关的疼痛，如背痛和内脏疼痛。不良反应与丙米嗪相似，一般不用于儿童和孕妇，老年患者应适当减量。

(二) NA 再摄取抑制药

地 昔 帕 明

地昔帕明（desipramine）为丙米嗪的活性代谢物。是强效 NA 再摄取抑制药，其效率为抑制 5-HT 摄取的 100 倍以上，也可抑制 DA 摄取。用于控制情绪低落、忧郁，消除焦虑、紧张状态，起到调整情绪的作用。临床主要治疗内因性、围绝经期、反应性及神经性抑郁症，开始时口服剂量每次 25mg，3 次/天，逐渐增加到每次 50mg，3~4 次/天，需要时最大可用到每天 300mg。不良反应轻微，主要为头晕、口干、失眠等。

(三) 5-HT 再摄取抑制药

氟 西 汀

氟西汀（fluoxetine）为强效 5-HT 再摄取抑制药。用于治疗各型抑郁症，尤其是老年性抑郁症。国外已批准用于治疗强迫症以及贪食症和月经前焦虑症。不良反应有恶心、口干、心动过速、失眠、味觉改变、注意力不集中等。

（杨银盛）

复习思考题

1. 根据临床用途简述抗精神失常药物的分类。
2. 氯丙嗪抗精神病的作用机制是什么？
3. 氯丙嗪的临床用途及不良反应有哪些？
4. 简述碳酸锂抗躁狂症的作用机制。

制剂与用法

盐酸氯丙嗪　片剂：12.5mg、25mg、50mg、100mg。每次 12.5~50mg，3 次 / 天。注射剂：10mg/ml、25mg/2ml、50mg/2ml。肌内注射，每次 25~50mg。治疗精神病宜从小剂量开始，轻症 300mg/d，重症 600~800mg/d，好转后逐渐减用维持量 50~100mg/d。拒服药者每次用 50~100mg，加于 25% 葡萄糖注射液 20ml 内，缓慢静脉注射。镇吐：口服 12.5~50mg/d。

奋乃静　片剂：2mg、4mg。每次 2~4mg，3 次 / 天。注射剂：5mg。肌内注射，每次 5~10mg。治疗精神病：分 2 次肌内注射，轻症 20~30mg/d，重症 40~60mg/d。

氟哌啶醇　片剂：2mg、4mg。每次 2~10mg，3 次 / 天。注射剂：5mg/ml。肌内注射，每次 5mg。

氟哌利多　注射剂：5mg/ml、10mg/2ml。治疗精神分裂症：肌内注射，10~30mg/d，分 1~2 次。神经安定镇痛术：肌内注射，每次 5mg，加入芬太尼 0.1mg，在 2~3 分钟内缓慢注入，5~6 分钟内如未达一级浅麻状态，可追加半量至 1 倍量。麻醉前给药：术前 30 分钟肌内注射，每次 2.5~5mg。

匹莫齐特　片剂：2mg、4mg、10mg。开始 4~8mg/d。必要时剂量可达 20mg/d。

氯普噻吨　片剂：12.5mg、25mg、50mg、100mg。轻症口服 150mg/d，重症口服 300~600mg/d。

舒必利　片剂：10mg、50mg、100mg。开始每次 50mg，2~3 次 / 天，逐渐增至 600~800mg/d，最多不超过 1200mg，病情好转后逐渐减量至维持量，50~150mg/d。注射剂：50mg、100mg。对于拒服药者开始可肌内或静脉注射，400~600mg/d，1~2 周后改为口服。

利培酮　片剂：1mg、2mg。每次 1~2mg，4~6mg/d。

碳酸锂　片剂：250mg。开始 500mg/d，递增至 900~1800mg/d，分 3~4 次服，维持量 500~600mg/d。

盐酸丙米嗪　片剂：12.5mg、25mg、50mg。开始每次 12.5~25mg，3 次 / 天，逐渐增至 200~300mg/d，见效后巩固 2~3 周，再逐渐减至维持量，50~100mg/d，睡前 1 次服用。

盐酸氯米帕明　片剂：25mg。开始 50~100mg/d，渐增至 200mg/d，最大量 300mg/d，分次服。

多塞平　片剂：25mg、50mg、100mg。开始每次 25mg，3 次 / 天，逐渐增至 150mg，少数可用至 300mg/d。注射剂：25mg。肌内注射适用于严重焦虑抑郁状态，有自杀倾向及拒绝服药者。

第十二章

镇 痛 药

 学习要点

1. 镇痛药的概念、分类、应用原则，与麻醉药的区别以及麻醉药品的概念。
2. 吗啡、哌替啶的药理作用、临床用途、不良反应及注意事项。

镇痛药（analgesics）是指作用于中枢神经系统特定部位，在不影响患者意识状态下选择性地解除或减轻疼痛，并同时缓解疼痛引起的不愉快情绪的药物。疼痛是许多疾病的症状，是机体受到不良刺激或损害的一种信号和反应，使机体免受伤害。疼痛又是一种主观感受，易受心理因素及强烈暗示的影响，这给镇痛药的评价带来困难。对已确诊的剧痛应用镇痛药，不仅可以缓解患者的痛苦，还能防止休克的发生。但疼痛也是诊断疾病的一项指标，特别是一些急腹症的诊断，故在疾病未确诊之前应慎用镇痛药，以免掩盖病情，贻误诊断。

 知识链接

疼痛的分类

按痛觉冲动发生部位，疼痛可分为躯体痛、内脏痛和神经痛三种类型。

躯体痛是由于身体表面和深层组织的痛觉感受器受到各类伤害性刺激所致。

内脏痛是由于内脏器官、体腔壁浆膜及盆腔器官组织部位的痛觉感受器受到炎症、压力、摩擦或牵拉等刺激所致。

神经痛是由于神经系统损伤或受到压迫或浸润（如肿瘤）所致。

躯体痛又分为急性锐痛和慢性钝痛，前者为尖锐而定位清楚的刺痛，伤害性刺激达到阈值即可发生，刺激撤除后很快消失；后者为定位模糊的"烧灼痛"，发生较慢，持续时间较长。

广义的镇痛药包括麻醉性镇痛药和非麻醉性镇痛药。麻醉性镇痛药又称阿片类镇痛药，反复使用易成瘾，故又称成瘾性镇痛药，属麻醉药品管理范围，应严格管理和控制。根据作用机制可将镇痛药分为三类：①阿片受体激动药；②阿片受体部分激动药；③其他镇痛药。

第一节 阿片受体激动药

吗 啡

吗啡(morphine)是阿片中的主要生物碱,其含量约为 10%。

【体内过程】 口服易吸收,但首关消除多,生物利用度较低。常采用皮下注射,0.5 小时可吸收 60%。约 1/3 与血浆蛋白结合,游离型吗啡迅速分布全身组织,少量通过血脑屏障进入中枢发挥作用。主要经肾排泄,少量经胆汁、乳汁排泄,可通过胎盘进入胎儿体内。新生儿血脑屏障发育不完全,吗啡易进入中枢,抑制胎儿和新生儿呼吸。

【药理作用】

1. 中枢神经系统

(1)镇痛、镇静和欣快感:吗啡是阿片受体激动药,与阿片受体结合,产生拟似内源性抗痛物质阿片肽的作用,激活体内抗痛系统而实现镇痛作用。其镇痛作用强大,可维持 4~5 小时,对各种疼痛均有效,对慢性钝痛的效力强于间断性锐痛。在镇痛的同时伴有明显的镇静和欣快感,改善由疼痛或其他原因引起的紧张、焦虑、烦躁及恐惧等情绪反应,因而提高患者对疼痛的耐受力。在安静环境下,可诱导入睡,但易被唤醒。

(2)抑制呼吸:治疗量即可抑制呼吸,使呼吸频率减慢,潮气量降低,作用较持久,随剂量增加,呼吸抑制作用加深,急性中毒时,呼吸频率可减至 3~4 次 / 分钟,从而导致严重缺氧。其抑制呼吸作用与降低呼吸中枢对 CO_2 的敏感性及抑制呼吸调节中枢有关。

(3)镇咳:吗啡镇咳作用强大,能抑制咳嗽中枢,使咳嗽减轻或消失。但因成瘾性强,临床多用可待因替代。

(4)其他:吗啡具有缩瞳作用,中毒时瞳孔呈针尖样大小。能兴奋延脑催吐化学感受区(CTZ),引起恶心、呕吐;能促进垂体后叶释放抗利尿素等。

2. 平滑肌

(1)胃肠道平滑肌:吗啡能提高胃肠平滑肌张力,使胃排空延迟;提高小肠及大肠的平滑肌张力,使推进性蠕动减弱;提高回盲瓣及肛门括约肌张力,肠内容物通过延缓;同时抑制消化液的分泌,使食物消化延迟,因而能引起便秘。

(2)胆道平滑肌:治疗量可引起胆道奥狄括约肌收缩,导致胆内压升高,引起上腹部不适,甚至诱发胆绞痛。胆绞痛、肾绞痛患者不宜单用吗啡。

(3)支气管平滑肌:大剂量可使其收缩,诱发和加重支气管哮喘。

此外,尚可提高输尿管、膀胱括约肌张力,导致尿潴留;能降低子宫张力、收缩频率和收缩幅度,从而可延长产程。

3. 心血管系统 吗啡可舒张外周血管,引起直立性低血压。由于抑制呼吸引起 CO_2 潴留,使脑血管继发性舒张,脑血流量增加,导致颅内压升高。

【作用机制】 我国学者于 1963 年证明吗啡镇痛作用部位在第三脑室周围灰质。1973 年以后,国外学者相继发现并证实了脑内和脊髓内分布有阿片受体 μ、κ、δ 亚型,并被克隆成功,是否存在 σ 亚型,尚有争议。以后又相继发现体内存在与阿片受体特异性结合的内源性阿片肽,即内源性配体,如脑啡肽、β- 内啡肽和强啡肽等,因而提出机体抗痛系统是由脑啡肽神经元、内源性阿片肽和阿片受体共同组成。痛觉传入神经末梢通过释放 SP、谷氨酸等递质,将痛觉冲动传入中枢,内源性阿片肽一方面由特定的神经元释放后激动脊髓感觉神经突触前、后膜上的阿片受体,通过百日咳毒素-敏感的 G 蛋白耦联机制,抑制腺苷环化酶、促进 K^+ 外流和 Ca^{2+} 内流,使突触前膜递质释放减少,突触后膜超极化,减弱或阻滞痛觉信号的传递,产生镇痛作用。另一方面,内源性阿片肽通过增加中枢下行抑制系统对脊髓背角感觉神经元的抑制作用而发挥镇痛作用。阿片类药的镇痛机制是通过激活脊髓胶质区、丘脑内侧、脑室及导水管周围灰质的阿片受体,主要是 μ 型受体,模拟内源性阿片肽对痛觉的调控功能而发挥镇痛作用(图 12-1)。

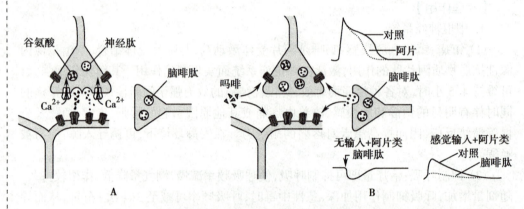

图 12-1 阿片类镇痛药作用机制示意图
A. 脊髓背角痛觉传入 B. 内源性脑啡肽或外源性吗啡作用机制
右上角插图:阿片类缩短突触前末梢动作电位时程(APD)
右下角插图:阿片类导致突触后膜超极化和减弱兴奋性突触后电位(EPSP)

不同类型的阿片受体激动后产生的效应有所不同,见表 12-1。

表 12-1 阿片受体的分类及效应

类型	效应	内源性阿片肽	主要激动药
μ	脊髓以上镇痛、依赖性、欣快、呼吸抑制、心率减慢	β-内啡肽	吗啡、哌替啶
κ	脊髓镇痛、镇静、缩瞳	强啡肽	喷他佐辛
δ	调控 μ 受体活性	亮啡肽	

各种镇痛药作用于脑内不同部位的阿片受体而呈现出不同的作用,镇痛作用与丘脑、脑室、导水管周围灰质及脊髓胶质区的阿片受体有关;镇静安定作用与杏仁核、纹状体、下丘脑及边缘系统的阿片受体结合有关;欣快感与蓝斑核中的阿片受体有关;镇咳、降压、抑制胃液、胆汁及胰液的分泌作用与延髓孤束核中的阿片受体有关;缩瞳作用与中脑盖前核的阿片受体有关。

【临床用途】

1. 镇痛 适用于其他镇痛药无效的急性锐痛,如严重创伤、战伤、烧伤等以及肿瘤晚期的剧痛;心肌梗死引起的剧痛,若血压正常时,也可应用,不仅可以止痛,而且具有镇静作用,消除患者焦虑不安等情绪反应及舒张外周血管,减轻心脏负担;对内脏绞痛应合用解痉药阿托品。久用易成瘾,除癌症剧痛外,一般仅短期应用。

2. 治疗心源性哮喘 是由于左心衰竭而突发急性肺水肿,使肺换气功能降低,体内缺氧导致 CO_2 潴留引起的呼吸困难。此时除应用强心苷、氨茶碱和吸氧外,配合用小剂量的吗啡,可使症状迅速改善。其作用机制可能是:①舒张外周血管,降低外周阻力,从而减轻心脏负担;②通过降低呼吸中枢对 CO_2 的敏感性,使急促浅表的呼吸得以缓解;③能消除患者紧张、不安情绪,减少耗氧量。

3. 止泻 用于急、慢性消耗性腹泻,以减轻症状,常选用阿片酊等制剂。伴有细菌性感染时,应同用抗菌药。

【不良反应与注意事项】

1. 治疗量可引起眩晕、恶心、呕吐、便秘、排尿困难、呼吸抑制、嗜睡、直立性低血压,增高胆道压力甚至诱发胆绞痛等。

2. 耐受性和依赖性 常规量吗啡连续应用 2~3 周即可产生耐受性,且与其他阿片类药物有交叉耐受性。治疗量连续用药可产生精神和身体依赖性,患者有强迫用药的渴望,一旦停药可出现戒断症状,如烦躁不安、失眠、流泪、流涕、呕吐、腹痛、腹泻、出汗,甚至虚脱、意识丧失等,故本品不能滥用。

【禁忌证】 婴儿、严重肝功能不全、肺源性心脏病、支气管哮喘及颅脑损伤者禁用;分娩止痛及哺乳期妇女禁用;伴有昏迷、休克、严重肺部疾患或痰多者禁用。

【急性中毒及解救措施】 吗啡中毒量为 60mg,致死量为 250mg。当用量过大时可致急性中毒,表现为昏迷、瞳孔极度缩小、呼吸抑制,伴有血压下降、缺氧、少尿、尿潴留等,最后死于呼吸麻痹。抢救措施包括人工呼吸、给氧(禁用纯氧)和用阿片受体阻断药纳洛酮对抗,必要时重复给药。若为成瘾患者,静脉注射纳洛酮 0.2~0.4mg 可迅速诱发戒断症状。尼可刹米静脉注射对抗呼吸抑制效果较好。

哌 替 啶

哌替啶(pethidine)又名度冷丁(dolantin)。为苯基哌啶的衍生物,是目前临床上最常用的人工合成镇痛药。

【体内过程】 口服或注射给药均易吸收,临床主要采用皮下或肌内注射给药,起效快。与血浆蛋白结合率约 60%,主要在肝脏代谢成哌替啶酸和去甲哌替啶,具有中枢兴奋作用,这是中毒时出现惊厥的原因。本品可通过胎盘屏障,也有少量经乳腺排出。

【药理作用】 哌替啶是 μ 型阿片受体激动药,作用与吗啡相似,但较弱。其特点为:①镇痛效力约为吗啡的 1/10,维持时间约 2~4 小时;②镇静、抑制呼吸、导致欣快和舒张血管作用与吗啡相似;③对咳嗽中枢有轻度抑制作用,并能兴奋延髓催吐化学感受区(CTZ)及增加前庭器官的敏感性,易致眩晕、恶心及呕吐等;④对胃肠道平滑肌及括约肌的作用较吗啡弱,且作用维持时间短,一般不引起便秘;⑤大剂量可引起支气管平滑肌收缩,无明显中枢性镇咳作用;⑥对妊娠末期子宫的正常节律性收缩无明显影响,不能对抗催产素对子宫的兴奋作用,故不改变子宫节律性收缩,也不延长产程。

【临床用途】

1. 镇痛 可代替吗啡用于各种剧痛及分娩止痛;对内脏绞痛仍应配伍解痉药阿托品;用于分娩止痛时,应注意新生儿对此药极敏感,易致呼吸抑制,故临产前 2~4 小时内不宜使用。

2. 麻醉前给药 可消除患者手术前的紧张及恐惧情绪,减少麻醉药的用量并缩短诱导期。

3. 用于人工冬眠　常与氯丙嗪、异丙嗪组成人工冬眠合剂,以降低患者的基础代谢。

4. 治疗心源性哮喘　可代替吗啡应用,但其疗效比吗啡弱。

【不良反应】　耐受性和依赖性较吗啡弱;治疗量时可出现眩晕、出汗、口干、恶心、呕吐、心悸及直立性低血压等;剂量过大可抑制呼吸,偶致震颤、肌肉挛缩、反射亢进、散瞳以及惊厥等症状。纳洛酮不能对抗其惊厥症状,中毒解救时可配合应用抗惊厥药。禁忌证同吗啡。

芬 太 尼

芬太尼(fentanyl)镇痛作用比吗啡强 100 倍,肌内注射 15 分钟起效,维持时间 1~2 小时。临床主要用于各种剧痛或麻醉辅助用药,与氟哌利多合用产生神经阻滞镇痛作用,用于外科小手术。成瘾性较弱,不良反应一般为眩晕、恶心、呕吐及胆道括约肌痉挛,大剂量可产生明显的肌肉强直,纳洛酮可对抗;静脉注射过速易抑制呼吸。反复用药能产生依赖性,不宜与单胺氧化酶抑制药合用。支气管哮喘、脑部肿瘤或颅脑损伤引起的昏迷以及 2 岁以下的儿童禁用。

二氢埃托啡

二氢埃托啡(dihydroetorphine)是我国研制的强效镇痛药,主要激动 μ 型受体。镇痛效力为吗啡的 500~1000 倍,口服首关消除明显,常用舌下或注射给药,起效快。临床主要用于哌替啶、吗啡等无效的慢性顽固性疼痛和晚期癌症疼痛;诱导麻醉、静脉复合麻醉或内镜检查术前用药。中毒症状为呼吸抑制、缩瞳、昏迷,可用纳洛酮或烯丙吗啡对抗。因依赖性强,目前临床已基本不使用。

美 沙 酮

美沙酮(methadone)药理作用强度与吗啡相似。其特点为:①口服给药镇痛作用明显;②呼吸抑制、缩瞳、镇咳、镇静等作用较吗啡弱;③对平滑肌有兴奋作用,可致便秘和胆道痉挛,亦较吗啡弱;④耐受性和依赖性发生慢,戒断症状轻。临床主要用于创伤、手术后或晚期癌症等引起的剧痛。目前主要用于吗啡、海洛因等成瘾的脱毒治疗。

不良反应一般为眩晕、恶心、呕吐、出汗、嗜睡、便秘、直立性低血压及呼吸抑制等。用于吗啡等成瘾的脱毒治疗时,要防止过量引起肺水肿。

阿 法 罗 定

阿法罗定(alphaprodine)又名安那度(anadol)。具有起效快、持续时间短(约 2 小时)的特点,也有镇静作用。适用于外科及五官科小手术、泌尿科的器械检查和分娩止痛等需短时止痛者;也可与阿托品合用解除胃肠道及泌尿道等平滑肌痉挛性疼痛。不良反应有轻度乏力、出汗、眩晕等,抑制呼吸和依赖性较轻。

第二节　阿片受体部分激动药

喷 他 佐 辛

喷他佐辛(pentazocine)又名镇痛新。为阿片受体的部分激动药,主要激动 κ 受体,轻度阻断 μ 受体。其镇痛作用为吗啡的 1/3;呼吸抑制为吗啡的 1/2;因能升高血中儿茶酚胺浓度,故大剂量可加快心率和升高血压,这与吗啡不同。

喷他佐辛的优点是因其轻度阻断 μ 受体,依赖性极小,已列为非麻醉药品。临床适用于各种慢性剧痛。本品有产生依赖性的倾向,仍不能作为吗啡的理想替代品。

常见不良反应有镇静、嗜睡、眩晕等。大剂量能抑制呼吸、升高血压、加快心率;局部反复注射,可使局部组织产生无菌性脓肿、溃疡和瘢痕形成,故应经常更换注射部位;因能增加心脏负荷,故不适用于心肌梗死时的疼痛。

布 托 啡 诺

布托啡诺(butorphanol)常用其酒石酸盐。为阿片受体的部分激动药,既激动 κ 受体,对 μ 受体又有弱的竞争性拮抗作用。镇痛效力和呼吸抑制作用为吗啡的 3.5~7 倍,但呼吸抑制程度不随剂量增加而加重。对胃肠道平滑肌兴奋作用较吗啡弱。本品可增加外周血管阻力和肺血管阻力,因而增加心脏做功。

临床用于缓解中、重度疼痛,如术后、外伤和癌症疼痛以及肾或胆绞痛等,对抗急性疼痛的效果优于慢性疼痛。也可用于麻醉前给药。

常见不良反应有镇静、乏力、出汗。个别出现嗜睡、头痛、眩晕、漂浮感、精神错乱等。久用可产生依赖性。年龄小于 18 岁的人群安全性和稳定性未得到完全证实,故慎用或禁用。

第三节 其他镇痛药

罗 通 定

罗通定(rotundine)又名左旋四氢帕马汀,为中药延胡所含生物碱的左旋体,即左旋延胡索乙素(L-tetrahydro-palmatine),现已人工合成。本品具有镇痛、镇静和中枢性肌肉松弛作用。镇痛作用比哌替啶弱,但比解热镇痛药强。镇痛作用机制与脑内阿片受体及前列腺素系统无关,可能与减少脑内 Ca^{2+} 有关。其优点是无欣快感和成瘾性。临床主要用于慢性持续性钝痛;也可用于痛经及分娩止痛。不良反应较轻,偶见眩晕和锥体外系症状,大剂量可抑制呼吸。

布 桂 嗪

布桂嗪(bucinnazine)又名强痛定。其镇痛作用为吗啡的 1/3,持续 3~6 小时。临床主要用于三叉神经痛、偏头痛、外伤性疼痛、关节痛、痛经及晚期癌症疼痛等。偶有恶心、头晕、困倦等症状,停药后可消失,呼吸抑制和胃肠道作用较轻,有依赖性。

曲 马 多

曲马多(tramadol)具有较弱的激动 μ 型阿片受体作用,并能抑制 NA 和 5-HT 再摄取。口服易吸收,2 小时血药浓度达峰值,$t_{1/2}$ 为 6 小时。镇痛效力与喷他佐辛相似,镇咳效力为可待因的 1/2,治疗量对呼吸和心血管无影响,不引起便秘。临床主要用于中度以上的急、慢性疼痛,如手术、创伤、晚期癌症及分娩疼痛等。不良反应有多汗、头晕、恶心、呕吐、疲劳、排尿困难等,长期用药有依赖性。

第四节 阿片受体阻断药

纳 洛 酮

纳洛酮(naloxone)对各型阿片受体都有竞争性拮抗作用,作用强度为:μ>κ>δ

受体。

　　临床用于治疗阿片类药物过量中毒引起的呼吸抑制和昏迷。解除阿片类药物麻醉的术后呼吸抑制及其他中枢抑制症状。对阿片类药物成瘾者的鉴别诊断,肌内注射本品可诱发戒断症状。亦有试用于急性酒精中毒、休克、脑卒中及脑损伤的治疗。

纳 曲 酮

　　纳曲酮(naltrexone)对 κ 阿片受体的阻断作用强于纳洛酮,临床应用同纳洛酮。

知识链接

癌痛的镇痛三阶梯方法

　　癌痛治疗三阶梯方法就是对癌痛的性质和原因作出正确的评估后,根据癌症患者的疼痛程度和原因适当选择相应的镇痛药,即对轻度疼痛的患者应主要选用解热镇痛抗炎药(如阿司匹林、对乙酰氨基酚、布洛芬、吲哚美辛等);对中度疼痛者选用弱阿片类药(如可待因、氨酚待因、布桂嗪等);对重度疼痛者选用强阿片类药(如吗啡、哌替啶、美沙酮、二氢埃托啡等)。在用药过程中要尽量选择口服给药途径;有规律地按时给药而不是按需(只在痛时)给药;药物剂量应个体化;需要时可加辅助药物,如解痉药(止针刺样痛、浅表性灼痛)、精神治疗(抗抑郁药或抗焦虑药)。

(杨银盛)

复习思考题

1. 为什么吗啡可治疗心源性哮喘,而禁用于支气管哮喘?
2. 吗啡的药理作用有哪些?
3. 癌痛镇痛三阶梯疗法及注意问题是什么?
4. 比较哌替啶与吗啡在药理作用和临床用途上有何不同?
5. 简述吗啡中毒的主要症状及解救措施。

制剂与用法

　　盐酸吗啡　片剂:5mg、10mg。每次 5~10mg,3~4 次／天。极量:每次 30mg,100mg/d。注射剂:10mg/1ml、5mg/0.5ml。皮下注射,每次 5~15mg,15~40mg/d。极量:皮下注射每次 20mg,60mg/d。

　　阿片酊　含吗啡 1%,乙醇 3%。每次 0.3~1ml,3 次／天。极量:每次 2ml,6ml/d。

　　复方樟脑酊　每 100ml 含阿片酊 5ml。常用量每次 2~5ml(相当于吗啡 1~2.5mg),3 次／天,用于腹泻、腹痛及镇咳。

　　盐酸哌替啶　注射剂:50mg/ml、100mg/2ml。皮下或肌内注射,每次 25~100mg,每天 100~400mg。极量:皮下或肌内注射,每次 150mg,600mg/d。

　　枸橼酸芬太尼　注射剂:0.1mg/2ml。肌内或静脉注射,每次 0.05~0.1mg。

　　盐酸二氢埃托啡　片剂:20μg、40μg。舌下含,每次 20~40μg,必要时 3~4 小时可重复用药。注射剂:10μg/ml、20μg/ml。肌内注射,每次 10~20μg,90μg/d,连续用药不超过 3 天。

　　盐酸美沙酮　片剂:2.5mg。每次 5~10mg,2~3 次／天。注射剂:5mg/ml。皮下或肌内注射,每次 2.5~5mg,10~15mg/d。极量:每次 10mg,20mg/d。

阿法罗定　注射剂:10mg/ml、20mg/ml。皮下或肌内注射,每次10~20mg。极量:每次30mg,60mg/d。

　　布桂嗪　片剂:30mg、60mg。每次60mg,每天3~4次;小儿一次1mg/kg。注射剂:50mg/ml。皮下注射,每次50mg。

　　曲马多　胶囊剂:50mg。缓释剂:100mg。注射剂:50mg/2ml、100mg/2ml。滴剂:100mg/1ml。口服、肌内注射、缓慢静脉注射,每次50~100mg,每天400mg。

　　盐酸喷他佐辛　片剂:25mg、50mg。每次50mg,必要时3~4小时重复给药1次。

　　乳酸喷他佐辛　注射剂:30mg/ml。皮下注射或肌内注射或静脉注射,每次30mg。

　　布托啡诺　注射剂:1mg/1ml。肌内注射,每次1~2mg/,必要时3~4小时重复给药1次。

　　盐酸罗通定　片剂:30mg、60mg。镇痛:每次60~120mg,1~4次/天。催眠:30~90mg睡前服。

　　磷酸罗通定　注射剂:60mg/2ml。皮下注射,每次6mg。

第十三章

解热镇痛抗炎药

学习要点

1. 解热镇痛抗炎药的分类和基本药理作用。
2. 阿司匹林、对乙酰氨基酚的作用特点、临床用途及主要不良反应。
3. 比较阿司匹林与氯丙嗪调节体温作用的区别。
4. 比较阿司匹林与镇痛药镇痛作用的区别。

　　本类药物具有解热、镇痛作用,其中大多数药物尚有抗炎抗风湿作用。它们的化学结构虽然各异,但共同的作用机制是抑制体内环氧酶(cycloxygenase,COX)活性,减少局部组织前列腺素(prostaglandin,PG)的生物合成。因其抗炎作用不同于糖皮质激素(甾体激素),故将这类药物又称为非甾体类抗炎药(non-steroidal anti-inflammatory drugs,NSAIDs)。

第一节　药理作用与机制

一、解热作用

知识链接

发热机制

　　人体正常体温一般维持在36.5~37.7℃(直肠内温度),这是靠丘脑下部体温调节中枢对产热和散热两个过程的调节来完成的。当细菌毒素、抗原抗体复合物等一些大分子物质(即外热源)进入机体,刺激机体的粒细胞释放一种致热蛋白质(即内热源,如白细胞介素-1),促进下丘脑合成并释放前列腺素(PG),使体温调节中枢的调定点提高,引起产热增加,散热减少,从而导致发热。

　　解热镇痛药对发热患者的体温有解热作用,对正常体温没有影响。其作用机制是抑制体内 COX,减少 PG 合成,通过增加散热过程,如扩张体表血管、出汗增多等,使升高的体温降至正常水平,这与氯丙嗪的降温不同(图 13-1)。COX 有两种同工酶,即

COX-1 和 COX-2。COX-1 为结构型,主要分布在血管、胃、肾等组织中,参与血管舒缩、血小板聚集、胃黏膜血流、胃黏液分泌及肾功能的调节。COX-2 为诱导型,各种损伤性化学、物理和生物因子激活磷脂酶 A_2 水解细胞膜磷脂,生成花生四烯酸,再经 COX-2 催化生成 PG。在炎症反应中,PG 可致血管扩张和组织水肿,与缓激肽等协同致炎。

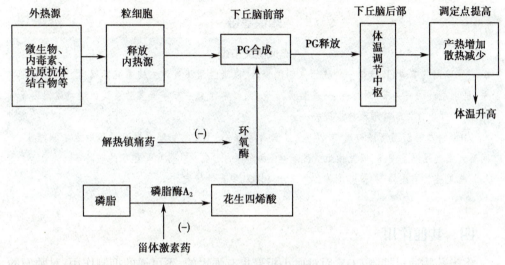

图 13-1 发热过程与抗炎药作用机制示意图
(-)抑制 PG.前列腺素

目前认为,NSAIDs 抑制 COX-1 是发生不良反应的毒理学基础,而抑制 COX-2 则是治疗炎症、发挥疗效的基础。大部分传统的 NSAIDs,如阿司匹林、对乙酰氨基酚等可同时抑制两种酶;而选择性 COX-2 抑制药,如塞来昔布、罗非昔布等,胃肠系统毒性显著降低。

发热是机体的一种防御反应,热型也是诊断疾病的重要依据之一,因此,不宜逢热便解。解热仅为对症治疗,应积极配合对因治疗措施。但体温过高或持久发热能消耗体力,并引起头痛、失眠、谵妄及昏迷,小儿高热易致惊厥,严重者可危及生命,此时应用解热镇痛药可以迅速缓解症状。但对幼儿、老年和体弱的患者,体温骤降及出汗过多可导致虚脱,应注意用量和适当补液。

二、镇痛作用

本类药物的镇痛作用部位主要在外周,当组织受损或炎症时,局部产生与释放某些致痛化学物质如缓激肽、PG 和组胺等,作用于神经末梢,可以致痛。解热镇痛药抑制炎症局部的 PG 合成,因而对此类由致痛化学物质所致的慢性钝痛如牙痛、头痛、神经痛、肌肉痛、关节痛及月经痛等效果较好,而对创伤及内脏平滑肌痉挛等直接刺激痛觉神经末梢引起的锐痛无效。无呼吸抑制作用,无欣快感,长期应用一般不产生耐受性和依赖性。

三、抗炎和抗风湿作用

前列腺素(PG)是参与炎症反应的重要活性物质,它不仅能扩张小血管,增加微血管通透性,引起局部充血、水肿和疼痛,还能增强缓激肽等的致炎作用。本类药物能抑制体内 COX 活性,减少局部组织 PG 生物合成,因而减轻炎症的红、肿、热、痛等反应,明显缓解风湿性关节炎及类风湿关节炎的症状。现在认为,NSAIDs 还可以清除过量的氧自由基,从而抑制组织损伤。

知识链接

类风湿关节炎

类风湿关节炎(RA)是一种病因未明的慢性、以炎性滑膜炎为主的系统性疾病。其特征是手、足小关节的多关节、对称性、侵袭性关节炎症,经常伴有关节外器官受累及血清类风湿因子阳性,可以导致关节畸形及功能丧失。

RA 的发病原因可能与遗传、感染、性激素等有关。RA 的病理主要有滑膜衬里细胞增生、间质大量炎性细胞浸润,以及微血管的新生、血管翳的形成及软骨和骨组织的破坏等。

常见症状有晨僵、关节畸形等。临床上 40~60 岁女性好发。

四、其他作用

本类药物通过抑制 COX 而对血小板聚集有强大的、不可逆的抑制作用;对肿瘤的发生、发展及转移产生抑制作用。此外尚有预防和延缓阿尔茨海默病发病、延缓角膜老化等作用。

第二节　常用药物

一、非选择性环氧酶抑制药

(一) 水杨酸类

阿司匹林

阿司匹林(aspirin)又名乙酰水杨酸(acetylsalicylic acid)。本品应用历史悠久,虽有新的非甾体类抗炎药产生,但它仍为应用广泛的药物。

【体内过程】　本品口服后大部分在小肠上部迅速吸收,血药浓度约 2 小时达峰值。在血浆和组织内迅速被非特异性酯酶水解成乙酸和水杨酸,$t_{1/2}$ 为 20 分钟。主要以水杨酸盐的形式存在,与血浆蛋白结合率为 80%~90%,游离型可分布于全身组织,包括脑脊液、关节腔、乳汁和胎盘。水杨酸盐对肝药酶有自身诱导,连用三周血药浓度下降。代谢物和水杨酸盐均从肾脏排泄,碱化尿液时,解离型水杨酸盐增多,重吸收减少,排泄加速。

【药理作用与临床用途】

1. 解热镇痛和抗炎、抗风湿作用　阿司匹林常用量(0.5g)即有显著的解热镇痛作用,适用于各种急、慢性发热性疾病的对症治疗;在镇痛方面,主要用于头痛、牙痛、肌肉痛、关节痛、月经痛、神经痛和一些持续性疼痛及感冒发热等。且常配成复方制剂应用。

阿司匹林大剂量应用,具有抗炎、抗风湿作用,能缓解风湿热、风湿性关节炎和类风湿关节炎的症状。急性风湿热用药后24~48小时即可使关节肿痛缓解,体温降低,血沉减慢,症状迅速减轻,也可作为风湿病的鉴别诊断。用于抗风湿时最好用至最大耐受量,通常成人 3~5g/d,分 3~4 次饭后服。

2. 影响血小板聚集作用　阿司匹林选择性抑制血小板中环氧酶,阻碍血栓素 A_2(TXA_2)的生成,有抗血小板聚集和抗血栓形成作用;较大剂量时能抑制血管壁中 PG 合成酶,使前列环素(PGI_2)减少,可促进血栓形成,故用于预防血栓形成,采用小剂量,一般 100mg/d 为宜。可用于预防心肌梗死的发生和视网膜内血栓形成等。亦可用于治疗缺血性心脏病、人工心脏瓣膜或其他手术后的血栓形成。

3. 儿科用于皮肤黏膜淋巴结综合征(川崎病)的治疗。

【不良反应与注意事项】

1. 胃肠道反应　最为常见,口服可直接刺激胃黏膜,引起恶心、呕吐、上腹部不适等,较大剂量时能兴奋延髓催吐化学感受区,引起呕吐,同服抗酸药或服用阿司匹林肠溶片可以减轻。长期服用阿司匹林可致不同程度的胃黏膜损伤如糜烂性胃炎、胃溃疡、出血或加重溃疡病患者的症状。

2. 凝血障碍　长期应用阿司匹林可抑制凝血酶原的形成,引起凝血障碍,加重出血倾向,用维生素 K 可以预防。手术前 1 周的患者应停用,以防出血。

3. 水杨酸反应　阿司匹林剂量过大(>5g/d)可致头痛、眩晕、恶心、呕吐、耳鸣以及视力和听力减退等中毒反应,称为水杨酸反应。严重者可致过度换气、酸碱平衡失调、高热、精神错乱、昏迷,一旦出现,应立即停药,静脉滴注碳酸氢钠以碱化尿液,加速水杨酸盐从尿排出。

4. 过敏反应　偶见皮疹、荨麻疹、血管神经性水肿和过敏性休克,有些哮喘患者服用后可诱发支气管哮喘,称为"阿司匹林哮喘"。此反应系阿司匹林抑制 PG 合成,使脂氧酶代谢物质增多,导致支气管强烈痉挛,诱发哮喘,肾上腺素治疗无效,可用糖皮质激素治疗。

5. 瑞夷综合征(Reye's syndrome)　对患病毒性感染如水痘或流感等伴有发热的儿童,服用阿司匹林偶见急性肝脂肪变性 - 脑病综合征,表现为肝衰竭合并脑病,称为瑞夷综合征,可能与本类药物抑制体内干扰素形成,机体抗病毒能力降低有关。故儿童患病毒性感染不宜使用,可改用布洛芬等。

6. 对肾脏的影响　对正常肾功能并无明显影响。但对老年人,尤其是伴有心、肝、肾功能损害的患者,即便用药前肾功能正常,也可引起多尿、水肿等肾小管功能受损症状。可能由于阿司匹林抑制 PG,取消了前列腺素的代偿机制。

【禁忌证】　胃溃疡、严重肝损害、低凝血酶原血症、维生素 K 缺乏、血友病患者和产妇、孕妇禁用,哮喘、鼻息肉及慢性荨麻疹患者禁用。

【药物相互作用】　阿司匹林与口服抗凝血药香豆素类合用易引起出血;与肾上腺皮质激素合用易诱发溃疡及出血;与磺酰脲类口服降糖药合用引起低血糖反应等。

(二) 苯胺类

对乙酰氨基酚

对乙酰氨基酚(acetaminophen)又名扑热息痛,是非那西丁的活性代谢产物,二者作用相似,但对乙酰氨基酚毒性显著低于非那西丁。口服易吸收,主要在肝脏代谢,经肾脏排出。

本品抑制中枢 PG 合成的作用强度与阿司匹林相似,但抑制外周 PG 合成作用很弱,因此解热镇痛作用较强,而抗炎、抗风湿作用很弱。临床主要用于感冒发热、神经痛、肌肉痛及对阿司匹林不能耐受或过敏的患者。

不良反应较少,对胃无刺激性,不引起胃出血。偶见皮疹、荨麻疹、药物热及粒细胞减少等过敏反应。用量过大时,其羟基代谢产物能氧化血红蛋白,形成高铁血红蛋白症,发生发绀及溶血性贫血。长期服用可引起慢性肝坏死、肾绞痛和急性或慢性肾衰竭(镇痛药性肾病)。3 岁以下的儿童及新生儿、肝、肾疾病患者慎用。

(三) 吲哚类

吲 哚 美 辛

吲哚美辛(indomethacin)又名消炎痛。为人工合成的吲哚衍生物,口服吸收快而完全,约 3 小时血药浓度达峰值,与血浆蛋白结合率为 90%。$t_{1/2}$ 为 2~3 小时。主要经肝脏代谢,代谢物由尿、胆汁及粪便排出。

【药理作用与临床用途】　吲哚美辛是目前最强的 PG 合成酶抑制药,具有显著的抗炎抗风湿和解热镇痛作用。吲哚美辛的抗炎镇痛作用比阿司匹林强 10~40 倍。因本品不良反应多且严重,仅用于其他药物疗效不显著的急性风湿病及类风湿关节炎,且剂量不宜过大,一日总量不超过 200mg。如果连用 2~4 周仍不见效者,应改用其他药物;对强直性关节炎、骨关节炎和急性痛风性关节炎也有效;还可用于恶性肿瘤引起的发热及其他难以控制的发热。

【不良反应与注意事项】　治疗量的吲哚美辛约 35%~50% 的患者发生不良反应,约 20% 患者不能耐受而被迫停药。

1. 胃肠道反应　常见恶心、呕吐、腹痛、腹泻、食欲不振、溃疡,有时能引起胃出血、穿孔。与水杨酸盐类合用胃肠道反应明显增加,而且疗效不如单用吲哚美辛好。

2. 中枢神经系统症状　部分患者可出现头痛、眩晕,偶见精神失常。

3. 肝损害　可出现黄疸、转氨酶升高。

4. 过敏反应　常见皮疹、哮喘等,也可发生"阿司匹林哮喘",且与阿司匹林有交叉过敏性,故阿司匹林过敏者不宜使用。

5. 其他　可致粒细胞减少、血小板减少,再生障碍性贫血等;与氨苯蝶啶合用可引起肾功能损害。

【禁忌证】　孕妇和儿童、哮喘、溃疡、精神失常、癫痫、帕金森病、肾病患者禁用。

(四) 芳基乙酸类

双 氯 芬 酸

双氯芬酸(diclofenac)能抑制 PG 合成而具有解热、镇痛和抗炎作用。主要用于风湿性关节炎、类风湿关节炎。双氯芬酸二乙胺乳胶剂广泛用于缓解肌肉、软组织扭伤、拉伤等疼痛。主要不良反应是胃肠道反应,偶见肝功能异常、白细胞减少等。溃疡病、肝或肾功能损害者及孕妇慎用。

(五) 芳基丙酸类

布 洛 芬

布洛芬(ibuprofen)为苯丙酸的衍生物。口服吸收快而完全,1~2 小时血药浓度可达峰值,$t_{1/2}$ 约 2 小时。本品可缓慢通过滑膜腔,血药浓度降低后关节腔内仍能保持较高的浓度,易通过胎盘和进入乳汁,血浆蛋白结合率为99%,主要经肝脏代谢,代谢物自肾排出。

本品解热镇痛和抗炎抗风湿作用的效力近似阿司匹林,但抗炎作用更突出。由于其胃肠道反应较阿司匹林轻,患者较易耐受,临床主要用于风湿性关节炎、类风湿关节炎和骨关节炎、肌腱炎、滑液囊炎;也可用于一般解热镇痛如头痛、牙痛、痛经、肌肉痛等。

长期服用仍应注意胃肠溃疡和出血,偶见头痛、眩晕和视物模糊。

活动性消化性溃疡、心力衰竭、肝硬化、利尿药导致的血容量降低或肾血流量不足时禁用,以防止因抑制PG合成而加重溃疡和导致肾功能不全。此外,布洛芬不可与阿司匹林、双香豆素合用,患者出现视物模糊、弱视或胶原病时应立即停用。少数患者发生皮肤、黏膜过敏。哮喘患者、孕妇及哺乳期妇女禁用。

萘 普 生

萘普生(naproxen)也是苯丙酸的衍生物,药理作用及临床用途与布洛芬相似。胃肠道反应较轻,患者易耐受。可出现眩晕、乏力,偶见过敏反应和黄疸,也可诱发哮喘。

(六) 烯醇酸类

吡 罗 昔 康

吡罗昔康(piroxicam)又名炎痛喜康。属烯醇酸类的衍生物,抑制PG合成酶的效力与吲哚美辛相等。口服吸收完全,$t_{1/2}$为35~45小时,与血浆蛋白结合率为99%。适用于风湿性关节炎、类风湿关节炎、强直性脊柱炎及急性痛风等,疗效与阿司匹林、吲哚美辛相同。在较低治疗量时胃肠道不良反应较少,患者易耐受。剂量过大或长期服用可致消化性溃疡、出血。偶见粒细胞减少、再生障碍性贫血。

(七) 异丁芬酸类

舒 林 酸

舒林酸(sulindac)的药理作用和临床用途似吲哚美辛,作用强度约为后者的一半,但强于阿司匹林。主要用于风湿性关节炎、骨关节炎。其特点是作用较持久,不良反应少而轻。

二、选择性环氧酶-2抑制药

塞 来 昔 布

塞来昔布(celecoxib)又名西乐葆。是选择性的COX-2抑制药。在治疗剂量时对人体内COX-1无明显影响,也不影响TXA_2的合成,但可抑制PGI_2生物合成。用于风湿性关节炎、类风湿关节炎和骨关节炎的治疗,也可用于手术后镇痛、牙痛、痛经。胃肠道不良反应、出血和溃疡发生率均较其他非选择性非甾体类抗炎药低。用药期间要定期检查肝肾功能。

氯 诺 昔 康

氯诺昔康(lornoxicam)又名劳诺昔康,属烯醇酸类的衍生物,对COX-2具有高度选择性抑制作用和很强的镇痛抗炎作用,但解热作用弱。与已有昔康类药物不同的是本品$t_{1/2}$仅3~5小时,且个体差异较大。

本品镇痛作用强大。临床用于缓解术后疼痛,剧烈的坐骨神经痛及强直性脊柱炎的慢性疼痛。其疗效与吗啡、曲马多相当。这是由于本品可激活中枢性镇痛系统,诱导体内强啡肽和β- 内啡肽的释放而产生强大的镇痛效应。可替代或辅助阿片类药物用于中度至剧烈疼痛时的镇痛，且不产生镇静、呼吸抑制和依赖性等不良反应，也可替代其他非甾体类抗炎药用于关节炎的治疗。

第三节　解热镇痛抗炎药的配伍应用

解热镇痛药常配成复方制剂应用，目的是加强其解热镇痛效果，减少不良反应。复方制剂中除含解热镇痛药外，常配伍巴比妥类、咖啡因、抗组胺药和伪麻黄碱等。伪麻黄碱在复方制剂中的作用为减轻鼻充血，因其兴奋中枢效应，不宜长期使用；含咖啡因的制剂易引起惊厥，儿童慎用。常用的解热镇痛药复方制剂见表 13-1。

表 13-1　常用解热镇痛药复方制剂成分及含量

名称	成分与含量（g/ 片）									
	阿司匹林	对乙酰氨基酚	伪麻黄碱	氯苯那敏	右美沙芬	苯海拉明	咖啡因	非那西丁	异丙安替比林	人工牛黄
复方阿司匹林片（APC）	0.2268						0.035	0.162		
扑尔感冒片	0.2268			0.002			0.0324	0.162		
速效感冒胶囊		0.25					0.015			0.01
美息伪麻片日片		0.325	0.03		0.015					
美息伪麻片夜片		0.325	0.03		0.015	0.025				
酚麻美敏片		0.325	0.03	0.002	0.015					
复方盐酸伪麻黄碱缓释胶囊			0.09	0.004						
酚咖片		0.5					0.065			
日夜百服宁日片		0.5	0.03		0.015					
日夜百服宁夜片		0.5	0.03	0.002	0.015					
复方对乙酰氨基酚片	0.03	0.126					0.03			
散利痛片		0.25					0.05		0.15	

有报道并用两种药物时其胃肠道反应的发生率明显高于单一药物。复方中常用对乙酰氨基酚等，仅从其商品名不易了解所含成分，在连续服用不同商品名但含有同样成分的复方制剂时，就有中毒的可能，尤其是小儿须慎用。

【附一】　抗痛风药

痛风是体内嘌呤代谢紊乱所引起的一种疾病，表现为高尿酸血症，尿酸盐在关节、肾及结缔组织中析出结晶。急性发作时，尿酸盐微结晶沉积于关节而引起局部粒细胞浸润及炎症反应。抗痛风的药物分为：抑制尿酸生成药，如别嘌醇；促进尿酸排泄药,如丙磺舒;抑制痛风炎症药,如秋水仙碱等。

别 嘌 醇

别嘌醇(allopurinol,别嘌呤醇)为次黄嘌呤的异构体。次黄嘌呤及黄嘌呤可被黄嘌呤氧化酶催化而生成尿酸。别嘌醇也被黄嘌呤氧化酶催化而转变成别黄嘌呤;两者都可抑制黄嘌呤氧化酶。因此别嘌醇能抑制尿酸生成,降低血尿酸的浓度,避免尿酸盐微结晶的沉积。主要用于慢性痛风,并可预防高尿酸血症。本品不良反应少,偶见皮疹、胃肠反应及转氨酶升高、白细胞减少等。

丙 磺 舒

丙磺舒(probenecid)又名羧苯磺胺(benemid),口服吸收完全,血浆蛋白结合率85%~95%,大部分通过肾近曲小管主动分泌而排泄。因脂溶性大,易被再吸收,故排泄较慢。本药竞争性抑制肾小管对有机酸的转运,抑制肾小管对尿酸的再吸收,增加尿酸排泄,可用于治疗慢性痛风。因无镇痛及消炎作用,故不适用于急性痛风。

秋 水 仙 碱

秋水仙碱(colchicine)对急性痛风性关节炎有选择性消炎作用,用药后数小时关节红、肿、热、痛即行消退,对一般性疼痛及其他类型关节炎并无作用。它对血中尿酸浓度及尿酸的排泄没有影响,其作用是抑制急性发作时的粒细胞浸润。本药不良反应较多。常见消化道反应。中毒时出现水样腹泻及血便、脱水、休克;对肾及骨髓也有损害作用。

【附二】 兴奋呼吸中枢药

本类药物主要兴奋延脑呼吸中枢,临床用于治疗中枢性呼吸衰竭。因作用时间短暂,常需要反复用药;过量时可致中枢神经系统强烈而广泛的兴奋,产生阵挛性或强直性惊厥,故应严格控制药物剂量及间隔时间;对于循环衰竭引起的呼吸功能不全,中枢兴奋药可加重脑细胞缺氧,宜慎用;对呼吸肌麻痹等引起的外周性呼吸抑制无效。

表 13-2　常用呼吸中枢兴奋药作用比较

药名	作用机制	主要用途	不良反应
尼可刹米 (nikethamide, 可拉明)	直接兴奋延脑呼吸中枢,也可刺激颈动脉窦和主动脉体化学感受器,反射性兴奋呼吸中枢。作用维持时间短暂	各种原因引起的中枢性呼吸抑制。对肺源性心脏病引起的呼吸衰竭以及吗啡所致的呼吸抑制疗效较好,对巴比妥类药物中毒所致的呼吸抑制效果较差	大剂量时可出现血压升高、心动过速、肌震颤、强直、咳嗽、呕吐、出汗等,中毒时可出现惊厥
山梗菜碱 (lobeline, 洛贝林)	刺激颈动脉窦和主动脉体化学感受器,反射性兴奋延脑呼吸中枢。安全范围较大,不易引起惊厥	新生儿窒息、小儿感染性疾病引起的呼吸衰竭及一氧化碳中毒等	剂量过大可兴奋迷走神经而致心动过缓和传导阻滞,更大剂量可兴奋交感神经节和肾上腺髓质而致心动过速、惊厥
二甲弗林 (dimefline, 回苏灵)	直接兴奋呼吸中枢,作用强,起效快	各种原因引起的中枢性呼吸抑制,对肺性脑病有较好的苏醒作用	安全范围小,过量易致惊厥,小儿更易发生。吗啡中毒者慎用,孕妇禁用

续表

药名	作用机制	主要用途	不良反应
多沙普仑（doxapram）	能反射性兴奋呼吸中枢，大剂量也可直接兴奋呼吸中枢	解救麻醉药、中枢抑制药引起的中枢抑制	头痛、无力、呼吸困难、心律失常、恶心、呕吐、腹泻及尿潴留等。重度高血压、冠心病、孕妇及12岁以下儿童慎用，癫痫、惊厥者禁用

（杨银盛）

扫一扫
测一测

复习思考题

1. 阿司匹林抗血小板聚集的机制是什么？有何临床用途？
2. 简述阿司匹林的不良反应及防治措施。
3. 解热镇痛抗炎药共同的作用机制及药理作用是什么？
4. 比较阿司匹林与氯丙嗪对体温影响的特点。
5. 阿司匹林与吗啡的镇痛作用与临床用途有何区别？
6. 试述尼可刹米的临床用途和主要不良反应。

制剂与用法

阿司匹林　片剂：0.3g、0.5g。肠溶片：0.3g。解热镇痛：每次0.3~0.6g，3次/天，饭后服。抗风湿：3~4g/d，分4次饭后服，症状控制后，逐渐减量。防止血栓形成：0.3g/d。胆道蛔虫病：每次1g，2~3次/天，用药2天后或绞痛停止24小时进行常规驱虫疗法。

对乙酰氨基酚　片剂：0.1g、0.3g、0.5g。每次0.3~0.6g，3次/天。

保泰松　片剂：0.1g。每次0.1~0.2g，3次/天。

羟布宗　片剂：每片0.1g。每次0.1g，3次/天，餐中服，1周后递减，0.1~0.2g/d。

吲哚美辛　片剂和胶囊剂：25mg。每次25mg，2~3次/天。必要时每周可递增25mg，至100~150mg/d，分3~4次服用。

布洛芬　片剂：0.1g、0.2g。缓释胶囊：0.3g。每次0.4~0.8g，3~4次/天。

萘普生　片剂：0.1g、0.25g。每次0.2~0.3g，2~3次/天。维持量：0.375~0.75g/d，分早晚2次服用。注射剂：100mg/2ml、200mg/2ml。肌内注射，每次100~200mg，1次/天。

吡罗昔康　片剂：20mg。胶囊剂：10mg、20mg。抗风湿：每次20mg，1次/天，饭后服。抗痛风：每天40mg，连用4~6天。注射剂：20mg/2ml。肌内注射，每次10~20mg，1次/天。

舒林酸　片剂：50mg、100mg。每次150~200mg，2次/天。最大剂量每天40mg。

塞来昔布　胶囊剂：200mg。每次100~200mg，2次/天。

氯诺昔康　片剂：4mg、8mg。急性轻度或中度疼痛：8~16mg/d。如需反复用药，每日最大剂量为16mg。最好2次/天服用。注射剂：每支8mg。起始剂量肌内注射，每次8mg，如不能缓解疼痛，可加用一次8mg，2次/天。每日剂量不应超过16mg，在注射前须将本品用2ml注射用水溶解。静脉注射时须用不少于2ml的0.9%氯化钠注射液稀释。

别嘌醇　片剂：0.1g。第1周0.1g/d，第2周0.2g/d，第3周以后0.3g/d，分2~3次服。

丙磺舒　片剂：0.25g、0.5g。治疗痛风，开始每次0.25g，2次/天，1周后增至每次0.5g。

秋水仙碱 片剂:0.5mg。每次 0.5mg,1~2 次 / 天。最大剂量 4mg

尼可刹米 注射剂:0.375g/1.5ml,0.5g/2ml。皮下、肌内或静脉注射,每次 0.25~0.5g,必要时每 1~2 小时重复 1 次,或与其他中枢兴奋药交替使用,直到可以"唤醒"患者而无肌肉震颤或抽搐。极量:每次 1.25g。

盐酸山梗菜碱 注射剂:3mg/ml、10mg/ml。皮下或肌内注射,每次 3~10mg。极量:每次 20mg。

盐酸二甲弗林 注射剂:8mg/2ml。每次 8~16mg,用 50% 葡萄糖注射液稀释后缓慢静脉注射;重症患者 16~32mg,用 0.9% 氯化钠注射液稀释后静脉滴注。

盐酸多沙普仑 注射剂:10mg/ml。对麻醉药引起的中枢抑制:静脉注射 0.5~1.0mg/kg,不超过 1.5~2.0mg/kg,5 分钟内注完。其他药物引起的中枢抑制:静脉滴注,2mg/kg,每 1~2 小时可重复 1 次,直至患者苏醒。

课件
14章PPT

扫一扫
知重点

第十四章

利尿药和脱水药

学习要点

1. 复习尿液生成的生理过程;利尿药的分类以及作用部位。
2. 呋塞米、氢氯噻嗪、螺内酯的药理作用、作用机制、临床用途及不良反应。
3. 甘露醇的作用特点、临床用途及不良反应。
4. 比较利尿药与脱水药的作用特点。

第一节 利 尿 药

利尿药(diuretics)是直接作用于肾脏,增加电解质及水排泄,使尿量增多的药物。常用的利尿药按其作用强弱和部位分为:

1. **高效利尿药(袢利尿药)** 本类药物主要作用于髓袢升支粗段,利尿作用强大,代表药有呋塞米。

2. **中效利尿药** 本类药物主要作用于远曲小管近端,利尿作用中等,代表药有氢氯噻嗪。

3. **低效利尿药** 本类药物主要作用于远曲小管和集合管,利尿作用弱,有减少 K^+排出作用,代表药有螺内酯、氨苯蝶啶。

一、利尿药作用的生理学基础

尿液的生成是通过肾小球滤过、肾小管和集合管重吸收及分泌三个环节实现的,现分述如下:

(一)肾小球滤过

血液流经肾小球,除蛋白质和血细胞外,其他成分均可滤过而形成原尿。正常人每日能形成 180L 原尿,但排出的终尿仅 1~2L,可见约 99% 的原尿在肾小管被重吸收,因此,增加肾小球滤过率的药物其利尿作用甚微,临床常用的利尿药主要作用于肾小管(图 14-1)。

(二)肾小管重吸收和分泌

1. **近曲小管** 此段重吸收 Na^+ 约占原尿 Na^+ 量的 60%~65%。Na^+ 在近曲小管的

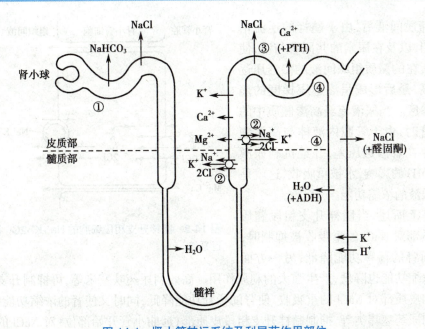

图 14-1　肾小管转运系统及利尿药作用部位
①乙酰唑胺　②祥利尿药　③噻嗪类　④醛固酮拮抗药
PTH. 甲状旁腺激素　ADP. 抗利尿激素

转运可分成二相，Na^+ 通过腔膜侧进入胞内，再通过基底膜离开细胞，此外，Na^+ 在近曲小管可通过 Na^+-H^+ 反向转运系统与 H^+ 按 $1:1$ 进行交换而重吸收。H^+ 的产生来自 H_2O 与 CO_2 所生成的 H_2CO_3，这一反应需上皮细胞内碳酸酐酶（CA）的催化，然后 H_2CO_3 再解离成 H^+ 和 HCO_3^-，H^+ 将 Na^+ 换入细胞内，再由 Na^+ 泵将 Na^+ 送至组织间液。若 H^+ 的生成减少，则 Na^+-H^+ 交换减少，致使 Na^+ 的重吸收减少而引起利尿（图 14-2）。

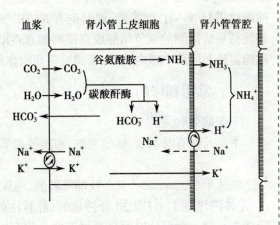

图 14-2　肾小管上皮细胞离子交换示意图

碳酸酐酶抑制药乙酰唑胺（acetazolamide，diamox）能使 H^+ 的生成减少而发挥利尿作用，但作用弱，原因是该药抑制近曲小管 Na^+ 的重吸收后，近曲小管本身及以下各段肾小管可出现代偿性重吸收增多现象，加之易致代谢性酸中毒，现已少用。

2. 髓祥升支粗段　髓祥升支粗段与利尿药作用关系密切，也是高效利尿药的重要作用部位。此段重吸收原尿中 30%~35% 的 Na^+，而不伴有水的重吸收。该段管腔膜上存在 K^+-Na^+-$2Cl^-$ 协同转运（co-transport）系统。该转运系统可将 2 个 Cl^-、1 个 Na^+ 和 1 个 K^+ 同向转运到细胞内，进入细胞内的 Na^+ 再被管周膜的 Na^+ 泵泵出。进入胞内的 Cl^-，通过间液侧离开细胞，K^+ 则沿着腔膜侧的钾通道进入小管腔内，形成 K^+ 的再循环（图 14-3）。当原尿流经髓祥升支时，随着 NaCl 的重吸收，管腔内液也逐渐由高渗变为低渗，进而形成无溶质的净水，这就是肾对尿液的稀释功能。同时 NaCl 被重吸收到髓质间液后,由于髓袢的逆流倍增作用,以及在尿素的共同参与下,使髓袢所在的髓质组织间液的渗透压逐步提高,最后形成呈渗透压梯度的髓质高渗区。当尿液流经高渗髓质中的集合管时,由于管腔内液体与高渗髓质间存在着渗透压差,并经抗利尿激素(ADH)的影响,水被重吸收,这就是肾对尿液的浓缩功能。

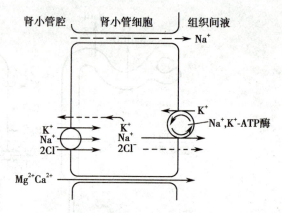

图 14-3 髓袢升支粗段细胞的 Na^+-K^+-$2Cl^-$ 协同转运系统

综上所述,当髓袢升支粗段髓质和皮质部对 NaCl 的重吸收被抑制时,一方面肾的稀释功能降低;另一方面肾的浓缩功能也降低,产生强大的利尿作用。高效利尿药呋塞米等,可抑制升支粗段髓质和皮质部对 NaCl 的重吸收,使肾的稀释功能降低,同时又使肾的浓缩功能降低。中效利尿药噻嗪类等,抑制髓袢升支粗段皮质部(远曲小管开始部位)对 NaCl 的重吸收,使肾的稀释功能降低,但不影响肾的浓缩功能。

3. 远曲小管及集合管 此段重吸收原尿 Na^+ 约 5%~10%,远曲小管初段其 NaCl 重吸收主要通过 Na^+-Cl^- 同向转运系统完成。远曲小管后段和集合管其重吸收方式除继续进行 Na^+-H^+ 交换外,同时也有 Na^+-K^+ 交换过程,这是在醛固酮调节下进行的。如能拮抗醛固酮的调节功能或直接抑制 Na^+-K^+ 交换,就会造成排钠留钾而致利尿,又称为留钾利尿药。螺内酯、氨苯蝶啶等药物作用于此部位。

二、常用利尿药

(一)高效利尿药

本类药物有呋塞米、依他尼酸、布美他尼等。

呋 塞 米

呋塞米(furosemide)又名呋喃苯胺酸、速尿。

【体内过程】 口服 30 分钟显效,静脉注射 5 分钟后生效,1 小时作用达峰值,维持 2~3 小时。大部分以原形通过近曲小管有机酸转运机制分泌而从尿中排出。反复给药不易在体内蓄积。

【药理作用】

1. 利尿作用 利尿作用迅速、强大而短暂。主要作用于髓袢升支粗段,干扰 Na^+-K^+-$2Cl^-$ 协同转运系统,妨碍 NaCl 的重吸收,使管腔液中 NaCl 浓度增加,尿的稀释功能受抑制;同时因使髓质间液的渗透压梯度降低,导致尿液流经集合管时,水的重吸收减少,影响尿的浓缩过程,排出大量近等渗的尿液。由于 Na^+ 排出较多,促进 Na^+-K^+ 交换,故尿中 K^+ 排出增多,同时也增加 Ca^{2+}、Mg^{2+} 的排泄。Cl^- 的排出量往往超过 Na^+,故长期用药可出现低氯碱血症。

2. 扩血管作用 呋塞米可扩张肾血管,增加肾血流量;扩张小静脉,减轻心脏负担,降低左心室充盈压,减轻肺淤血。这种扩血管作用可能与增加前列腺素合成有关。

【临床用途】

1. 治疗严重水肿 对心、肝、肾各型水肿均有效。主要用于其他利尿药无效的顽固性水肿和严重水肿。

2. 治疗急性肺水肿及脑水肿 静脉注射呋塞米能迅速扩张容量血管，使回心血量减少，加之利尿，进一步降低血容量。减轻心脏负荷，从而迅速消除左心衰竭引起的急性肺水肿。由于利尿作用，血液浓缩，血浆渗透压升高，有助于消除脑水肿，降低颅内压。

3. 治疗急慢性肾衰竭 静脉注射 40~80mg 呋塞米，能降低肾血管阻力，增加肾血流量，改善急性肾衰竭的少尿和肾缺血；因尿量增加，冲洗肾小管，从而防止肾小管的萎缩和坏死。大剂量可治疗慢性肾衰，增加尿量，在其他药物无效时，仍能产生作用。

4. 加速毒物排泄 配合输液，可促使毒物从尿中排出，主要用于某些经肾脏排泄的药物中毒的抢救。

5. 用于高钙血症 静脉注射呋塞米可以一定程度抑制 Ca^{2+} 重吸收，降低血钙。

【不良反应】

1. 水与电解质紊乱 为过度利尿所引起，表现为低血容量、低血钾、低血钠、低氯性碱血症等。低钾血症最常见，症状为恶心、呕吐、腹胀、肌无力及心律失常等，严重时可引起心肌、骨骼肌及肾小管的器质性损害及肝性脑病，故应注意及时补充钾盐，加服留钾利尿药可避免或减少低血钾的发生。长期应用还可引起低血镁，当低血钾与低血镁同时存在时，如不纠正低血镁，即使补充 K^+ 也不易纠正低血钾。

2. 耳毒性 表现为眩晕、耳鸣、听力减退或暂时性耳聋，肾功能减退者或同时使用其他耳毒性药物（如氨基苷类抗生素）尤易发生。依他尼酸耳毒性最强，布美他尼最轻。

3. 高尿酸血症 利尿药和尿酸经有机酸分泌途径排出时相互竞争，长期用药时可出现高尿酸血症，诱发痛风。可引起高血糖，升高 LDL- 胆固醇和甘油三酯，降低 HDL- 胆固醇。严重肝、肾功能不全、糖尿病、高脂血症及孕妇慎用。

4. 胃肠道反应 表现为恶心、呕吐、上腹部不适，重者可出现胃肠出血。偶见过敏反应，磺胺药过敏者对呋塞米、布美他尼可发生交叉过敏。

（二）中效利尿药

中效利尿药主要是指噻嗪类（thiazides），常用药物包括氢氯噻嗪（hydrochlorothiazide）、氢氟噻嗪（hydroflumethiazide）、苄氟噻嗪（bendroflumethiazide）、环戊噻嗪（cyclopenthiazide），其中以氢氯噻嗪最常用。氯噻酮（chlortalidone）无噻嗪环结构，但其药理作用相似，故在此一并介绍。

氢 氯 噻 嗪

氢氯噻嗪（hydrochlorothiazide）又名双氢克尿塞。

【药理作用】

1. 利尿作用 利尿作用温和而持久，本品作用于髓袢升支粗段皮质部，抑制 NaCl 的重吸收，随着 Na^+ 在管腔液中浓度增加，使远曲小管的 Na^+-K^+ 交换增多。长期服用可致低血钾。本类药物对碳酸酐酶有轻度抑制作用，略增加 HCO_3^- 的排泄。此外，尚可促进远曲小管 Ca^{2+} 的重吸收，减少尿液中 Ca^{2+} 的浓度。

2. 抗利尿作用 能明显减少尿崩症患者的尿量，其机制可能是抑制磷酸二酯酶，增加远曲小管及集合管细胞内 cAMP 的含量,提高远曲小管对水的通透性。同时因增加 NaCl 的排出,导致血浆渗透压降低,减轻口渴感,饮水量减少,故尿量减少。

3. 降压作用 早期通过利尿、减少血容量而降压,长期用药能扩张外周血管而降压。

【临床用途】

1. 治疗水肿 可用于消除各种原因引起的水肿。对轻、中度心性水肿疗效较好;对肾性水肿的疗效与肾损害程度有关,损害轻者效果好,损害重者效果差;对慢性肝病引起的水肿疗效亦较差,应用时应注意防止低血钾诱发肝性脑病。

2. 治疗高血压 为常用的基础降压药(见第十六章)。

3. 其他 对尿崩症患者有一定疗效,主要用于肾性尿崩症及用加压素无效的垂体性尿崩症。也可用于高尿钙伴有肾结石者。

知识链接

尿 崩 症

尿崩症是指抗利尿激素(ADH,加压素)严重缺乏或部分缺乏(中枢性尿崩症),或肾脏对 ADH 不敏感(肾性尿崩症),导致肾小管吸收水的功能障碍,引起多尿、烦渴、多饮及低比重尿和低渗尿为特征的一组综合征。

【不良反应】

1. 电解质紊乱 如低血钾、低血镁、低氯碱血症等。其中以低钾血症最为常见,故应注意及时补充钾盐,加服留钾利尿药可避免或减少低血钾的发生。

2. 潴留现象 长期用药可引起高尿酸血症、高钙血症、高血糖、高脂血症。本类药物可能抑制胰岛素的分泌以及减少组织利用葡萄糖,使血糖升高,可使胆固醇增加 5%~15%,并增加低密度脂蛋白。痛风、糖尿病、高血脂患者慎用。

3. 其他 与磺胺类有交叉过敏反应,偶见粒细胞减少等。

(三) 低效利尿药

螺 内 酯

螺内酯(spironolactone)又名安体舒通(antisterone),化学结构与醛固酮相似,可与醛固酮竞争远曲小管和集合管细胞浆内的醛固酮受体,抑制醛固酮调节的 Na^+-K^+ 交换,呈现排钠留钾作用。又称留钾(或保钾)利尿药。起效慢,作用弱而持久。主要用于与醛固酮升高有关的顽固性水肿,如肝硬化腹水及肾病综合征水肿。常与排钾利尿药合用,可增加利尿效果并预防低钾血症。

现有主张充血性心力衰竭(CHF)患者在常规治疗基础上加用螺内酯,一方面是利尿消除水肿,因为 CHF 患者血中醛固酮浓度明显升高;另一方面可防止左室肥厚时心肌间质纤维化,改善血流动力学和临床症状。

久用可致高血钾,肾功能不全时更易发生,故肾功能不全者禁用。可引起男子乳房女性化和性功能障碍、妇女多毛症等。

新型醛固酮受体阻断药

氨苯蝶啶及阿米洛利

氨苯蝶啶(triamterene)、阿米洛利(amiloride)两药作用于远曲小管和集合管,阻滞

Na^+通道,抑制Na^+-K^+交换,减少Na^+的重吸收,发挥较弱的排钠留钾利尿作用。与其他利尿药合用时,其留钾作用更为明显。两药口服吸收迅速、作用时间长,不良反应较少。因利尿作用弱,常与中效或强效利尿药合用治疗各种顽固性水肿,并能对抗其他利尿药的排钾等不良反应。

长期服用可引起高钾血症,肾功能不全、糖尿病及老人较易发生,高钾血症者禁用。氨苯蝶啶能抑制二氢叶酸还原酶,引起巨幼红细胞性贫血。

乙酰唑胺

乙酰唑胺(acetazolamide)通过抑制碳酸酐酶的活性而抑制HCO_3^-重吸收,由于Na^+在近曲小管可与HCO_3^-结合排出,近曲小管Na^+重吸收会减少,水的重吸收减少。乙酰唑胺还抑制肾脏以外部位碳酸酐酶依赖的HCO_3^-的转运。如眼睫状体向房水中分泌HCO_3^-以及脉络丛向脑脊液分泌HCO_3^-,因而减少房水和脑脊液的生成量以及pH。本类药现已少用,但仍有几种特殊用途:①治疗青光眼:可使房水生成减少而降低眼内压;②治疗急性高山病:可减少脑脊液的生成及降低其值,改善机体功能,登山者攀登前24小时服用;③碱化尿液和纠正代谢性碱中毒等。

第二节 脱 水 药

脱水药(dehydrate agents)又称渗透性利尿药(osmotic diuretics)是指能使组织脱水的药物。静脉给药后提高血浆渗透压,产生组织脱水和利尿作用。其特点为:①易经肾小球滤过;②不易被肾小管重吸收;③不易从血管透入组织液中。常用药物有甘露醇、山梨醇、高渗葡萄糖等。

甘 露 醇

甘露醇(mannitol),临床用20%的高渗水溶液静脉快速滴注。

【药理作用】

1. 脱水作用 静脉注射后能迅速提高血浆渗透压,使组织间液水分向血浆转移而产生组织脱水作用。

2. 利尿作用 静脉注射后,一方面因增加血容量,使肾小球滤过增加;另一方面该药从肾小球滤过后,几乎不被肾小管重吸收,由于渗透压的作用,而阻止水的重吸收,故能利尿。

【临床用途】

1. 治疗脑水肿及青光眼 静脉滴注可使组织脱水,用于脑肿瘤、脑外伤、脑组织炎症及缺氧等引起的脑水肿,是降低颅内压的首选药。甘露醇也能降低青光眼患者的眼内压,用于急性青光眼或青光眼术前以降低眼内压。

2. 预防急性肾衰竭 甘露醇能在肾小管液中发生渗透效应,阻止水分重吸收,维持足够的尿量,使肾小管内有害物质稀释,从而保护肾小管,使其免于坏死。通过脱水作用,可减轻肾间质水肿。

【不良反应】 注射过快可引起一过性头痛、眩晕和视力模糊。活动性颅内出血者禁用,充血性心力衰竭者禁用,因可增加循环血量而增加心脏负荷。

山 梨 醇

山梨醇(sorbitol)是甘露醇的同分异构体,作用与用途同甘露醇,因其进入体内后可在肝内部分转化为果糖,故疗效比甘露醇弱。本品易溶于水,价廉,一般可制成25%的高渗溶液使用。

葡　萄　糖

50%的高渗葡萄糖有脱水及渗透性利尿作用,因其易被代谢,并能部分从血管弥散到组织中,故作用较弱,持续时间短。单独用于脑水肿可有"反跳"现象,一般与甘露醇交替使用以治疗脑水肿。

【附】　抗前列腺增生药

前列腺增生又称良性前列腺肥大,是中老年男性的常见疾病。早期表现为尿频,夜尿增多,排尿困难,尿流无力。晚期可出现严重的尿频、尿急、排尿困难,甚至点滴不通,小腹胀满,可触及充盈的膀胱。

特　拉　唑　嗪

特拉唑嗪(terazosin)又名高特灵,是选择性 α_1 受体阻断药,能有效松弛膀胱颈部和前列腺平滑肌,缓解前列腺增生引起的梗阻症状,如尿急、尿频等排尿困难。亦可降低周围血管的阻力,使血压下降。主要用于良性前列腺增生,如伴有高血压患者尤为适宜。不良反应轻微,主要有头痛、眩晕、嗜睡、乏力。驾驶员及孕妇、哺乳期妇女慎用。注意避免发生直立性低血压。

非　那　利　得

非那利得(finasteride)又名非那雄胺、保列治,是一种合成的4-氮甾体激素化合物,可选择性抑制 5α- 还原酶,使睾酮转化成 5α- 双氢睾酮的过程受阻,前列腺细胞内雄性激素水平下降,血清中前列腺特异抗原(PSA)降低,增大的前列腺体积缩小,尿流率增加。本品对改善前列腺增生的排尿梗阻等症状效果显著,平均尿流率和最大尿流率明显提高。可长期服用,有较好的远期效果。适用于良性前列腺增生及前列腺较大但不宜手术治疗者的对症治疗。不良反应少,耐受性良好。

普　乐　安

普乐安又名前列康,为油菜花花粉经适宜加工制成的。黄色或棕黄色,味甜,微涩。本品为花粉制剂,含有多种维生素、微量元素、氨基酸、酶等物质,花粉有抗雄性激素的作用,能改善尿道黏膜及周围组织水肿,能显著缩小前列腺体积。主要用于治疗前列腺增生症及前列腺炎。少数患者用药后有轻度腹泻。

(夏斯俊)

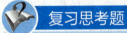复习思考题

1. 试述呋塞米、氢氯噻嗪、螺内酯和氨苯蝶啶的利尿机制和临床用途。
2. 呋塞米和氢氯噻嗪的主要不良反应有哪些? 如何防治?
3. 解释呋塞米或氢氯噻嗪常与螺内酯或氨苯蝶啶合用的意义。
4. 常用的脱水药包括哪些? 主要临床用途是什么?

制剂与用法

呋塞米　片剂:20mg。每次 20~40mg,3 次 / 天,为避免发生电解质紊乱,应从小量开始,间歇给

药,服药 1~3 天后,停药 2~4 天。注射剂:20mg/2ml。肌内注射或稀释后缓慢静脉注射,每次 20mg,1 次 / 天或隔日 1 次。

布美他尼　片剂:1mg、5mg。每次 0.5~1mg,3 次 / 天。注射剂:0.5mg/2ml。静脉注射,每次 0.5~1mg。

依他尼酸　片剂:25mg。每次 25mg,1~3 次 / 天,小量开始,可增加剂量至有效为止。

氢氯噻嗪　片剂:10mg、25mg。每次 25~50mg,2 次 / 天。

环戊噻嗪　片剂:0.25mg。每次 0.25~0.5mg,1~2 次 / 天。

氯噻酮　片剂:50mg。每次 100mg,1 次 / 天或隔日 1 次。

螺内酯　片剂:20mg。每次 20mg,3~4 次 / 天。

氨苯蝶啶　片剂:50mg。每次 50~100mg,2~3 次 / 天。

阿米洛利　片剂:2.5mg、5mg。每次 2.5~5mg,1 次 / 天,必要时 2 次 / 天。

乙酰唑胺　片剂:0.25g。利尿:每次 0.25g,1 次 / 天或隔日 1 次。治疗青光眼:每次 0.25g,2~3 次 / 天。

甘露醇　注射剂:25g/100ml、50g/250ml。静脉滴注,每次 1~2g/kg。在低温时常析出结晶,可加温溶解后应用。

山梨醇　注射剂:20% 溶液 250ml、25% 溶液 100ml。静脉滴注,每次 1~2g/kg。必要时可重复注射。

葡萄糖　注射剂:10g/20ml。静脉注射,每次 20~50mg。

特拉唑嗪　片剂或胶囊剂:1mg、1mg、5mg。

非那雄胺　片剂:5mg。每次 5mg,1 次 / 天。

普乐安　油菜花粉 0.5g。每片 0.5g。胶囊:每粒 375mg。每次 3~4 片,3 次 / 天。

第十五章

钙通道阻滞药概论

 学习要点

1. 从药物选择性及药物作用方面认识钙通道阻滞药的分类。
2. 全面理解钙通道阻滞药的药理作用及临床用途。
3. 不同类型钙通道阻滞药的不良反应与作用特点。

钙通道阻滞药（calcium channel blocker，CCB）又称钙拮抗药，是一类选择性阻滞钙通道，抑制细胞外液 Ca^{2+} 内流，降低细胞内 Ca^{2+} 浓度的药物。由于应用广泛，特综合阐述。

一、分类

（一）根据药物选择性及其化学结构分类

1. 选择性钙通道阻滞药

（1）苯烷胺类：维拉帕米（verapamil）、加洛帕米（gallopamil）、噻帕米（tiapamil）。

（2）二氢吡啶类：包括：①短效类，如硝苯地平（nifedipine）；②中效类，如尼群地平（nitrendipine）、尼卡地平（nicardipine）、尼莫地平（nimodipine）；③长效类，如氨氯地平（amlodipine）、拉西地平（lacidipine）。

（3）地尔硫䓬类：地尔硫䓬（diltiazem）、克仑硫䓬（clentiazem）。

2. 非选择性钙通道阻滞药

（1）氟桂利嗪类：氟桂利嗪（flunarizine）。

（2）普尼拉明类：普尼拉明（prenylamine）。

（3）其他类：哌克昔林（perhexiline）、苄普地尔（bepridil）。

（二）根据药物作用分类

第一型：对心肌及血管平滑肌钙通道均有阻滞作用，包括维拉帕米、加洛帕米、噻帕米、地尔硫䓬等。

第二型：对心肌及血管平滑肌钙通道有阻滞作用，但以血管作用突出，主要为二氢吡啶类。

第三型：只对血管平滑肌钙通道有阻滞作用，如氟桂利嗪。

第四型：有复杂的电生理作用，在常用剂量下，对心肌快、慢通道和血管平滑肌钙通道均有作用,此型有苄普地尔、哌克昔林、普尼拉明等。

二、体内过程

钙通道阻滞药吸收完全,但首关消除强,生物利用度较低(尤其是维拉帕米),经肝脏代谢,肾脏排出。硝苯地平、维拉帕米、地尔硫草 $t_{1/2}$ 较短,约为 4 小时,其缓释剂和二氢吡啶类药物如氨氯地平、拉西地平等的 $t_{1/2}$ 较长,药效可保持 24 小时。

维拉帕米、地尔硫草肝代谢为有活性的物质,继续代谢失活。长期使用,应适当减少剂量,尤其是肝功能降低时。

三、药理作用

(一) 对心脏的作用

1. 负性肌力作用　抑制 Ca^{2+} 进入心肌细胞内,也抑制心肌细胞兴奋 - 收缩耦联中钙离子的利用,因而使心肌收缩减弱,减少心肌的耗氧量。

2. 负性频率和负性传导作用　抑制 Ca^{2+} 进入窦房结细胞,降低窦房结的自律性,减慢房室结的传导速度。减慢心率是治疗室上性心律失常的理论基础,维拉帕米和地尔硫草此作用最强。

3. 保护缺血的心肌细胞　心肌缺血时细胞内“钙超载”可造成心肌细胞严重受损,使线粒体失去氧化磷酸化的能力,导致细胞死亡。钙通道阻滞药抑制 Ca^{2+} 内流,减轻“钙超载”,起到保护心肌细胞的作用。

(二) 对平滑肌的作用

1. 血管平滑肌　抑制 Ca^{2+} 进入血管平滑肌细胞,明显扩张血管,主要扩张动脉血管,包括冠状动脉和肾、脑、肠系膜及肢体动脉,因而可增加冠状动脉流量及侧支循环量,改善心绞痛的症状。尼莫地平对脑血管舒张作用较强,能增加脑血流量。但对多数静脉血管作用小,对前负荷无明显影响。

2. 其他平滑肌　较大剂量也能松弛支气管、胃肠道、输尿管及子宫平滑肌。

(三) 抗动脉粥样硬化作用

钙通道阻滞药通过:①减轻“钙超载”所致的动脉壁损伤;②抑制平滑肌细胞增殖和动脉基质蛋白合成,增加血管壁顺应性;③抑制脂质过氧化,保护内皮细胞;④硝苯地平使细胞内环磷腺苷(cAMP)增加,提高溶酶体酶和胆固醇的水解活性,有助于动脉壁脂蛋白的代谢,从而降低细胞内胆固醇水平。

(四) 对红细胞的影响

红细胞膜的稳定性与 Ca^{2+} 有密切关系,细胞内 Ca^{2+} 浓度增加时,红细胞膜脆性增加,在外界因素作用下,易发生溶血。钙通道阻滞药抑制 Ca^{2+} 内流,降低细胞内 Ca^{2+} 浓度,增强红细胞的变形能力和稳定性,降低血液黏滞度。

(五) 对血小板活化的抑制作用

血小板膜含有电压依赖性钙通道, Ca^{2+} 是血小板变形、聚集和活性释放的重要介质。钙通道阻滞药抑制 Ca^{2+} 内流,从而阻止血小板的聚集与活性产物的合成和释放,还能促进膜磷脂的合成,稳定血小板膜。

(六) 对肾脏功能的影响

钙通道阻滞药可扩张肾入球小动脉和出球小动脉,有效降低肾血管阻力,增加肾血流量及肾小球滤过率,并抑制肾小管对水钠的重吸收,产生排钠利尿作用。钙通道阻滞药还能抑制肾脏肥厚,特别是抑制肾小球系膜的增生,改善肾微循环。如尼卡地平和非洛地平在降压的同时,可明显增加肾血流量,对肾脏有保护作用,在伴有肾功能障碍的高血压和心功能不全的治疗中具有重要的意义。

四、临床用途

(一) 治疗高血压

钙通道阻滞药常用于治疗各种高血压。其降压作用主要是由于舒张血管平滑肌,降低外周血管阻力所致。降压效果与给药前血压水平有关,给药前血压越高,降压效果越好。与其他血管扩张药相比,钙通道阻滞药有如下优点:①选择性扩张小动脉平滑肌,主要降低外周血管阻力和后负荷,而不减少心排出量;②能扩张重要器官如心、脑、肾的血管,在降低血压的同时,并不降低这些部位的血流量,反而增加组织血流量,改善器官功能;③可防止和逆转心肌、血管平滑肌肥厚,保护靶器官;④对血脂、血糖、尿酸及电解质等无不良影响。

二氢吡啶类药物如硝苯地平、尼卡地平、尼莫地平等扩张外周血管作用较强,用于控制严重高血压,长期用药后,全身外周阻力下降 30%~40%,肺循环阻力也下降,后一作用特别适用于高血压危象并发心源性哮喘患者。维拉帕米和地尔硫䓬可用于轻、中度高血压。

临床应用时应根据病情适当选药,对兼有冠心病的患者宜选用硝苯地平;伴有脑血管病者选用尼莫地平;伴有快速型心律失常者最好选用维拉帕米。这些药物可以单用,也可以与其他药物合用。如与 β 受体阻断药普萘洛尔合用,可消除硝苯地平因扩血管作用所产生的反射性心动过速。也可以与利尿药合用,消除扩血管作用可能引起的水钠潴留,并加强其降压效果。

(二) 防治心绞痛

钙通道阻滞药是防治心绞痛的有效药物,其治疗效果与心绞痛的类型和药物种类有关。

1. 变异型心绞痛　钙通道阻滞药可扩张冠状动脉,增加冠脉流量,改善心绞痛症状。硝苯地平疗效最佳,维拉帕米也有效。

2. 稳定型心绞痛　钙通道阻滞药同样有效,可能与增加冠脉流量及降低心肌耗氧有关。但某些患者,应用硝苯地平反而可诱发心绞痛,其原因可能是:①反射性交感神经兴奋引起心动过速,增加心肌耗氧;②扩张非缺血区的冠状动脉,引起冠脉"窃流",导致缺血心肌供氧减少。维拉帕米能明显抑制心肌收缩力和心率,地尔硫䓬降低血压和减慢心率作用也较强,均可应用。

3. 不稳定型心绞痛　维拉帕米和地尔硫䓬疗效较好,硝苯地平因降压时反射性加快心率,有增加心肌缺血的危险,应与 β 受体阻断药合用。

(三) 治疗心律失常

钙通道阻滞药对室上性心动过速和后除极触发活动所致的心律失常均有效。

1. 心房颤动、心房扑动　维拉帕米、地尔硫䓬均可用于控制心房颤动和心房扑动的心室率,但仅限于无充血性心力衰竭的患者。对急性发作的心房颤动、心房扑动采用静脉给药,对慢性患者,可单独口服,也可与地高辛合用。

冠脉"窃流"

2. 阵发性室上性心动过速 静脉注射维拉帕米可有效终止发作,口服维拉帕米可预防发作,但不能终止发作。对于一般室性心动过速,禁用维拉帕米和地尔硫草。

(四)治疗脑血管疾病

脑血管痉挛的确切机制不明,可能与脑内血管平滑肌 Ca^{2+} 升高有关。尼莫地平脂溶性高,易通过血脑屏障,对脑血管有选择性扩张作用,对缺血性脑卒中患者试验用尼莫地平后,患侧大脑半球血流分布改善,梗死区血流明显增加;动物实验观察到,完全性脑缺血超过 7 分钟,尼莫地平能预防再灌注的缺血损害。氟桂利嗪、尼莫地平,常用于缺血性脑血管疾病、脑外伤后遗症、眩晕症及偏头痛等。

五、不良反应

钙通道阻滞药常见的不良反应有头痛、面部潮红、眩晕、脚踝水肿等,这些反应在二氢吡啶类药物中更为多见。脚踝水肿为钙通道阻滞药选择性作用于毛细血管前动脉,引起毛细血管内压力升高所致,平卧可减轻,但不能为利尿药所缓解。另外,可有胃肠道反应,如恶心、食管反流、呕吐等。维拉帕米还可引起便秘,长期治疗偶尔发生牙龈增生。

严重的不良反应常常因药物过量而引起,如过度血管扩张会导致低血压;心力衰竭的患者,由于钙通道阻滞药的负性肌力作用会使病情恶化;心动过缓、传导阻滞的患者,由于钙通道阻滞药的负性频率和负性传导作用可导致心脏停搏,故基础血压偏低、左室收缩功能减弱、病态窦房结综合征和房室传导阻滞的患者应慎用或禁用,特别是使用维拉帕米和地尔硫草时更要谨慎。二氢吡啶类药物禁用于严重动脉粥样硬化患者。

知识链接

钙剂与钙拮抗药

钙剂与钙拮抗药在治疗上并不矛盾,联合使用时,其作用非但不会抵消,反而能相互促进。

补钙是为了纠正负钙平衡,防止体内的钙代谢紊乱和骨钙丢失,同时避免钙盐异常沉积在血管、软组织内,减少动脉粥样硬化的发生。细胞膜上有专门的钙离子通道,正常情况下,细胞外的钙离子浓度远远大于细胞内,这种浓度梯度的维持主要靠钙离子通道。一旦细胞膜上钙离子通道调控失灵,大量钙离子就会进入细胞内,引起血管平滑肌收缩,血压升高,甚至诱发心绞痛、心肌梗死。钙拮抗药可通过拮抗钙离子通过细胞膜进入细胞,从而减少血管的收缩。适当正确地使用钙拮抗药能及时关闭钙离子通道,阻断钙离子的非正常内流。临床中常用的钙拮抗药,如硝苯地平、氨氯地平、拉西地平等都是治疗高血压的首选药物。由此可见,钙剂与钙拮抗药均能起到保护心脑血管、预防和治疗高血压的作用,两者同用并不矛盾。

临床研究发现,老年高血压患者在服用降压药的同时,服用钙剂有助于降低血压。此外,补充钙剂能抵消高盐膳食的致高血压作用,这可能与钙剂防止血浆中去甲肾上腺素浓度的升高有关。

(刘尚智)

扫一扫
测一测

复习思考题

1. 简述钙拮抗药的分类。
2. 简述钙拮抗药的临床用途。
3. 简述钙拮抗剂对心脏的作用特点。
4. 钙拮抗剂的不良反应、禁忌证有哪些?

制剂与用法

维拉帕米　片剂:40mg。每次 40~80mg,3 次 / 天。针剂:5mg/2ml。每次 5~10mg,稀释后静脉注射或静脉滴注,症状减轻后改用片剂口服维持。

硝苯地平　片剂:5mg、10mg。每次 5~10mg,3 次 / 天,急用时可舌下含化。缓释片:20mg。每次 20mg,1 次 /12 小时。

尼卡地平　片剂:10mg、20mg、40mg。每次 20mg,3 次 / 天。

尼群地平　片剂:10mg。每次 10~20mg,2 次 / 天。

氨氯地平　片剂:5mg、10mg。每次 5mg,1 次 / 天,以后根据需要可逐渐增至每次 10mg/d。

尼莫地平　片剂:20mg。①缺血性脑血管病:30~120mg/d,分 3 次口服,连服 1 个月;②偏头痛:每次 40mg,3 次 / 天,12 周为 1 个疗程;③蛛网膜下腔出血所引起的脑血管痉挛:每次 40~60mg,3~4 次 / 天,3~4 周为 1 个疗程;④突发性耳聋:40~60mg/d,分 3 次口服,5 天为 1 个疗程,一般用药 3~4 个疗程;⑤轻、中度高血压:每次 40mg,3 次 / 天,一日最大剂量为 240mg。

地尔硫草　片剂:30mg。①心律失常:每次 30~60mg,4 次 / 天;②心绞痛:每次 30~60mg,1 次 /6~8 小时;③高血压:每日剂量 120~240mg,分 3~4 次服。

氟桂利嗪　胶囊剂:5mg。①包括椎 - 基底动脉供血不全在内的中枢性眩晕及外周性眩晕:10~20mg/d,2~8 周为 1 个疗程;②特发性耳鸣:每次 10mg,每晚 1 次,10 天为 1 个疗程;③间歇性跛行:10~20mg/d;④偏头痛预防:每次 5~10mg,2 次 / 天;⑤脑动脉硬化、脑梗死恢复期:5~10mg/d。

普尼拉明　片剂:每片 15mg。每次 15~30mg,3 次 / 天,症状减轻后,每次 15mg,2~3 次 / 天。

哌克昔林　片剂:50mg。开始每次 100mg,2 次 / 天,以后渐增至 300~400mg/d,最大量每日 600mg。

苄普地尔　片剂:50mg、100mg;注射液:100mg/2ml。每次 150~450mg,1 次 / 天。静脉注射 2~4mg/kg,1 次 / 天。

第十六章

抗高血压药

学习要点

1. 高血压的概念及预后。

2. 一线抗高血压药如氢氯噻嗪、硝苯地平、普萘洛尔、卡托普利、氯沙坦等的药理作用、作用机制、临床用途和主要不良反应。

3. 其他抗高血压药如可乐定、哌唑嗪、硝普钠、二氮嗪的作用特点。

高血压是以体循环动脉血压增高为主要表现的一种常见的临床综合征。根据世界卫生组织建议:成人在安静状态下,收缩压≥140mmHg(18.7kPa)和(或)舒张压≥90mmHg(12.0kPa)即为高血压。根据血压升高水平和累及心、脑、肾的程度,临床上将高血压分为1级(轻度)、2级(中度)和3级(重度)。

绝大多数(90%~95%)高血压的病因不明,称为原发性高血压或高血压病;少数(5%~10%)为继发性高血压,是某些疾病的一种症状,如嗜铬细胞瘤、肾动脉狭窄、妊娠高血压综合征等,又称症状性高血压。

抗高血压药亦称降压药,通过合理应用,能使血压控制在一定的范围内,改善症状,防止或减少并发症,如脑卒中、充血性心力衰竭、慢性肾衰竭等的发生,提高患者的生活质量,降低病死率和致残率,延长寿命。

第一节 抗高血压药分类

1. 利尿药 如氢氯噻嗪等。

2. 钙拮抗药 如硝苯地平、尼群地平、氨氯地平、吲达帕胺等。

3. 肾素 - 血管紧张素 - 醛固酮系统(RAAS)抑制药

(1) 血管紧张素 I 转化酶抑制药(ACEI):如卡托普利、依那普利等。

(2) 血管紧张素 II 受体(AT_1)阻断药(ARB):如氯沙坦等。

4. 交感神经系统抑制药

(1) 肾上腺素受体阻断药:① α_1 受体阻断药,如哌唑嗪等;② β 受体阻断药,如普萘洛尔等;③ α、β 受体阻断药,如拉贝洛尔等。

(2) 中枢交感神经抑制药:如可乐定、甲基多巴等。

（3）去甲肾上腺素能神经末梢抑制药：如利血平、胍乙啶等。

（4）神经节阻断药：如美卡拉明（美加明）、樟磺咪芬（阿方那特）等。

5. 扩张血管药

（1）直接扩张血管药：如肼屈嗪、硝普钠等。

（2）钾通道开放药：如二氮嗪、米诺地尔等。

目前，临床常用的是利尿药、钙拮抗药、β 受体阻断药、ACEI 和 ARB，又称一线抗高血压药。

第二节　常用的抗高血压药

一、利尿药

氢 氯 噻 嗪

氢氯噻嗪（hydrochlorothiazide）又名双氢克尿塞，是最常用的基础降压药。降压作用缓慢、温和、持久，疗效确切，降压过程平稳。一般认为，其降压作用机制短期是通过排钠利尿，造成体内钠和水的负平衡，使细胞外液和血容量减少而起到降压作用；长期是因排钠使小动脉壁细胞内钠的含量降低，Na^+-Ca^{2+} 交换减少，导致细胞内 Ca^{2+} 减少，血管平滑肌舒张，另外细胞内 Ca^{2+} 量减少，使血管平滑肌对 NA 等收缩血管物质的反应性降低而降压。

临床单用治疗轻度高血压，与其他降压药合用可治疗中、重度高血压。

长期应用可引起低血钾、血脂升高、血糖升高等不良反应；尿酸增加可诱发痛风；肾素活性增高引起血压回升，合用 β 受体阻断药可避免。

二、钙拮抗药

血管平滑肌细胞的收缩有赖于细胞内的游离钙，本类药通过阻滞细胞膜上的钙通道，使进入细胞内 Ca^{2+} 减少，导致小动脉平滑肌松弛，外周阻力降低，血压下降。其特点为：①降压时不减少心、脑、肾的血流量；②不引起脂质和糖代谢的改变；③可防止和逆转高血压所致的左室肥厚和血管壁增厚，但其效果比 ACEI 差。

硝 苯 地 平

硝苯地平（nifedipine）又名心痛定，为短效二氢吡啶类钙拮抗药。口服 30~60 分钟起效，作用持续 6~8 小时，$t_{1/2}$ 约为 3~4 小时。

对高血压患者降压显著，对血压正常者作用不明显。降压时伴有反射性心率加快，心搏出量增多，血浆肾素增高，合用 β 受体阻断药可对抗并增强其降压效果。

适用于轻、中、重度高血压，以及合并心绞痛、肾病、糖尿病、哮喘、高脂血症的患者。由于作用短暂，目前多采用缓释剂或控释剂，以减轻迅速降压造成的反射性交感神经活性增强，并延长作用时间。

可出现头痛、眩晕、心悸、低血压、面部潮红、踝部水肿等不良反应。本品短效制剂能加重心肌缺血，长期大量应用可能增加心性猝死率，故伴有心肌缺血的高血压患者慎用和避免大剂量使用。

尼 群 地 平

尼群地平（nitrendipine）为中效二氢吡啶类钙拮抗药。对血管平滑肌有较强的选择性，降压作用比硝苯地平温和、持久。

适用于各型高血压，本品有扩张冠状血管的作用，并降低心肌耗氧量，尤其适用于高血压并发冠心病的患者。与β受体阻断药、利尿药或卡托普利合用能增强降压效果。

偶见头痛、头晕、心悸等不良反应。本品主要在肝内代谢，故肝功能不全者应适当减量。可增加地高辛的血药浓度，联合用药时地高辛应酌情减量。

氨 氯 地 平

氨氯地平（amlodipine）为新一代长效二氢吡啶类钙拮抗药。具有起效缓和、渐进降压、降压平稳持久等特点。$t_{1/2}$ 为 35~50 小时，每日服药 1 次，可持续降压 24 小时。本品能扩张冠状血管，增加冠状动脉血流量。适用于各型高血压，并能减轻和逆转左心室肥厚。常见不良反应有头痛、水肿、心悸、恶心、腹痛等。

吲 达 帕 胺

吲达帕胺（indapamide）兼有钙拮抗作用和利尿作用。能阻滞血管平滑肌细胞膜上的钙通道，降低细胞内 Ca^{2+} 浓度，扩张血管，降低外周阻力，产生降压效应。此外，尚有较弱的利尿作用，是一种新型强效、长效降压药。对轻、中度高血压患者有良好的降压效果。偶见头痛、眩晕、恶心、乏力、失眠等不良反应，但不影响继续用药。

三、肾素 - 血管紧张素 - 醛固酮系统抑制药

肾素 - 血管紧张素 - 醛固酮系统（RAAS）在血压调节及高血压发病中都有重要的影响，现代研究发现，除整体 RAAS 外，组织中也存在独立的 RAAS，对心血管及神经系统功能甚至结构起调节作用（图 16-1）。

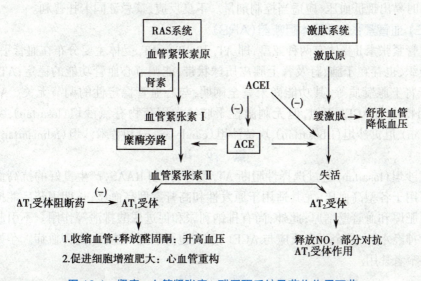

图 16-1　肾素 - 血管紧张素 - 醛固酮系统及药物作用环节

RAAS 升压调节：血管紧张素原在肾素作用下转变为血管紧张素Ⅰ（AngⅠ），AngⅠ在血管紧张素Ⅰ转化酶（ACE）的作用下转变为血管紧张素Ⅱ（AngⅡ），AngⅡ作用于血

管紧张素Ⅱ受体亚型 1（AT$_1$），导致血管收缩、血压升高等；AngⅡ也可作用于受体亚型 2（AT$_2$），产生一氧化氮（NO），舒张血管、降低血压，部分对抗 AT$_1$ 的作用。

（一）血管紧张素Ⅰ转化酶抑制药（ACEI）

ACEI 抑制循环和组织中 ACE 的活性，从而减少 AngⅡ的形成，同时抑制缓激肽（BK）的分解，使血管扩张，血压下降。常用药物有卡托普利（captopril）、依那普利（enalapril）、雷米普利（ramipril）、赖诺普利（lisinopril）等。

ACEI 的特点：①降压的同时不伴有反射性心率加快；②可防止和逆转高血压患者血管壁增厚、心肌细胞增生肥大和心室重构，保护心血管；③不引起电解质紊乱和脂类代谢障碍，可降低糖尿病、肾病和其他肾实质损害患者肾小球损伤的可能性；④久用不易产生耐受性和停药后的反跳现象。

卡 托 普 利

卡托普利（captopril）又名巯甲丙脯酸。分子结构中含巯基（—SH），能与酶的 Zn^{2+} 结合，使 ACE 活性消失而发挥作用。

适用于各型高血压，尤其适用于合并糖尿病及胰岛素抵抗、左室肥厚、心力衰竭、肾功能不全、急性心肌梗死的高血压患者。对中、重度高血压，合用利尿药可增强疗效，减少不良反应。也用于充血性心力衰竭，可减轻心脏前、后负荷，改善心功能。

主要不良反应：①首剂可出现低血压，多见于开始大剂量应用时；②刺激性干咳，最常见，可能与肺内的激肽及前列腺素等物质积聚有关，有时需停药；③久用可引起高血钾、皮疹、味觉和嗅觉异常、脱发等。高血钾、孕妇、肾动脉狭窄者禁用。

依 那 普 利

依那普利（enalapril）又名恩那普利。其降压作用比卡托普利强 10 倍，作用持续 24 小时以上。药理作用同卡托普利，能降低血管外周阻力和肾血管阻力，增加肾血流量。主要用于各型原发性高血压及肾性高血压。因作用强，引起干咳较多，合并有心力衰竭时易出现低血压，应适当控制剂量。不良反应、禁忌证同卡托普利。

（二）血管紧张素Ⅱ受体阻断药（ARB）

血管紧张素Ⅱ受体有两种亚型，即 AT$_1$ 和 AT$_2$。AT$_1$ 受体主要分布在血管平滑肌、心肌组织，也存在于脑、肾及肾上腺皮质球状带，能调节心血管功能的稳定；AT$_2$ 受体分布于肾上腺髓质等，其功能尚未完全阐明，与心血管稳定性的调节无关。ARB 降压作用特点与 ACEI 相似，但无刺激性干咳。常用药物有氯沙坦（losartan）、缬沙坦（valsartan）、厄贝沙坦（irbesartan）、坎替沙坦（candesartan）和替米沙坦（telmisartan）等。

氯 沙 坦

氯沙坦（losartan）通过选择性阻断 AT$_1$ 受体，抑制 RAAS，产生良好的抗高血压作用。可用于各型高血压，尤其适用于原发性和高肾素型高血压；长期用药后能抑制左室心肌肥厚和血管壁增厚；此外，尚有排钠利尿和促进尿酸排泄等作用。不引起干咳和血管神经水肿，其余不良反应与 ACEI 相似，也可引起低血压、高钾血症。孕妇和肾动脉狭窄者禁用。

缬 沙 坦

缬沙坦（valsartan）作用机制同氯沙坦。高血压患者一次服药后，2 小时开始血压下降，4~6 小时达到最大降压效应，降压作用可持续 24 小时。用于轻、中度原发性高血压，尤其适用于肾脏损害所致的继发性高血压，能有效地降低蛋白尿，延缓慢性肾病的进展。不良反应同氯沙坦,偶尔引起红细胞、中性粒细胞减少,已知对本药过敏者、妊娠和哺乳期的妇女禁用。

四、交感神经抑制药

本类药物包括肾上腺素受体阻断药、中枢交感神经抑制药、去甲肾上腺素能神经末梢抑制药和神经节阻断药。其中,去甲肾上腺素神经末梢抑制药利血平(reserpine)降压作用缓慢、温和、持久,同时具有镇静催眠和增加胃酸分泌作用,长期应用可致精神抑郁、诱发和加重溃疡;胍乙啶(guanethidine)降压作用强大,易致直立性低血压,因此,两药临床已较少应用。神经节阻断药美卡拉明(mecamylamine)、樟磺咪芬(trimethaphan camsylate)降压作用快而强,但不良反应多,临床仅用于高血压危象、高血压脑病急需降压者。本章重点介绍前两类药。

(一) 肾上腺素受体阻断药

1. α_1 受体阻断药

哌 唑 嗪

哌唑嗪(prazosin)又名脉宁平。

【药理作用及机制】　本品能选择性阻断突触后膜 α_1 受体,舒张小动脉、小静脉平滑肌,降压作用中等偏强,降压时不出现反射性交感神经兴奋引起的心率加快、心排出量增加;还能降低心脏的前、后负荷;对肾素的分泌无影响。不阻断突触前膜 α_2 受体,因而降压作用稳定、持久。

【临床用途】　适用于轻、中度高血压,与 β 受体阻断药及利尿药合用可增强降压疗效,能用于治疗重度高血压。由于扩张血管降低心脏的前、后负荷,也可治疗充血性心力衰竭。

【不良反应】　①首剂现象,约50%的患者首次用药后出现严重的直立性低血压、心悸、晕厥、意识丧失等,在直立体位、饥饿和低盐时较易发生,将首次剂量减为0.5mg,在睡前服用可避免;②可有嗜睡、眩晕、疲乏、头痛等现象;③久用可致水、钠潴留,可加用利尿药对抗。

特 拉 唑 嗪

特拉唑嗪(terazosin)

【药理作用】　为选择性 α_1 受体阻断药,作用与哌唑嗪类似,可降低外周血管阻力,使血压下降。此外尚可降低膀胱出口部位平滑肌张力。

【临床用途】　适用于高血压,亦可单独用于治疗良性前列腺增生症。

【不良反应】　主要是首剂现象(低血压),如患者感到头晕或心悸,应重新考虑剂量。在开始服药时,应避免驾驶车辆和参加有危险的工作,首次剂量不超过 1mg,临睡前服用。

2. β 受体阻断药

普 萘 洛 尔

普萘洛尔(propranolol)口服起效慢,数天后收缩压可下降 15%~20%,舒张压下降10%~15%,与利尿药合用降压效果更显著。本品降压作用平稳,不引起直立性低血压,不易产生耐受性。

【作用机制】　①阻断心脏 β_1 受体,使心肌收缩力减弱,心率减慢,心排出量减少;

②阻断肾小球旁器细胞的 β_1 受体,减少肾素的分泌,抑制 RAAS,使血管张力降低,血容量减少;③阻断去甲肾上腺素能神经突触前膜的 β_2 受体,抑制其正反馈作用,减少 NA 的释放;④阻断血管运动中枢 β 受体,抑制外周交感神经张力;⑤促进具有扩张血管作用的前列腺素合成和改变压力感受器的敏感性。

【临床用途】　适用于轻、中度高血压,对伴有心排出量偏高或血浆肾素增高的高血压患者、冠心病、脑血管病的患者更适宜。

【不良反应与注意事项】　本品能阻断心脏和支气管的 β 受体,故心功能不全、重度房室传导阻滞、支气管哮喘者禁用。因个体差异较大,一般宜从小剂量开始(40~80mg),以后每周增加 10~20mg,达到满意疗效为止,但每日用量不宜超过 300mg。

3. α 和 β 受体阻断药

拉 贝 洛 尔

拉贝洛尔(labetalol)又名柳胺苄心定。能竞争性阻断 α_1 和 β 受体,其阻断 β 受体作用比阻断 α_1 受体作用强,对 α_2 受体无作用。

【临床用途】　适用于各型高血压及高血压伴有心绞痛的患者,静脉注射用于治疗高血压危象,5 分钟后产生最大的降压效果,可持续 6 小时,血压稳定后改为口服。

【不良反应与注意事项】　不良反应有眩晕、乏力、幻觉、胃肠道反应等。儿童、孕妇、哮喘、脑出血患者忌静脉注射。

(二)中枢交感神经抑制药

可 乐 定

可乐定(clonidine)又名氯压定。脂溶性高,易通过血脑屏障进入脑组织,作用于中枢发挥降压效应。

【药理作用及机制】

1. 降压作用　中等偏强,其机制为:①激动延脑血管运动中枢突触后膜 α_2 受体,使支配心血管系统的外周交感神经活性降低,血压下降;②激动延髓腹外侧核吻侧端的咪唑啉受体(I_1 受体),降低外周交感神经张力而致血压下降;③激动外周交感神经突触前膜 α_2 受体及其相邻的咪唑啉受体,通过负反馈抑制 NA 的释放。

2. 镇静镇痛　可乐定对 α_2 受体的影响与其镇静作用有关;还具有镇痛作用,可能与其促进内源性阿片肽的释放有关,可被纳洛酮拮抗。

【临床用途】

1. 治疗高血压　常用于其他降压药无效的中度高血压。用于高血压危象者应静脉滴注给药。因能抑制胃肠道的分泌和蠕动,特别适用于伴有溃疡病的高血压患者。

2. 用于阿片类镇痛药成瘾者的戒毒治疗。

【不良反应】　可出现口干、嗜睡、抑郁等,连续服用数周可消失。少数患者突然停药,可出现短暂的交感神经功能亢进症状,表现为心悸、血压升高等,故停药时要逐渐减量停药。长期单独应用可引起水钠潴留,与利尿药合用可以克服,并提高疗效。

甲 基 多 巴

甲基多巴(methyldopa)的降压作用与可乐定相似,能明显降低外周血管阻力,其中肾血管降低尤为明显,但不减少肾血流量和肾小球滤过率。适用于中度高血压,特别是肾功能不全的高血压患者。

五、扩张血管药

(一) 直接扩张血管药

本类药物有硝普钠、肼屈嗪等,后者可诱发和加重心绞痛及心力衰竭,大剂量应用可引起全身性红斑狼疮样综合征,现已少用。

硝 普 钠

硝普钠(sodium nitroprusside)为亚硝基铁氰化钠,属硝基类扩血管药。为速效、强效、短效降压药。其降压机制是:通过释放 NO,激活血管平滑肌细胞的鸟苷酸环化酶,使 cGMP 升高,导致血管平滑肌舒张。此外,尚能降低心脏前、后负荷,改善心功能。

高血压危象和
高血压脑病

临床主要采用静脉滴注治疗高血压危象、高血压脑病等高血压急症,也可用于难治性慢性心功能衰竭。

不良反应有恶心、呕吐、心悸、头痛等,停药或减慢滴速可使症状消退。本品在体内可代谢为氰化物,排泄较慢,连续应用可产生氰化物和硫氰化物蓄积中毒,症状为谵妄、精神失常等,可用硫代硫酸钠防治。见光易分解,使用时滴液应新鲜配制,并避光。

(二) 钾通道开放药

本类药物的降压机制是激活血管平滑肌细胞膜上 ATP 敏感性 K^+ 通道,增加 K^+ 外流,使细胞膜超极化而产生舒张血管平滑肌的作用。代表药物有二氮嗪(diazoxide)、米诺地尔(minoxidil)等。

降压作用强,临床主要治疗高血压危象、高血压脑病、恶性高血压。由于不良反应多,不宜长期单用。

第三节　抗高血压药的应用原则

高血压药物治疗的目的,不仅仅是单纯降低血压,还要能减轻和逆转靶器官(心、脑、肾)的损伤,延缓病程发展,减少致死性及非致死性并发症的发生,从而提高生活质量,延长寿命。

1. 有效治疗和终生治疗　有效治疗就是将血压控制在 140/90mmHg 以下。一般认为有吸烟、肥胖、血脂异常、糖尿病、缺少体力活动、老年等危险因素中的 1~2 条,血压≥140/90mmHg 就需要治疗,有效的降压治疗可以显著降低并发症的发生率。所有的非药物治疗,只能作为辅助措施。抗高血压治疗的目标血压是 138/83mmHg。由于高血压的病因不明,目前尚不能根治,故需要终生治疗,即使血压趋向正常也不能随便停药,如需更换药物,应按医嘱逐渐替换。

2. 保护靶器官　高血压的靶器官损伤主要包括心肌肥厚、肾小球硬化和小动脉重构等。抗高血压药物中 ACEI、长效钙拮抗药、ARB 对靶器官的保护作用良好,其他药物较弱或无效。

3. 平稳降压　研究表明血压波动过大可增加靶器官的损害,因此,抗高血压药物治疗应尽量采用缓释制剂或长效制剂,做到 24 小时平稳降压,避免血压波动,以保护靶器官。

4. 联合用药　现有的药物单独长期应用,常会产生耐受性,加大剂量又易产生不良反应,联合用药可以从不同的环节协同降压,减少不良反应,减小用药量。目前临床常用以下四类药物联合:①利尿药;②β受体阻断药;③二氢吡啶类钙拮抗药;④ACEI或ARB。其中任何两类联合都是有效增强,但以②+③和③+④联合效果较好。

5. 根据高血压程度选药　初期轻度高血压患者血压上升不高且不稳定者,宜先采用控制体重、低盐、低脂饮食等措施,无效时选单药治疗,一般选用氢氯噻嗪或(和)普萘洛尔。中度高血压在原用药基础上,加用或改用其他药物,如钙拮抗药、α₁受体阻断药、ACEI、ARB等。对重度高血压在上述联合用药基础上,加用或改用作用强烈的药物,如胍乙啶、米诺地尔等。高血压危象及高血压脑病常用硝普钠静脉滴注,但注意降压速度不宜过快。

6. 根据并发症选药　①高血压伴有心绞痛宜用硝苯地平;②伴有心力衰竭、心脏扩大者宜用氢氯噻嗪、卡托普利,不宜用β受体阻断药;③伴有心动过速者宜用普萘洛尔;④伴有精神抑郁者不宜用甲基多巴;⑤伴有肾功能不全者宜用卡托普利、硝苯地平、甲基多巴;⑥伴有消化性溃疡者宜用可乐定;⑦伴有支气管哮喘者不宜用β受体阻断药;⑧伴有糖尿病及痛风者不宜用噻嗪类利尿药。

知识链接

高血压

　　高血压不仅是一个独立的疾病,而且是心脏病、脑卒中、肾衰竭等疾病的主要危险因素。高血压亦可引起视网膜动脉痉挛、硬化,可导致眼底出血,出现阵发性视物模糊、黑蒙症状,甚至视力严重减退。高血压及并发症的高发病率、高致残率和高死亡率,使高血压已由单纯的个人病痛,转变成为严重的社会问题。据统计,全世界超过1/3的成年人患有高血压,且患病率随年龄增长而递增,每年造成全世界900多万人死亡。我国15岁以上高血压患病率约为24%(2013年中国疾控中心公布),全国高血压患者人数2.66亿,每5个成人中至少有1人患高血压。而高血压患病知晓率不到40%,患者管理率仅约1/4,管理人群服药依从率约60%,血压控制率约50%。

　　自1998年以来,每年10月8日为我国高血压日;自2007年以来,每年5月17日为世界高血压日。高血压日的目的是通过宣传高血压的防治知识,促进心血管疾病、脑卒中及肾脏病的预防、检测和治疗。

(刘尚智)

复习思考题

1. 一线抗高血压药包括几类? 各类有哪些代表药物?
2. 试述卡托普利的降压机制和主要适应证。
3. 哌唑嗪、拉贝洛尔各有何特点? 其临床适应证有哪些?
4. 简述降压药的使用原则。

制剂与用法

硝苯地平　片剂:5mg、10mg。每次5~10mg,3次/天。

尼群地平　片剂:10mg、20mg。每次 10~20mg,2 次 / 天。

氨氯地平　片剂:5mg、10mg。每次 5~10mg,1 次 / 天。

吲达帕胺　片剂:2.5mg。每次 2.5mg,1 次 / 天。

卡托普利　片剂:12.5mg、25mg。开始每次 12.5~25mg,渐增至每次 50mg,3 次 / 天。

依那普利　片剂:5mg、10mg。每次 10mg,1 次 / 天。

氯沙坦　片剂:50mg。每次 50mg,1 次 / 天。

哌唑嗪　片剂:1mg、2mg。每次 1mg,3 次 / 天。

可乐定　片剂:0.075mg、0.15mg。每次 0.075~0.15mg,3 次 / 天。

甲基多巴　片剂:0.25g。每次 0.25g,2~3 次 / 天。

肼屈嗪　片剂:10mg、25mg。每次 10~25mg,3 次 / 天。

硝普钠　粉针剂:50mg。每次 50mg,现用现配,先用 5% 的葡萄糖注射液 2~3ml 溶解后再用同一溶液 500ml 稀释静脉滴注(容器避光),每分钟不超过 3μg/kg。

二氮嗪　注射剂:每支 300mg,附有专用溶剂 20ml。快速静脉注射,每次 300mg,在 10~15 秒内注完。溶液碱性极强,避免漏出血管。

缬沙坦　胶囊剂:80mg。每次 80~160mg,1 次 / 天。

厄贝沙坦　片剂:75mg、150mg。每次 75~300mg,1 次 / 天。建议的初始剂量和维持剂量为每日 150mg。

特拉唑嗪　片剂或胶囊剂:1mg、2mg、5mg。①治疗高血压 1 次 / 天,首次睡前服用,开始剂量 1mg,剂量逐渐增加直到出现满意的疗效。常用剂量 1~10mg/d,最大剂量为 20mg/d。停药后需重新开始治疗者,亦必须从 1mg 开始渐增剂量。②治疗前列腺增生维持量为 2mg/d,睡前服用。

课件
17章PPT

第十七章

抗心绞痛药

扫一扫
知重点

学习要点

1. 心绞痛的分类及发生的病理生理过程。药物治疗心绞痛的机制。

2. 硝酸甘油、β受体阻断药和钙拮抗药的体内过程、药理作用和作用机制、临床用途和主要不良反应。

3. 硝酸甘油与β受体阻断药联合治疗心绞痛的意义。

心绞痛是因冠状动脉供血不足,引起心肌发生急剧而短暂的缺血、缺氧综合征,典型临床表现为阵发性心前区及胸骨后压榨性疼痛或闷痛,可放射到左肩和左上臂内侧。

变异型心绞痛

知识链接

心绞痛的临床分型

根据世界卫生组织(WHO)"缺血性心脏病的命名及诊断标准"的意见,作如下分类:

1. 劳累性心绞痛 ①初发型心绞痛;②稳定型心绞痛;③恶化型心绞痛。

2. 自发性心绞痛 ①卧位型心绞痛;②变异型心绞痛;③中间综合征;④梗死后心绞痛。

3. 混合性心绞痛 另外,有人将初发型心绞痛、恶化型心绞痛、各型自发性心绞痛广义地统称为"不稳定型心绞痛";也有人将恶化型心绞痛和各型自发性心绞痛统称为"梗死前心绞痛"。

造成心肌缺血、缺氧的原因是心肌需氧或耗氧平衡失调所致。痛觉的产生与心肌缺血缺氧产生的代谢产物乳酸、丙酮酸、K^+等在心肌局部堆积,刺激自主神经传入纤维有关。

决定心肌耗氧量的主要因素是心室壁的张力、心率和心肌收缩力。心室壁的张力愈大、心率愈快、心肌收缩力愈强,耗氧愈多。

抗心绞痛药主要通过以下环节使心肌氧的供、需重新平衡而发挥治疗作用:①增加心肌供氧量,如扩张冠状动脉、促进侧支循环等;②降低心肌耗氧量,如扩张外周血管,减轻心脏前、后负荷,降低心室壁张力,以及减慢心率和减弱心肌收缩力。

目前,临床常用的抗心绞痛药物有三类:①硝酸酯类;②β肾上腺素受体阻断药;③钙拮抗药。另外,冠状动脉粥样硬化斑块变化,血小板聚集和血栓形成是诱发不稳定型心绞痛的重要因素,临床使用抗血栓形成和抗血小板聚集的药物如肝素、阿司匹林等有助于心绞痛的防治,降低心肌梗死的发生率。

第一节 硝 酸 酯 类

常用的硝酸酯类药物有硝酸甘油、硝酸异山梨酯。

硝 酸 甘 油

硝酸甘油(nitroglycerin)是防治心绞痛最常用、最有效的药物。

【体内过程】 口服给药首关消除明显,生物利用度仅为8%;舌下含服可避免首关消除,2~5分钟起效,维持20~30分钟。生物利用度可达80%;经皮肤吸收也能避免首关消除,而且持续时间较长。主要在肝内代谢,从尿排出。

【药理作用】

1. 降低心肌耗氧量 硝酸甘油小剂量就能明显扩张静脉血管,减少回心血量,降低心脏前负荷,缩小心室容积,心室壁张力降低,减少心肌耗氧量;稍大剂量也能扩张动脉血管,降低心脏后负荷,减轻心脏射血阻力而降低心肌耗氧量。

2. 改善缺血区心肌的血液供应 硝酸甘油能明显扩张心外膜较大的输送血管和开放侧支循环,但对小动脉血管作用很弱。当心绞痛发作时,缺血区小动脉因缺氧而高度扩张,而非缺血区血管的阻力相对较高,用药后将迫使血液从输送血管经侧支循环流向缺血区,从而改善缺血区的血液供应(图17-1)。

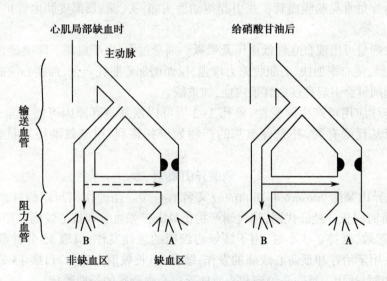

图 17-1 硝酸甘油改善冠状动脉缺血区血供示意图

3. 增加心内膜下血液供应 心绞痛发作时,室内压和室壁张力增高,使心内膜血流量明显减少,故心内膜缺血最为严重。硝酸甘油能扩张静脉,使回心血量减少,扩张动脉,降低心脏射血阻力,使心室容积和室壁张力下降,减少心内膜下血管的压力,从而增加心内膜下区域的血液供应。

【**作用机制**】 硝酸甘油的基本作用是松弛平滑肌,对血管平滑肌最为明显。硝酸酯类能在血管平滑肌和内皮细胞中被降解,产生一氧化氮(NO),NO 能激活鸟苷酸环化酶,增加细胞内 cGMP 的含量,进而激活 cGMP 依赖性蛋白激酶,降低细胞内 Ca^{2+} 的浓度,使血管平滑肌松弛。

【**临床用途**】

1. **防治心绞痛** 防治各型心绞痛,舌下含化能迅速中止发作,也能预防发作。对夜间发作型可皮肤应用软膏剂或贴剂。

2. **治疗急性心肌梗死** 用药后不仅可以减少心肌耗氧量,增加缺血区的供血与供氧,尚有抗血小板聚集和黏附作用,所以早期应用能缩小梗死范围。但要限量使用,以免过度降压,反而加重缺血。

知识链接

心肌梗死

心肌梗死即心肌缺血性坏死,其基本病因是冠状动脉粥样硬化造成一支或多支血管管腔狭窄和心肌供血不足,而侧支循环尚未充分建立,一旦冠状动脉血供急剧减少或中断,心肌严重而持久地急性缺血达 1 小时以上,即可发生心肌梗死。

3. **治疗心力衰竭** 主要降低心脏前、后负荷,可用于心力衰竭的治疗;还可舒张血管,降低其阻力,改善肺通气,用于急性呼吸衰竭及肺动脉高压的治疗。

【**不良反应**】

1. 治疗量常见脑膜血管扩张引起搏动性头痛;头、面、颈部皮肤血管扩张引起颜面皮肤潮红等。

2. 大剂量可出现直立性低血压及晕厥。剂量过大,由于血压下降明显,反射性兴奋交感神经,使心率加快、心肌收缩力增强,反而增加心肌耗氧量,加剧心绞痛。

3. 超剂量会引起高铁血红蛋白症,加重缺氧。

4. 连续应用可产生耐受性,停药 1~2 周可以恢复。其原因可能与血管平滑肌细胞内巯基耗竭有关,补充含巯基的药物如卡托普利、甲硫氨酸可对抗耐受性的发生。

硝酸异山梨酯

硝酸异山梨酯(isosorbide dinitrate)又名消心痛。药理作用与硝酸甘油相似,但较弱,维持时间长。经肝代谢,其代谢产物仍具有扩张血管和抗心绞痛作用。舌下含 2~3 分钟起效,维持 2~3 小时,用于缓解心绞痛的急性发作;口服 15 分钟起效,维持 2~5 小时,用于治疗和预防心绞痛的发作;缓释片(长效消心痛片)口服 15 分钟起效,持续 20 小时,适用于预防心绞痛和心肌梗死后心力衰竭的长期治疗。

第二节 β 肾上腺素受体阻断药

常用药物有普萘洛尔、吲哚洛尔、噻吗洛尔及 β_1 受体阻断药阿替洛尔、美托洛尔、醋丁洛尔等。

普 萘 洛 尔

普萘洛尔(propranolol)又名心得安。

【药理作用及机制】

1. 降低心肌的耗氧量 普萘洛尔通过阻断心脏 β_1 受体,使心肌收缩力减弱,心率减慢,可明显降低心肌耗氧量,缓解心绞痛。但因其抑制心肌收缩力,可使心室容积增加,心室射血时间延长而增加心肌耗氧量。

2. 改善缺血区心肌供血 普萘洛尔能减慢心率,使舒张期延长,冠状动脉的灌流时间延长,有利于血液从心外膜血管流向易缺血的心内膜区,改善心肌缺血区的供血和供氧。

3. 改善心肌代谢 普萘洛尔能改善缺血区心肌对葡萄糖的摄取和利用,改善糖代谢;还可促进氧合血红蛋白的解离,增加组织供氧。

【临床用途】 主要用于治疗对硝酸酯类疗效较差的稳定型心绞痛,可减少发作次数,对伴有高血压或心律失常者更为适用;对心肌梗死也有效,能缩小梗死范围。但对冠状动脉痉挛诱发的变异型心绞痛不宜使用,因冠状动脉 β 受体阻断后,能使 α 受体占优势,易导致冠状血管收缩,加重心肌缺血缺氧。

本类药与硝酸酯类合用,可以取长补短。硝酸甘油引起的反射性心率加快可被普萘洛尔所阻断;而普萘洛尔引起的心室容积扩大,可被硝酸甘油对抗。所以两药合用,可协同降低耗氧,并相互拮抗不良反应。但要注意两者均可降压,合用时应减小剂量,以免血压过度下降,影响冠脉灌注,反而加重心绞痛。

第三节 钙 拮 抗 药

常用药物有硝苯地平(nifedipine)、维拉帕米(verapamil)、地尔硫草(diltiazem)等。可单独用于抗心绞痛,也可与硝酸酯类和 β 肾上腺素受体阻断药合用。

【药理作用及机制】 本类药物阻滞血管平滑肌与心肌细胞上的电压依赖性钙通道,抑制 Ca^{2+} 内流,可使血管扩张和心肌收缩力减弱,降低心肌耗氧量。

1. 降低心肌耗氧量 通过抑制 Ca^{2+} 进入血管平滑肌细胞内,使外周血管扩张,减轻心脏负荷;抑制 Ca^{2+} 进入心肌细胞内,使心脏收缩力减弱,心率减慢,从而降低了心肌的耗氧量。

2. 增加心肌的血液供应 抑制 Ca^{2+} 的内流,使冠状血管扩张,增加冠状血管的血流量;开放侧支循环,增加对缺血区的血液灌注,拮抗心肌缺血时儿茶酚胺诱导的血小板聚集,有利于保持冠状血流的通畅和增加心肌的供血、供氧。

3. 保护缺血的心肌细胞 心肌缺血或再灌注时细胞内"钙超载"可造成心肌细胞尤其是线粒体功能严重受损,ATP 合成减少,心肌能源耗竭,导致细胞死亡。钙拮抗药可防止缺血心肌细胞钙离子超负荷,避免心肌坏死。

【临床用途】 本类药对变异型心绞痛最有效,常首选硝苯地平;也可用于稳定型心绞痛及急性心肌梗死。

(刘尚智)

137

扫一扫
测一测

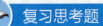 复习思考题

1. 治疗心绞痛的药物有几类？每类有哪些代表药物？
2. 为什么硝酸酯类药物常与β受体阻断药合用治疗心绞痛？
3. 简述钙拮抗药治疗心绞痛的特点。
4. 简述硝苯地平治疗心绞痛的机制。

制剂与用法

硝酸甘油　片剂：0.3mg、0.5mg、0.6mg。舌下含服，每次 0.3~0.6mg。注射剂：1mg/1ml、10mg/1ml。每次 5~10mg，溶于 5% 葡萄糖 250~500ml 中静脉滴注。软膏剂：2%。涂于胸部或前臂皮肤 2~3cm 范围。贴剂：2.5mg、10mg。1 次／天，夜间贴用，贴皮时间不超过 8 小时。

硝酸异山梨酯　片剂：5mg、10mg。舌下含，每次 5~10mg。

盐酸普萘洛尔　片剂：10mg。抗心绞痛：每次 10mg，3~4 次／天。

硝苯地平　片剂：5mg、10mg。每次 10~20mg，3 次／天。

盐酸维拉帕米　片剂：40mg。每次 40mg，3 次／天。

盐酸地尔硫䓬　缓释片剂：30mg、60mg。每次 30~60mg，3 次／天。

单硝酸异山梨酯　片剂：① 100% 速释型，起效相对快，但不能维持有效浓度，常用剂量 20~40mg，2 次／天。② 100% 缓释型，可控制血药成分 24 小时内经不同速度释放，在体内产生理想模式的血药浓度。常用剂量 30~60mg，1 次／天。③ 30% 速释、70% 缓释型，速效部分 30~40 分钟起效，缓释部分可持续 17 小时以上。常用剂量 25~50mg，1 次／天。

第十八章

课件
18章PPT

抗心律失常药

扫一扫
知重点

学习要点

1. 心律失常的概念和分类。
2. 抗心律失常药的分类和各类代表药物名称。
3. 奎尼丁、利多卡因、苯妥英钠、普萘洛尔、胺碘酮、维拉帕米的药理作用、临床用途和不良反应。

心律失常是由于各种原因使心脏冲动的形成或传导发生障碍,而引起心动节律或频率的异常。可分为两类:①缓慢型心律失常,如窦性心动过缓、房室传导阻滞,常用阿托品和异丙肾上腺素治疗;②快速型心律失常,如房性期前收缩、房性心动过速、心房颤动、心房扑动、阵发性室上性心动过速、室性期前收缩、室性心动过速及心室颤动等。本章重点介绍治疗快速型心律失常的药物。

第一节 正常心肌细胞电生理

一、心肌细胞的膜电位

心肌细胞的静息膜电位,膜内负于膜外,约 –90mV,处于极化状态。心肌兴奋时发生除极和复极,形成动作电位,可分为五个时相(图 18-1):

0 相(除极化) 是 Na^+ 快速内流所致,使静息电位时细胞内负电位反转为正电位,即除极化。0 相上升的速度决定心脏冲动的传导速度,静息膜电位负值越高,Na^+ 内流越快,0 相上升的速度越快,冲动的传导速度也越快。

1 相(快速复极初期) 由 K^+ 短暂外流所致。

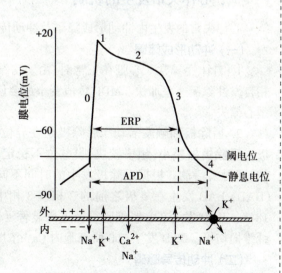

图 18-1 心肌细胞膜电位与离子转运示意图

139

2 相(缓慢复极期)　Ca^{2+} 及少量 Na^+ 经慢通道内流与 K^+ 外流所致。

3 相(快速复极末期)　K^+ 外流加快所致。0 相至 3 相的时程称为动作电位时程(APD)。

4 相(静息期)　通过 Na^+-K^+-ATP 酶的作用,排出 Na^+ 摄入 K^+,恢复静息时的离子分布。非自律细胞膜电位维持在静息水平,而自律细胞则其 4 相的起搏电流(由 Na^+、Ca^{2+} 所携带),是一种钠内流的除极化电流,为自发性舒张期除极。

二、心肌电生理特征

1. 自律性　当自律细胞复极到最大舒张电位(MDP)后,在没有外来刺激的情况下,自动缓慢除极,到达阈电位时,激发节律性动作电位。心肌细胞的这种特征称为自律性。影响自律性的因素主要是舒张期自动除极化的速率即 4 相斜率。自动除极化的速率快,达到阈电位的时间短,单位时间内发生的兴奋次数多,自律性就高;反之自律性则低。

2. 传导性　心肌细胞任何部位发生的兴奋都可传至相邻细胞,引起整块心肌的兴奋,这是心肌具有传导兴奋的功能,因心脏各部位的心肌结构不同,传导的速度有差异。同类心肌的传导速度受静息电位水平的影响,在一定范围内,膜电位负值越大,0 相除极化的速率越快,兴奋传导越快;反之则慢。

3. 有效不应期　复极过程中当膜电位恢复到 -60mV~50mV 时,细胞才对刺激产生可扩布的动作电位。从除极开始到这以前的一段时间即为有效不应期(ERP),它反映快钠通道恢复有效开放所需的最短时间,其时间长短与 APD 的长短变化相应,但程度可不同。ERP 数值越大就意味着心肌不起反应的时间越长,不易发生快速型心律失常。

第二节　心律失常发生的机制与抗心律失常药的作用

一、心律失常发生的机制

心律失常的发生由冲动形成障碍及冲动传导障碍或二者兼有所引起。

(一) 冲动形成障碍

1. 自律性异常　心脏在正常时,由窦房结起搏细胞启动全心活动。自律细胞 4 相自发性除极速率加快、MDP 负值变小都会使自律性升高,冲动形成增多,引起快速型心律失常。

2. 后除极和触发活动　后除极是在异位起搏细胞继 0 相除极之后所发生的除极。后除极振幅小,频率较快,膜电位不稳定,可引起单个、多个或一连串的动作电位,即触发活动。根据后除极发生的时间不同可分为:早后除极(EAD)和迟后除极(DAD),EAD 发生在复极之前的 2 相或 3 相中,DAD 发生在完全复极的 4 相中(图18-2)。EAD 发生在心肌细胞复极过程显著延长时,诱因有低血钾、药物作用、浦肯野纤维损伤等。DAD 发生与心肌细胞内 Ca^{2+} 浓度增高有关,如强心苷类中毒。

(二) 冲动传导障碍

1. 单纯性传导障碍　包括传导减慢、传导阻滞及单向传导阻滞。

2. 折返激动 是指冲动经传导通路折回原处而反复运行的现象。是引发快速型心律失常的重要机制之一（图18-3）。折返分为解剖型折返和功能性折返两类。前者容易发生在心脏两点间存在不同的电生理特征时。当折返发生在

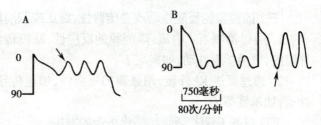

图 18-2 早后除极、迟后除极和触发活动
A.早后除极与触发活动　B.迟后除极与触发活动

房室结或房室之间时,可表现为阵发性室上性心动过速;若发生在心房内,则表现为心房扑动或心房颤动。发生解剖性折返的决定性因素包括:①存在解剖学环路;②环路中各部位不应期不一致;③环路中有传导性下降部位(如单向传导阻滞或因病变而传导减慢)。功能性折返在无明显解剖学环路时即可发生。

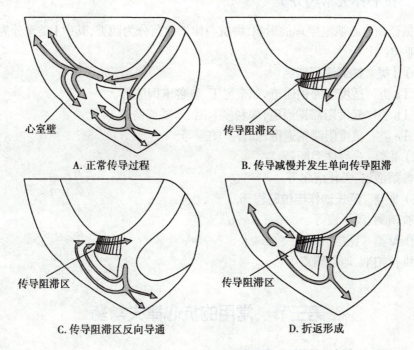

图 18-3 折返形成机制

二、抗心律失常药的基本作用

(一) 降低自律性

药物抑制快反应细胞 4 相 Na^+ 内流(如奎尼丁),抑制慢反应细胞 4 相 Ca^{2+} 内流(如维拉帕米)能使 4 相自动除极的速率减慢,降低自律性。药物促进 K^+ 外流而增大 MDP 负值(如利多卡因),使其远离阈电位,也能降低自律性。

(二) 减少后除极和触发活动

通过促进或加速复极可减少 EAD 的发生,如胺碘酮。DAD 所致的触发活动,与细胞内 Ca^{2+} 过多和短暂 Na^+ 内流有关,因此,钙拮抗药(如维拉帕米)和钠通道阻滞药(如利多卡因)对之有效。

(三) 改变膜的反应性而改变传导性,终止或取消折返激动

1. 通过抑制 Na^+ 内流,降低膜的反应性,减慢传导,使单向传导阻滞转为双向传导阻滞,取消折返冲动,如奎尼丁。

2. 通过促进 K^+ 外流,增强膜的反应性,加速传导,消除单向传导阻滞,终止折返冲动,如苯妥英钠。

(四) 延长 ERP,消除和防止折返的发生

1. 延长 APD、ERP,以延长 ERP 更显著,为绝对延长 ERP,如奎尼丁、胺碘酮。

2. 缩短 APD、ERP,以缩短 APD 更为显著,为相对延长 ERP,如利多卡因、苯妥英钠。

3. 促使相邻细胞不均一的 ERP 趋向均一,也有助于消除折返,复极不均也是诱发心律失常的因素。

三、抗心律失常药分类

根据药物对心肌电生理的影响,将抗心律失常药分为四类,其中 I 类又分为 A、B、C 三个亚类:

(一) I 类 钠通道阻滞药

1. I a 类 适度阻滞钠通道,如奎尼丁、普鲁卡因胺等。
2. I b 类 轻度阻滞钠通道,如利多卡因、苯妥英钠等。
3. I c 类 重度阻滞钠通道,如普罗帕酮等。

(二) II类 β受体阻断药

如普萘洛尔、美托洛尔等。

(三) III类 延长动作电位时程药

如胺碘酮、溴苄铵等。

(四) IV类 钙拮抗药

如维拉帕米、地尔硫䓬等。

第三节 常用的抗心律失常药

一、I类 钠通道阻滞药

(一) I a 类药物

奎 尼 丁

奎尼丁(quinidine)系从金鸡纳树皮中提取的生物碱,为奎宁的右旋体。

【体内过程】 口服易吸收,1~3 小时血药浓度达峰值,$t_{1/2}$ 约 6 小时,生物利用度约 80%,心肌中药物浓度约为血中的 10 倍,10%~20% 以原形由肾脏排出。

【药理作用】 奎尼丁与心肌细胞膜的钠通道结合,阻滞钠通道,适度抑制 Na^+ 内流,对 K^+ 的外流和 Ca^{2+} 内流也有抑制作用。

1. 降低自律性 抑制 Na^+ 内流,使4相舒张期自动除极化的速率减慢,斜率减小,心房肌、心室肌和浦肯野纤维的自律性降低。其中对异位起搏点有强大的抑制作用,治疗量对正常窦房结的自律性影响较小。

2. 减慢传导　抑制 0 相 Na^+ 内流,使 0 相上升速率减慢,振幅降低,心房肌、心室肌和浦肯野纤维的传导减慢,可使病理状态下的单向传导阻滞变为双向阻滞,从而消除折返激动导致的心律失常。

3. 延长有效不应期　能减慢 2 相 Ca^{2+} 内流和 3 相 K^+ 外流,使复极时间延长,对 ERP 延长更明显,从而有利于消除折返冲动引起的心律失常。

4. 其他　阻断 M 受体,有阿托品样抗胆碱作用;还可阻断 α 受体使血管扩张,血压下降而反射性兴奋交感神经。上述两种作用均可使窦性频率增加。

【临床用途】　为广谱抗心律失常药,适用于心房颤动、心房扑动;转复和预防室上性及室性心动过速;治疗频发性室上性和室性期前收缩,在电复律前后使用可提高电复律的成功率和安全性。

【不良反应】

1. 胃肠道反应　多发生在用药初期,常见恶心、呕吐、腹泻等症状。

2. 心脏毒性　奎尼丁因抑制 Ca^{2+} 内流而降低心肌收缩力,阻断 α 受体使血管扩张引起低血压。对原有窦房结功能低下或房室传导阻滞者,可出现心动过缓,甚至心跳停止。偶见奎尼丁晕厥或猝死。

3. 金鸡纳反应　即长期用药出现耳鸣、听力减退、头痛、视力模糊,严重者出现谵妄等症状。

【禁忌证】　严重心肌损害、心功能不全、重度房室传导阻滞、低血压、强心苷中毒及对奎尼丁过敏者禁用。

奎尼丁晕厥

普鲁卡因胺

普鲁卡因胺(procainamide)是普鲁卡因的衍生物,属于广谱抗心律失常药。其作用与奎尼丁相似,心脏毒性弱。主要用于室性心律失常,如室性期前收缩、阵发性室性心动过速等,但对心房颤动和心房扑动疗效较差。

常见厌食、恶心、呕吐等不良反应。静脉注射可出现低血压。长期用药可发生红斑狼疮综合征,停药后可消失。房室传导阻滞者禁用,心力衰竭、低血压及肝功能不全者慎用。

(二) Ⅰb 类药物

利 多 卡 因

利多卡因(lidocaine)为常用的局麻药,又是一种安全、速效的抗室性心律失常药物。

【体内过程】　首关消除明显,不宜口服。静脉注射后 1~2 分钟显效,作用仅维持 20 分钟左右,以静脉滴注维持疗效。主要在肝脏代谢,约有 5%~10% 以原形经肾排出。

【药理作用】　主要作用于浦肯野纤维,对心房几乎无作用。

1. 降低自律性　在极低浓度时能减慢浦肯野纤维 4 相除极速率,使 4 相斜率降低,降低自律性,并提高心室的致颤阈。

2. 对传导的影响　治疗量对浦肯野纤维的传导无明显影响,但在心肌缺血时,抑制 0 相 Na^+ 内流,传导明显减慢,可使单向阻滞变成双向阻滞,消除折返。当细胞内低 K^+ 时,利多卡因则能促进 3 相 K^+ 的外流,静息膜电位加大,0 相上升速率及幅度加大,传导加快,有利于消除单向传导阻滞,终止折返。

3. 对有效不应期的影响　由于促进 K^+ 外流而加速复极,能缩短浦肯野纤维及心肌的 APD 和 ERP,但缩短 APD 更为显著,相对延长 ERP,有利于消除折返。

【临床用途】 主要用于各种室性心律失常,为首选药物。对各种器质性心脏病引起的室性心律失常、强心苷中毒和心脏手术、心导管术、急性心肌梗死引起的室性心律失常均可应用。

【不良反应】 可见嗜睡、头痛、视力模糊等症状,过量可引起窦性心动过缓、房室传导阻滞、血压下降、惊厥等。

【禁忌证】 Ⅱ度、Ⅲ度房室传导阻滞者禁用。

苯 妥 英 钠

苯妥英钠(phenytoin sodium)是常用的抗癫痫药,亦用于治疗室性心律失常。其作用与利多卡因相似,因能与强心苷竞争 Na^+-K^+-ATP 酶,为强心苷中毒所致的室性心律失常的首选药。对心肌梗死、心脏手术、麻醉、电复律等引起的室性心律失常也有效。

静脉注射过快可引起心律失常,如窦性心动过缓、窦性停搏、心室颤动以及低血压、呼吸抑制等。严重心功能不全、心动过缓、贫血、白细胞减少症和孕妇禁用。

美 西 律

美西律(mexiletine)又名慢心律。作用与利多卡因相似,但可以口服,常用于维持利多卡因的疗效。可用于治疗室性期前收缩、室性心动过速、心室颤动及强心苷中毒引起的心律失常等。

口服有胃肠道反应,静脉注射时可出现低血压、心动过缓、传导阻滞等。重度心功能不全、心源性休克、缓慢型心律失常和室内传导阻滞者禁用。

(三) Ⅰc 类药物

普 罗 帕 酮

普罗帕酮(propafenone)又名心律平。

【药理作用】 本品属于广谱抗心律失常药,能抑制 0 相和舒张期 Na^+ 的内流,且有轻度 β 受体阻断作用和钙通道的阻滞作用。

1. 降低自律性 抑制 Na^+ 的内流,降低浦肯野纤维和心肌细胞的自律性。

2. 减慢传导速度 可使心房、心室和浦肯野纤维的传导速度明显减慢。

3. 延长 ERP 和 APD 但是减慢传导的程度强于延长 ERP 的程度,故易引起折返,导致心律失常。限用于危及生命的心律失常。

【临床用途】 适用于室性期前收缩、室上性及室性心性过速等。

【不良反应】 常见恶心、呕吐、味觉改变、头痛、眩晕等,一般不需停药。严重时可致心律失常、房室传导阻滞、心功能不全等。

【禁忌证】 心源性休克、严重房室传导阻滞、窦房结功能低下者禁用。与其他抗心律失常药合用时不良反应可能会加重。

二、Ⅱ类 β肾上腺素受体阻断药

本类药物通过阻断 β 受体对心脏发挥影响,高浓度有膜稳定作用。常用药物有普萘洛尔、美托洛尔、阿替洛尔等。

普 萘 洛 尔

普萘洛尔(propranolol)能减慢 4 相自动除极化的速率,使窦房结、心房、浦肯野纤维的自律性降低,此作用在运动及情绪激动时尤为明显;也能降低儿茶酚胺所致的 DAD 而防止触发活动,延长房室结 ERP。

主要用于室上性心律失常,包括窦性心动过速、心房颤动、心房扑动及阵发性室上性心动过速等,尤其对交感神经过度兴奋、情绪激动、甲亢、嗜铬细胞瘤等所诱发的窦性心动过速疗效好,为首选药。对急性心肌梗死患者,长期使用可减少心律失常的发生及再梗死率,降低死亡率。

可诱发窦性心动过缓、房室传导阻滞、低血压、心力衰竭等不良反应。病态窦房结综合征、房室传导阻滞、支气管哮喘或慢性肺部疾患者禁用。

美 托 洛 尔

美托洛尔(metoprolol)为选择性 β₁ 受体阻断药,作用与普萘洛尔类似,但较弱。主要用于室上性心律失常,可减慢心房颤动、心房扑动时的心室率。病态窦房结综合征、严重心动过缓、房室传导阻滞、心力衰竭、低血压及孕妇禁用。

三、Ⅲ类 延长动作电位时程药

本类药物又称钾通道阻滞药,通过减少 K^+ 外流,明显延长 APD 和 ERP,延长心肌的复极过程。

胺 碘 酮

胺碘酮(amiodarone)又名乙胺碘呋酮。

【体内过程】 口服吸收缓慢而不完全,生物利用度约 40%,个体差异很大,本品需连续用药 1 周才出现作用,其脂溶性高,在组织内蓄积可达数月之久,停药后作用尚可持续 1 个月左右。

【药理作用】 阻滞心肌细胞膜钾通道,抑制心肌复极过程。也能阻滞钠、钙通道,非竞争地阻断 α、β 受体及阻断 T_3、T_4 与其受体的结合,发挥抗心律失常作用。

1. 降低自律性和减慢传导 能降低窦房结和浦肯野纤维的自律性,减慢房室结及浦肯野纤维的传导速度,与其阻滞钠、钾通道及拮抗 β 受体有关。

2. 延长 ERP 长期口服能明显延长心房和浦肯野纤维的 APD 及 ERP,与阻滞钾通道有关。

3. 其他 扩张冠状动脉,改善心肌供血;扩张外周血管,减轻心脏负荷,降低心肌的耗氧量和保护缺血心肌等作用。

【临床用途】 为广谱抗心律失常药,用于各种室上性及室性心律失常,能使阵发性心房扑动、心房颤动及室上性心动过速转复为窦性心律;对室性心律失常,如室性期前收缩、室性心动过速、预激综合征合并心房颤动或室性心动过速也有效。

预激综合征

【不良反应】 常见窦性心动过缓、房室传导阻滞、Q-T 间期延长,另外,可有恶心、呕吐、便秘、肝功能异常等。长期服用可出现角膜褐色微粒沉着,一般不影响视力,停药后可自行恢复。最为严重但罕见的是间质性肺炎或肺纤维化,故长期用药者需定期胸部 X 片检查,一旦发现立即停药,并用糖皮质激素治疗。由于本品含高浓度的碘,长期用药者应监测血清 T_3、T_4 水平。

【禁忌证】 心动过缓、房室传导阻滞、Q-T 间期延长综合征、甲状腺功能障碍和碘过敏者禁用。

四、Ⅳ类 钙拮抗药

本类药物通过阻滞钙通道,抑制依赖 Ca^{2+} 的慢反应细胞的电生理活动,发挥抗心律失常作用。常用药物有维拉帕米、地尔硫䓬等。

维 拉 帕 米

维拉帕米(verapamil)又名异搏定。

【体内过程】 口服吸收迅速,首关消除明显,生物利用度仅为 10%~35%,口服后 0.5~1 小时起效,作用维持 6 小时左右。静脉注射量仅为口服量的 1/10,注射后立即起效,维持 20 分钟左右。大部分在肝脏代谢,75% 由肾脏排出。

【药理作用】 阻滞心肌细胞膜钙通道,使钙内流受阻,抑制慢反应细胞窦房结和房室结的功能。

1. 降低自律性 抑制窦房结和房室结 4 相舒张期除极速率,使自律性降低。

2. 减慢传导 抑制动作电位 0 相上升的速率和振幅,使房室结传导减慢,变单向阻滞为双向阻滞,从而消除折返。

3. 延长 ERP 阻滞钙通道,延长慢反应动作电位有效不应期,对窦房结作用更明显。

4. 其他 扩张冠状血管和外周血管,抑制心肌收缩力,有利于保护缺血心肌。

【临床用途】 治疗室上性和房室结折返所致的心律失常疗效好,对于心房颤动和心房扑动可减慢心室率,对房性心动过速也有良效,尤其对阵发性室上性心动过速效果极佳,为首选药物,常在用药后数分钟内停止发作。

【不良反应】 可出现恶心、呕吐、便秘、头痛、眩晕、面部潮红等。静脉注射过快或剂量过大,可引起心动过缓、房室传导阻滞甚至心脏停搏。也可引起血压下降,诱发心力衰竭,多见于合用 β 受体阻断药的患者,所以本品一般不与 β 受体阻断药合用。

【禁忌证】 心房扑动或心房颤动合并预激综合征、病态窦房结综合征、Ⅱ或Ⅲ度房室传导阻滞、心力衰竭及心源性休克患者禁用。

地 尔 硫 䓬

地尔硫䓬(diltiazem)的作用与维拉帕米相似,能减慢 Ca^{2+} 的内流,降低自律性、使房室结传导减慢、延长有效不应期,也具有扩张血管及负性肌力作用。主要用于阵发性室上性心动过速、频发性房性期前收缩,对阵发性心房颤动也有效。口服可见头晕、乏力及胃肠不适等。窦房结功能不全及高度房室传导阻滞者禁用,避免与 β 受体阻断药合用。

第四节 抗心律失常药物的选择

选用抗心律失常药应考虑多种因素,包括心律失常的类别、病情轻重、患者心功能状态、药物作用与不良反应等。但原则是恢复并维持窦性频率,减少或取消异位节律,控制心室频率,维持循环功能。根据快速型心律失常的分型,选药如下(仅供参考):

1. 窦性心动过速 应针对病因进行治疗,需要时用 β 受体阻断药,也可用维拉帕米。

2. 心房颤动或心房扑动 转律用奎尼丁(宜先给强心苷)或胺碘酮,控制心室频率用强心苷或加用维拉帕米、普萘洛尔。

3. 房性期前收缩　选用 β 受体阻断药、维拉帕米、胺碘酮。

4. 阵发性室上性心动过速　选用维拉帕米、β 受体阻断药、胺碘酮、普罗帕酮。

5. 室性期前收缩　选用美西律、胺碘酮、普鲁卡因胺。急性心肌梗死引起者宜用利多卡因,强心苷中毒者宜用苯妥英钠。

6. 阵发性室性心动过速　选用利多卡因、普鲁卡因胺、普罗帕酮。

7. 心室颤动　选用利多卡因、普鲁卡因胺。

（刘尚智）

 复习思考题

扫一扫
测一测

1. 抗心律失常药分几类? 每类有哪些代表药物?

2. 试述利多卡因抗心律失常的作用特点及临床用途。

3. 简述胺碘酮的药理作用与临床用途。

4. 维拉帕米的药理作用、临床用途有哪些? 使用时应注意什么?

制剂与用法

硫酸奎尼丁　片剂:0.2g。用于复律时,先试服 0.1g,如无过敏及特异质反应,翌日晨口服 0.2g,1 次 /2 小时,共 5 次,如无效,第 2 日重复同一剂量,第 3 日改 0.3g,1 次 /2 小时,共 5 次。转律后用维持量:每次 0.2g,1 次 /6 小时,2~3 次 / 天。用本品复律时患者必须住院。

盐酸普鲁卡因胺　片剂:0.25g。每次 0.25~0.5g,1 次 /4 小时。注射剂:0.1g/ml、0.2g/2ml、0.5g/5ml。紧急复律时,每 5 分钟静脉注入 100mg 或 20 分钟每注入 200mg,直至有效或剂量达 1~2g,然后用静脉滴注维持,速度为每分钟 1~4mg。

盐酸利多卡因　注射剂:50mg/5ml、100mg/5ml、200mg/10ml。紧急复律时,可一次静脉注射 50~100mg(1~1.5mg/kg),如 10 分钟无效,可再静脉注射 1 次,但累积量不能超过 300mg,有效后,以每 1~4mg 分钟的速度静脉滴注,以补充消除量,但每小时药量不宜超过 100mg。

苯妥英钠　片剂:50mg、100mg。第 1 日 1g,第 2、3 日 500mg/d,分 3~4 次服,之后 300~400mg/d 维持。注射剂:100mg/2ml、250mg/5ml。每次 0.125~0.25g,以注射用水 20~40ml 稀释缓慢静脉注射,总量不超过 0.5g/d。注射剂呈强碱性,对组织刺激性较大,不宜静脉滴注或肌内注射。

盐酸美西律　片剂:50mg、100mg。每次 50~200mg,1 次 /6~8 小时。维持量:每次 100mg,3 次 / 天。注射剂:50mg/2ml、100mg/2ml。紧急复律时,静脉注射,100~200mg 溶于 25% 葡萄糖注射液 20ml 中,10~15 分钟注完。

盐酸普罗帕酮　片剂:50mg、100mg、150mg。每次 150mg,3 次 / 天,3~4 天后剂量增至每次 300mg,2 次 / 天。注射剂:17.5mg/5ml、35mg/10ml、70mg/20ml。静脉注射,每次 70mg,稀释后在 3~5 分钟注完,如无效,20 分钟后再注 1 次,总量不超过 350mg/d。

盐酸普萘洛尔　片剂:10mg。每次 10~20mg,3~4 次 / 天,根据疗效增加至最佳剂量。注射剂:5mg/5ml。静脉注射,每次 1~3mg,一般 2~3 分钟内给 1mg,注意心率、血压及心功能情况。

美托洛尔　注射剂:5mg/2ml。用于心律失常,静脉注射,开始时 5mg,1~2mg/min,隔 5 分钟重复静脉注射,直至生效,一般总量为 10~15mg。

盐酸胺碘酮　片剂:100mg、200mg。每次 200mg,3 次 / 天(最大剂量可达 1000~1500mg/d),有效后可用维持量 100~400mg/d。注射剂:150mg/2ml。对快速型心律失常需立即复律者,可用 600~1000mg 溶于葡萄糖静脉滴注。

盐酸维拉帕米　片剂:40mg。每次 40~80mg,3 次 / 天,根据需要可增至 200~300mg/d。注射剂:5mg/2ml。每次 5~10mg,加 5% 葡萄糖注射液 10~20ml 缓慢静脉注射。

　　地尔硫䓬　片剂:30mg、60mg、90mg。每次 30mg,3 次 / 天。注射剂:每支 10mg、每支 50mg。每次 5~10mg,稀释后缓慢静脉注射。

第十九章

课件
19章PPT

治疗充血性心力衰竭药

扫一扫
知重点

 学习要点

1. 充血性心力衰竭的病理生理过程及主要临床表现。
2. 治疗充血性心力衰竭药物的分类。
3. 强心苷类药物的药理作用、临床用途、不良反应及其防治措施、常用的给药方法。
4. 其他治疗充血性心力衰竭药物的作用特点和临床用途。

充血性心力衰竭(congestive heart failure,CHF)是多种原因所致心脏泵血功能降低、不能满足全身组织器官代谢需要、引发组织血液灌流不足以及体循环和(或)肺循环淤血的临床综合征。早期可以通过心肌肥大、交感神经兴奋和肾素-血管紧张素-醛固酮系统的激活,发挥一定的代偿作用,使机体在一定程度上维持循环的稳定,但这些代偿机制也会导致心脏功能的进一步损害,形成恶性循环,最终导致动脉系统缺血、静脉系统瘀血,从而形成 CHF。

扩张型心肌病

目前,治疗 CHF 的药物有:强心苷类、非苷类正性肌力药、血管扩张药和利尿药等。目前已证实,ACEI 和 AT_1 受体拮抗药不仅能缓解 CHF 的症状,而且能显著降低患者的病死率,已作为治疗心力衰竭的一线药物。

第一节　强　心　苷　类

强心苷类药物是一类选择性作用于心脏、加强心脏收缩力的苷类化合物,一般来源于洋地黄类植物,又称洋地黄类药物。

【体内过程】　各种强心苷的作用相似,但药代动力学不同。洋地黄毒苷脂溶性高,口服吸收好,与血浆蛋白结合率高,部分经胆汁排泄形成肝肠循环,显效慢,半衰期长;毒毛花苷 K 脂溶性较低,口服吸收少,需静脉注射给药,绝大部分以原形经肾排出,显效快,半衰期短;地高辛脂溶性介于两者之间,起效和排泄均较快,而蓄积性较小,应用较洋地黄毒苷安全,但因部分以原形经肾脏排出,肾功能不全者清除减慢,易出现蓄积中毒,应适当减少剂量(表 19-1)。

表 19-1　常用强心苷类药物比较

分类	药物	给药途径	口服吸收率（%）	血浆蛋白结合率（%）	显效时间	达峰时间（h）	肝肠循环（%）	半衰期	肾排泄（%）
慢效	洋地黄毒苷（digitoxin）	口服	90~100	95	2~4h	8~12	25	5~7d	10
中效	地高辛（digoxin）	口服	50~90	25	1~2h	4~12	7	33~36h	60~90
速效	去乙酰毛花苷（deslanoside）	静脉注射	20~40	<20	10min	1~2	—	36h	90~100
	毒毛花苷 K（strophanthin K）	静脉注射	2~5	5	5min	1	—	21h	90~100

【药理作用】

1. 增强心肌收缩力（正性肌力作用）　强心苷对心脏具有高度的选择性兴奋作用，对衰竭心脏作用明显，表现为心肌收缩时最高张力和最大缩短速率的提高，使心肌收缩有力而敏捷，这是强心苷治疗 CHF 的关键所在。其具有以下特点：

（1）缩短收缩期：强心苷提高心肌的收缩速率，使心动周期的收缩期缩短而舒张期相对延长，有利于静脉血液回流、心室充盈以及冠脉对心肌的供血，从而改善心脏功能。

（2）增加衰竭心脏心排出量：强心苷加强心肌收缩力，增加搏出量，解除动脉系统供血不足，使心力衰竭时代偿性升高的交感神经兴奋性降低，外周血管扩张，心脏射血阻力下降，可使心排出量进一步增加。

（3）不增加或降低衰竭心肌耗氧量：强心苷对正常心脏可增加耗氧量；但 CHF 患者，因心脏肥大，室壁张力提高，并伴有心率加速，心脏前、后负荷增加，故心肌耗氧量明显增加。强心苷通过正性肌力作用，使心脏体积缩小，室壁张力下降，心率减慢，降低心肌的耗氧量，其结果超过了正性肌力作用所增加的耗氧量，因而总的耗氧量是不增加或减少的。

2. 减慢窦性心率（负性频率作用）　CHF 时交感神经活性增强，心率加快，过快的心率，使舒张期缩短，心室充盈不全，心排出量减少，从而加重心力衰竭。强心苷通过加强心肌收缩力，增加心排出量，刺激主动脉弓和颈动脉窦压力感受器，提高迷走神经兴奋性，从而减慢心率。所以，强心苷的负性频率作用是其正性肌力作用的间接结果。减慢窦性频率对 CHF 患者有利，可使心脏得到充分休息，改善心肌供血，静脉回心血量增多而使心排出量增加。

3. 对心肌电生理的影响

（1）减慢房室传导：治疗量的强心苷反射性兴奋迷走神经，从而延长房室结有效不应期，减慢房室结的传导速度，这种作用可被阿托品所取消。

（2）缩短心房不应期：强心苷能加速 K^+ 外流，使心房肌复极加速，有效不应期缩短。

（3）提高浦肯野纤维自律性：中毒量的强心苷直接抑制浦肯野纤维细胞膜上 Na^+-K^+-ATP 酶，使细胞内 K^+ 浓度降低，最大舒张电位减小，自律性增高，故强心苷中毒可出现各种心律失常，以室性期前收缩、室性心动过速较多见。

4. 对心电图的影响 治疗量的强心苷可使 T 波压低甚至倒置,ST 段呈鱼钩状,是判断临床应用强心苷的依据。P-R 间期延长,反映房室传导减慢;Q-T 间期缩短,提示浦肯野纤维 ERP 及 APD 缩短;P-P 间期延长,反映窦性频率减慢。强心苷中毒时可出现各类心律失常,在心电图上也会有相应的改变。

5. 其他

(1) 对神经系统的影响:中毒量的强心苷可兴奋延髓催吐化学感受区而引起呕吐;兴奋交感神经中枢,增强交感神经的兴奋性,引起快速性心律失常。

(2) 抑制 RAAS:强心苷可降低肾素活性,减少血管紧张素Ⅱ和醛固酮的含量,对心脏产生保护作用。

(3) 利尿:强心苷对心功能不全者,通过正性肌力作用,使肾血流量增加而利尿;也可直接抑制肾小管 Na^+-K^+-ATP 酶,减少肾小管对 Na^+ 重吸收,使尿量增多。

【作用机制】 心肌细胞膜上的 Na^+-K^+-ATP 酶是强心苷受体,强心苷与其结合,抑制酶的活性,使 Na^+-K^+ 交换减少,心肌细胞内 Na^+ 增多,通过 Na^+-Ca^{2+} 双向交换机制,使 Na^+ 的外流和 Ca^{2+} 的内流增加,导致细胞内 Ca^{2+} 浓度上升,心肌收缩力加强。

中毒量的强心苷能明显抑制 Na^+-K^+-ATP 酶,使心肌细胞内 K^+ 量明显减少,导致细胞自律性增高,易发生快速型心律失常。

【临床用途】

1. 治疗充血性心力衰竭 强心苷对多种原因引起的充血性心力衰竭均可获得疗效,但疗效有较大差别。①对心瓣膜病、先天性心脏病、高血压所致的疗效较好,对伴有心房颤动或心室率过快者疗效尤为显著;②对甲状腺功能亢进、维生素 B₁ 缺乏症、重度贫血等所导致的疗效较差,因这种情况下心肌产生能量已有障碍,应针对病因治疗;③对肺源性心脏病、活动性心肌炎等所致的,因伴有心肌缺氧、心肌兴奋性增高,不仅疗效差,且易引起强心苷中毒;④对缩窄性心包炎、重度二尖瓣狭窄等原因所致的,因心室舒张受限或心室充盈受阻,疗效极差甚至无效,应考虑手术治疗。

2. 治疗某些心律失常

(1) 心房颤动:强心苷不能中止心房颤动,但可通过抑制房室传导,延长房室结的有效不应期,减慢心室率,改善心室的泵血功能,增加输出量,缓解和消除心房颤动时的血流动力学障碍。

(2) 心房扑动:强心苷可缩短心房的不应期,使心房扑动转为心房颤动,颤动的冲动快而弱,易被强心苷的抑制传导作用所阻滞,故可以减慢心室率。部分患者停用强心苷后,可恢复窦性节律。

知识链接

心房颤动和心房扑动

心房颤动(房颤),是指心房失去整体收缩功能,各部分发生极快而细弱的纤维颤动,每分钟可达 400~600 次,其主要危险在于心房过多的冲动传到心室,引起心室率过快,导致严重的循环障碍。

心房扑动(房扑),心房扑动的冲动频率较心房颤动少,每分钟 250~300 次,但更易传入心室,引起心室率过快且难以控制。

（3）阵发性室上性心动过速：包括房性、房室交界区的阵发性心动过速，一般采用增强迷走神经张力的措施（如压迫眼球或颈动脉窦等方法），常能使发作停止，如无效或频发时可选用强心苷，通过兴奋迷走神经、减慢房室传导而控制发作。

【不良反应】　强心苷安全范围小，一般治疗量已接近中毒量的 60%，而且患者对其敏感性差异较大，剂量偏高时易发生中毒。

1. 中毒的表现

（1）消化道反应：最常见，如厌食、恶心、呕吐、腹泻、腹痛等，应注意与强心苷用量不足、心力衰竭未被控制的胃肠道淤血所致的胃肠道反应相区别。

（2）心脏反应：最严重，常见类型有：①异位节律点自律性增高（细胞内缺 K^+ 所致），可引起室性期前收缩、二联律、三联律、房室结性或室性心动过速，甚至发生心室颤动；②抑制房室传导，可致不同程度的房室传导阻滞，直至完全性传导阻滞；③抑制窦房结，可出现窦性心动过缓，若心率低于 60 次 / 分钟，为停药指征。

（3）神经系统反应：可有眩晕、头痛、疲倦、失眠、谵妄等，还可表现为黄视、绿视和视力模糊。

2. 中毒的防治

（1）预防：①注意诱发中毒的因素，如低血钾、高血钙、低血镁、心肌缺氧、肾功能低下等；②警惕中毒的先兆症状，如室性期前收缩、窦性心动过缓及色视障碍等；③密切观察心电图的变化与临床症状，监测血药浓度等。

（2）治疗：轻度中毒停用强心苷和排钾利尿药即可。①对快速型心律失常，应及时补钾，轻者口服氯化钾溶液，重者可在心电图及血钾监测下缓慢静脉滴注氯化钾；②对严重的室性期前收缩、室性心动过速、心室颤动，可用苯妥英钠、利多卡因；③对缓慢型心律失常，如房室传导阻滞、窦性心动过缓可用阿托品；④救治危及生命的中毒，可用地高辛抗体 Fab 片断。

【给药方法】

1. 传统给法　即先给全效量，后改用维持量，适用于病情危急的患者。先在短期内给予足量的强心苷以获得最大疗效的剂量，称为全效量，又称洋地黄化量；然后再用小剂量强心苷补充机体每日消除量，以维持疗效，称维持量。此法起效快，但易中毒。

2. 现代给法　即每日维持量法，适用于病情不急的患者。逐日给予恒量的强心苷，约经 4~5 个 $t_{1/2}$ 达到稳态血药浓度，获得治疗效果。此法中毒发生率低，疗效稳定，目前已广泛采用。

第二节　非苷类正性肌力药

一、β 肾上腺素受体激动药

多巴酚丁胺

多巴酚丁胺（dobutamine）是多巴胺的衍生物。能选择性激动 β_1 受体，对 β_2、α 受体作用弱。与心肌的 β_1 受体结合后，激活心肌细胞内的腺苷酸环化酶，使 cAMP 合成增多，促进 Ca^{2+} 自肌浆网释放、细胞外的 Ca^{2+} 内流，导致心肌细胞内的游离 Ca^{2+} 增多，心脏收缩力增强,泵血功能得到改善。

主要用于难治性心力衰竭、心肌梗死或心脏手术后并发的心力衰竭。

二、磷酸二酯酶抑制药

米　力　农

米力农(milrinone)通过抑制磷酸二酯酶Ⅲ而明显提高心肌细胞内 cAMP 含量,加强心肌收缩力,且能扩张动脉和静脉,是一类正性肌力和扩张血管的药物。但有报道,本品能增加病死率,故仅供短期静脉给药治疗难治性心力衰竭。

第三节　减　负　荷　药

一、血管扩张药

血管扩张药通过扩张动脉和静脉,降低心脏的前、后负荷,有利于改善心脏功能,提高心脏射血能力。

硝　酸　酯　类

常用药物有硝酸甘油(nitroglycerin)、硝酸异山梨酯(isosorbide dinitrate),主要扩张静脉,使静脉容量增加而降低心脏前负荷,明显减轻肺淤血及呼吸困难等症状,主要用于肺静脉压明显升高、肺淤血症状显著的 CHF 患者。

肼　屈　嗪

肼屈嗪(hydralazine)主要扩张小动脉,降低心脏后负荷,增加心排出量,主要用于外周阻力升高、心排出量明显减少的 CHF 患者。

硝　普　钠

硝普钠(sodium nitroprusside)能扩张小静脉和小动脉,降低心脏前、后负荷,起效快,可快速控制危急的 CHF,对于急性心肌梗死及高血压所导致的 CHF 疗效较好。

二、肾素 - 血管紧张素 - 醛固酮系统抑制药

常用血管紧张素Ⅰ转化酶抑制药(ACEI),如卡托普利(captopril)、依那普利(enalapril)等,其治疗 CHF 的药理作用为:①扩张血管,降低外周阻力,减轻心脏后负荷,增加心排出量;②减少醛固酮生成,减轻水、钠潴留,降低心脏前负荷;③防止和逆转心肌与血管重构,改善心功能。现已作为治疗 CHF 的基础用药,广泛用于消除或缓解 CHF 症状,延缓 CHF 的发生。临床研究证明,本类药物能降低死亡率、改善患者的预后。对 ACEI 不能耐受者,可改用血管紧张素Ⅱ受体(AT_1)阻断药如氯沙坦(losartan)、缬沙坦(valsartan)等。

三、利尿药

利尿药能促进水、钠的排出,减少血容量,降低心脏前、后负荷,消除或缓解静脉淤血所引发的肺水肿和外周水肿,是治疗各种 CHF 的常规辅助用药。轻度 CHF 可单用氢氯噻嗪(hydrochlorothiazide);中度 CHF 可口服呋塞米(furosemide)或与氢氯噻嗪、螺内酯(spironolactone)合用;严重 CHF、慢性 CHF 急性发作、急性肺水肿等,宜静脉注

射呋塞米。应用排钾利尿药的同时应注意补钾,防止强心苷中毒。

(刘尚智)

复习思考题

1. 治疗 CHF 的药物分几类? 每类有哪些代表药物?
2. 试述强心苷治疗 CHF 的药理学基础。
3. 简述强心苷的作用机制。
4. 强心苷为什么可以治疗心房颤动、心房扑动?
5. 简述强心苷的不良反应及中毒的防治措施。

制剂与用法

地高辛　片剂:0.25mg。轻型慢性病例:0.5mg/d,连用 1 周可达稳态血药浓度。维持量:每次 0.125~0.25mg,1 次 / 天。

毛花苷丙(西地兰)　片剂:0.5mg。注射剂(去乙酰毛花苷):0.4mg/2ml。急性心力衰竭或慢性心力衰竭加重时:每次 0.2~0.4mg,稀释后静脉注射,24 小时总量 0.8~1.2mg。

洋地黄毒苷　片剂:0.1mg。每次 0.05~0.2mg。极量:每次 0.4mg,1mg/d。

毒毛花苷 K　注射剂:0.25mg/1ml、0.5mg/2ml。每次 0.25mg,0.5~1mg/d。极量:每次 0.5mg,1mg/d。

多巴酚丁胺　注射剂:250mg/5ml。250mg 加 5% 葡萄糖注射液 500ml,以每分钟 2.5μg/kg 的滴速静脉滴注。

米力农　片剂:2.5mg。每次 2.5~7.5mg,4 次 / 天。注射剂:100mg/10ml。首次静脉注射 12.5μg/kg,1 次 /10 分钟,最大剂量:75μg/kg,平均 43μg/kg。

第二十章

调血脂药与抗动脉粥样硬化药

 学习要点

1. 血脂与动脉粥样硬化的关系,高脂血症的分型。
2. 他汀类、贝特类药物的作用机制、临床用途和主要不良反应。
3. 其他抗动脉粥样硬化药如考来烯胺、烟酸、普罗布考的作用特点和临床用途。

动脉粥样硬化(atherosclerosis, AS)是指动脉壁上沉积了粥样脂质,使动脉弹性减低、管腔变窄的病变,其产生的原因与脂类代谢紊乱有关。用于防治动脉粥样硬化的药物有调血脂药、抗氧化药、多烯脂肪酸类和保护动脉内皮药等。

第一节 调 血 脂 药

调血脂药是指将血脂或脂蛋白调整到正常范围的药物。

血脂是血浆或血清中的脂类,包括胆固醇(Ch)、甘油三酯(TG)、磷脂(PL)和游离脂肪酸(FFA),Ch 又分为胆固醇酯(CE)和游离胆固醇(FC),两者相加为总胆固醇(TC)。血脂与载脂蛋白(apo)结合,形成脂蛋白(LP)溶于血浆进行转运与代谢,脂蛋白(LP)可分为乳糜微粒(CM)、极低密度脂蛋白(VLDL)、低密度脂蛋白(LDL)和高密度脂蛋白(HDL)。

由于脂质代谢或运转异常,使血浆中一种或几种脂质高于正常,称为高脂血症,可表现为高胆固醇血症、高甘油三酯血症或两者兼有,临床将高脂血症分为五型(表20-1)。

表 20-1 高脂血症的分型及特点

分型	高脂血症类型	脂蛋白变化	脂质变化		发生率	冠心病
I	家族性高乳糜微粒血症(家族性高甘油三酯血症)	CM↑	TC↑	TG↑↑↑	罕见	不易发
II	家族性高胆固醇血症					
IIa	自发性家族性高胆固醇血症	LDL↑	TC↑↑		常见	很易发
IIb	高胆固醇血症、高甘油三酯血症	LDL↑VLDL↑	TC↑↑	TG↑↑	常见	很易发

155

续表

分型	高脂血症类型	脂蛋白变化	脂质变化		发生率	冠心病
Ⅲ	家族性异常β脂蛋白血症(内源性)	LDL↑	TC↑↑	TG↑↑	少见	易发
Ⅳ	高前β脂蛋白血症	VLDL↑	TG↑↑		常见	易发
Ⅴ	混合型高甘油三酯血症(混合型高脂血症)	VLDL↑ CM↑	TC↑	TG↑↑↑	少见	可能易发

一、主要降低总胆固醇和低密度脂蛋白药

(一) 他汀类

他汀类为3-羟基-3-甲基戊二酰辅酶A(HMG-CoA)还原酶抑制药,包括洛伐他汀(lovastatin)、普伐他汀(pravastatin)、辛伐他汀(simvatatin)等。

【药理作用】 HMG-CoA还原酶是肝脏合成胆固醇的限速酶,本类药物能在肝脏竞争性抑制HMG-CoA还原酶,从而阻碍内源性胆固醇的合成,降低血浆总胆固醇(TC)水平。另外,还通过自身调节机制,引起肝细胞表面LDL受体代偿性增加或活性增强,使血浆中LDL等的清除增加,导致血浆中低密度脂蛋白胆固醇(LDL-C)、极低密度脂蛋白胆固醇(VLDL-C)和总胆固醇(TC)进一步下降。

【临床用途】

1. 治疗高脂血症 主要用于原发性高胆固醇血症、杂合子家族性高胆固醇血症、Ⅲ型高脂蛋白血症以及糖尿病和肾性高脂血症。

2. 冠心病的防治 本品可延缓动脉粥样硬化的进展,目前国内学者倡导,以他汀类药、阿司匹林、通心络胶囊三药联合方案,长期服用对心脑血管疾病作一、二级预防。

【不良反应】 少数患者有轻度胃肠道反应,引起腹痛、便秘、腹胀等,也可出现头痛、皮疹、血清转氨酶升高;偶有横纹肌溶血症。肝病患者慎用或禁用,孕妇和哺乳期妇女禁用。

(二) 胆汁酸结合树脂类

考 来 烯 胺

考来烯胺(cholestyramine)又名消胆胺,为苯乙烯型强碱性阴离子交换树脂类。

【药理作用】 考来烯胺能明显降低血浆TC和LDL-C浓度,轻度升高高密度脂蛋白胆固醇(HDL-C)浓度。胆固醇在肝脏经7-α-羟化酶转化为胆汁酸排入肠道,95%胆汁酸有肝肠循环,胆汁酸可反馈性抑制7-α-羟化酶而减少胆汁酸的合成,肠道胆汁酸有利于胆固醇的吸收。

1. 促进胆汁酸排泄 本品口服不被消化道吸收,在肠道以所含的氯离子与胆汁酸交换形成稳定的络合物,阻断胆汁酸的肝肠循环,使其随粪便排出增多。

2. 促进胆固醇向胆汁酸转化 由于胆汁酸减少,消除对7-α-羟化酶反馈性抑制,加速肝内胆固醇向胆汁酸转化,从而降低血浆和肝内的胆固醇。

3. 减少胆固醇在肠道吸收 食物中胆固醇必须有胆汁酸的协助才能吸收,肠内胆汁酸减少,所以胆固醇吸收也减少。

【临床用途】 仅适用于Ⅱa型和Ⅱb型高脂蛋白血症。用药后4~7天生效,2周

内达最大效应,使血浆中 LDL-C 及 TC 浓度明显降低。

【不良反应】 常有恶心、腹胀、便秘等,长期应用可妨碍脂溶性维生素(A、D、E、K)、叶酸、铁剂以及香豆素类、洋地黄类药物的吸收,如需联合用药,应在本类药物用前 1 小时或用后 4 小时服用。

二、主要降低甘油三酯和极低密度脂蛋白药

(一)贝特类

贝特类药物为苯氧酸类衍生物,包括非诺贝特(fenofibrate)、吉非贝齐(gemfibrozil)、苯扎贝特(bezafibrate)等。

【药理作用】 贝特类能明显降低血浆含有甘油三酯的 VLDL,而轻度升高 HDL-C。其降低 VLDL 作用主要与增加脂蛋白脂酶的活性有关,从而增加 VLDL 中的甘油三酯水解和 VLDL 分解,也有降低肝脏 VLDL 中的甘油三酯合成作用。另外,此类药物还有抑制血小板聚集、抗凝血、降低血浆黏度、增加纤溶酶活性的作用。

黄色瘤

【临床用途】 主要用于Ⅱb、Ⅲ、Ⅳ型高脂血症,尤其是对家族性Ⅲ型高脂血症疗效更好。也可用于消退黄色瘤。

【不良反应】 有轻度的腹痛、腹泻、恶心等胃肠道反应,偶见皮疹、脱发、视力模糊、血象和肝功能异常。

(二)烟酸及其衍生物

烟 酸

烟酸(nicotinic acid)是水溶性维生素,广谱调血脂药。

【药理作用】 用药 1~4 天能使 VLDL 和 TG 浓度下降,用药 5~7 天后 LDL-C 也下降,而 HDL-C 升高。与考来烯胺合用,可加强降低 LDL-C 的作用。降脂作用可能与抑制脂肪组织中脂肪分解,抑制肝脏 TG 酯化等因素有关。本品还有抑制血小板聚集和扩血管作用。

【临床用途】 主要用于治疗Ⅱ型、Ⅲ型、Ⅳ型、Ⅴ型高脂血症,也可用于心肌梗死。

【不良反应】 有皮肤潮红、瘙痒等;刺激胃肠道,可出现恶心、呕吐;大剂量可引起血糖升高、尿酸增加以及肝功能异常。

阿 昔 莫 司

阿昔莫司(acipimox)系烟酸的异构体,药理作用与烟酸类似,可使血浆中 TG 明显降低,HDL 升高。常用于高甘油三酯血症、高胆固醇血症。

第二节 抗 氧 化 药

氧自由基可损伤血管内皮,动脉内膜逐渐出现粗糙面,导致过多的胆固醇和 β- 脂蛋白沉积,促进动脉粥样硬化的形成和发展。抗氧化药能防止氧自由基脂蛋白的氧化修饰,阻止动脉粥样硬化的形成和发展。

普 罗 布 考

普罗布考(probucol)是强效的脂溶性抗氧化药,通过抗氧化作用、调血脂作用和抗动脉粥样硬化作用,能降低血浆中 TC 水平,单用时可降低 LDL 和 HDL,但对 TG 和 VLDL 一般无影响。

主要用于各型高胆固醇血症,对继发于肾病综合征或糖尿病的Ⅱ型脂蛋白血症也有效。此外,还能缓解心绞痛,改善心肌缺血。

主要不良反应是胃肠道症状,偶见过敏反应、肝功能异常、血小板减少等。近期有心肌损伤者禁用,孕妇、小儿禁用。

第三节　多烯脂肪酸类

多烯脂肪酸类又称多不饱和脂肪酸,根据不饱和键在脂肪酸链中开始出现的位置,分为 n-3 型和 n-6 型。

n-3 型多烯脂肪酸类包括二十碳五烯酸(EPA)和二十二碳六烯酸(DHA)等,主要存在于海洋生物中,如藻、鱼、贝壳类等。其调脂作用明显,能降低血浆中 TG、VLDL、LDL 和 TC,升高 HDL,并能抑制血小板聚集。主要用于高 TG 性高脂血症和预防动脉粥样硬化斑块的形成;亦可用于糖尿病并发高脂血症。

n-6 型多烯脂肪酸类包括亚油酸、γ- 亚麻油,主要存在于玉米油、葵花籽油、亚麻籽油等植物油中。其降脂作用较弱,临床疗效不肯定。

此外,尚有硫酸多糖类药物,如肝素、硫酸肝素、硫酸软骨素 A、硫酸葡聚糖等,能中和多种血管活性物质,保护动脉内皮和阻滞动脉粥样硬化斑块形成,并具有抗血小板黏附、聚集、防止血栓形成等作用,临床主要用于预防动脉粥样硬化病变的发展。

知识链接

动脉粥样硬化的预防治疗和联合用药

实验证明,降低胆固醇、戒烟、运动、降低同型半胱氨酸、利用 ACEI 均可改善损伤的内皮功能,说明在动脉粥样硬化形成的早期,通过改善内皮功能而达到预防动脉粥样硬化的策略,具有更为深远的临床意义。

另外,从系统的观点来看,内皮分泌的活性因子之间的错综关系,决定了治疗时必须采取联合用药的方法,才能达到最佳的目的。有实验证明,单独应用降脂药(洛伐他汀 + 考来烯胺),内皮功能仅表现为有改善的趋势,但无统计学意义($P=0.08$),当联合应用抗氧化药物(普罗布考)后,其内皮功能得到明显改善。也有学者研究发现,单独利用 ET-1(内皮素 -1)受体选择性抑制药(Q-123),仅可部分恢复高胆固醇血症损伤的内皮舒张功能,而 L- 精氨酸不仅可以部分恢复损失的内皮功能,同时可降低免疫反应性 ET-1 的分泌,将 L- 精氨酸与 ET-1 受体抑制药联合应用,可明显改善血管的内皮功能。

内皮素(ET)是 1988 年 Yanagisawa 等从猪的主动脉内皮细胞培养上清液中分离纯化出的一种含 21 个氨基酸的血管活性肽,是目前所知作用最强的长效血管收缩剂,包括三种异构肽,即 ET-1、ET-2 和 ET-3,其中 ET-1 对颅内血管作用最强。

(刘尚智)

复习思考题

1. 简述洛伐他汀的药理作用与临床用途。
2. 简述消胆胺的药理作用与临床用途。

扫一扫
测一测

制剂与用法

洛伐他汀　片剂：20mg。每次 20~40mg，1 次 / 天，晚餐时服。

普伐他汀　片剂：10mg。每次 5~10mg，2 次 / 天。

辛伐他汀　片剂：10mg。每次 10mg，1 次 / 天，晚餐时服。

考来烯胺　粉剂：4g、9g。每次 4~5g，3~4 次 / 天，进餐时服。

非诺贝特　片剂：100mg。每次 100mg，3 次 / 天，饭后服。

吉非贝齐　片剂：300mg。每次 600mg，2 次 / 天。

烟酸　片剂：100mg。开始每次 0.1g，逐渐增至 1~2g/d，3 次 / 天，饭后服。

阿西莫司　胶囊剂：250mg。每次 250mg，2~3 次 / 天，饭后服。

普罗布考　片剂：500mg。每次 250~500mg，2 次 / 天。

第二十一章

组胺与抗组胺药

学习要点

1. 组胺受体的类型、分布及效应。
2. H_1 受体阻断药的药理作用、临床用途及不良反应。
3. 西咪替丁的药理作用、临床用途及不良反应。

组胺（histamine）是广泛存在于人体组织内的活性物质之一，以皮肤、支气管黏膜、肠黏膜及肺中含量较高。组织中的组胺以无活性的结合型存在于肥大细胞和嗜碱性粒细胞的颗粒中，当机体受到理化因素刺激或发生变态反应时，可导致组胺释放，并迅速与靶细胞上的组胺受体结合，产生生物效应，如血管扩张，增加毛细血管通透性，引起血压下降甚至休克；兴奋支气管和胃肠平滑肌，引起支气管哮喘和胃肠绞痛；刺激胃壁细胞，引起胃酸分泌增多等。组胺受体有 H_1、H_2、H_3、H_4 四个亚型，其分布及效应见表 21-1。组胺本身无治疗用途，但其拮抗药广泛用于临床，根据其对组胺受体选择性的不同，分为 H_1、H_2、H_3 和 H_4 四类受体阻断剂。目前应用于临床的是前两类。

表 21-1　组胺受体的分布、效应及阻断药

受体类型	分布	效应	阻断药
H_1	血管	扩张	苯海拉明
	支气管、胃肠、子宫	收缩	异丙嗪
	心房肌	收缩增强	氯苯那敏
	房室结	传导加快	阿司咪唑
H_2	心室肌	收缩增强	西咪替丁
	窦房结	心率加快	雷尼替丁
	胃壁细胞	胃酸分泌增加	法莫替丁
	血管	扩张	
H_3	中枢与外周神经末梢	负反馈调节组胺的合成与释放	硫丙咪胺
H_4	造血干细胞	促进炎症反应	氨砜拉嗪

第一节 H₁ 受体阻断药

本类药物对 H_1 受体有较强的亲和力而无内在活性,能竞争性阻断 H_1 受体。常用的第一代药物有苯海拉明(diphenhydramine,苯那君)、异丙嗪(promethazine,非那根)、氯苯那敏(chlorpheniramine,扑尔敏)、赛庚啶(cyproheptadine)等;第二代药物有西替利嗪(cetirizine,仙特敏)、氯雷他定(loratadine)、阿伐斯汀(acrivastine,新敏乐)等。美可洛嗪(meclozine,敏可静)、阿司咪唑(astemizole,息斯敏)、特非那定(terfenadine)。常用 H_1 受体阻断药的作用比较见表21-2。

表 21-2 常用 H_1 受体阻断药的作用比较

药物	H_1 受体阻断	镇静催眠	抗晕止吐	抗胆碱	维特时间(h)
苯海拉明	++	+++	++	+++	4~6
茶苯海明	++	+++	+++		4~6
异丙嗪	+++	+++	++	+++	6~12
氯苯那敏	+++	+	—	++	4~6
曲吡那敏	+++	++	—	/	4~6
赛庚啶	+++	+	+	++	8
西替利嗪	+++	+	/	/	7~10
氯雷他定	+++	—	—	—	24
阿伐斯汀	+++	—	—	—	8~16
咪唑斯汀	+++	—	—	—	>24
美可洛嗪	+	+	+++	+	12~24
阿司咪唑	+++	—	—	—	24
特非那定	+++	—	—	—	12~24

注:+++ 强,++ 中,+ 弱,— 无。

【药理作用】

1. 阻断 H_1 受体作用 本类药物能竞争性阻断 H_1 受体,拮抗组胺引起的胃肠、支气管平滑肌兴奋,毛细血管通透性增加的作用。对组胺的降压作用和反射性心率加快作用只能部分拮抗。但对胃酸分泌无影响。

2. 中枢作用 本类药物尤其是第一代产品易通过血脑屏障,具有明显的中枢抑制作用,表现为镇静、嗜睡等。作用强度与个体敏感性及药物品种有关,以苯海拉明,异丙嗪作用最强,氯苯那敏较弱。第二代产品,如阿司咪唑不易通过血脑屏障,西替利嗪选择性阻断外周 H_1 受体,故无中枢抑制作用;阿伐斯汀和咪唑斯汀均无镇静、催眠、嗜睡等副作用。

3. 抗胆碱作用 多数 H_1 受体阻断药均有抗胆碱作用,中枢抗胆碱作用表现为镇静、镇吐,外周抗胆碱作用表现为阿托品样作用。

【临床用途】

1. 治疗变态反应性疾病 对皮肤黏膜的变态反应性疾病,如荨麻疹、过敏性鼻炎等疗效较好；对昆虫咬伤形成的皮肤瘙痒、水肿有良效；对药疹、接触性皮炎有效；对血管神经性水肿、美尼尔综合征、输血反应、药物过敏等亦可应用。对支气管哮喘疗效差；对过敏性休克无效。

2. **防治晕动病及呕吐**　苯海拉明、异丙嗪有较强的抗晕止吐作用，预防晕动病常选用茶苯海明（乘晕宁），其为苯海拉明与氨茶碱形成的复盐。须在乘坐前30分钟服用；对妊娠呕吐及放射病呕吐也有效。

3. **其他**　苯海拉明、异丙嗪中枢抑制作用明显，可用于失眠的治疗；也可对抗氨茶碱所致中枢兴奋作用。

【不良反应】　常见的副作用为嗜睡、乏力、头晕等，驾驶员及高空作业者工作时间不宜使用。也可引起口干、恶心、呕吐等反应。阿司咪唑和特非那定过量可致严重的心律失常。美克洛嗪有动物致畸报道，孕妇禁用。

抗组胺药物的应用现状

第二节　H₂ 受体阻断药

本类药物选择性阻断胃壁细胞 H₂ 受体，抑制胃酸分泌，主要用于消化性溃疡。对以基础胃酸分泌为主的夜间胃酸分泌有良好的抑制作用。

常用药物有西咪替丁、雷尼替丁、法莫替丁。

西 咪 替 丁

西咪替丁（cimetidine）又名甲氰咪胍。

【药理作用与临床用途】　本品竞争性拮抗胃壁细胞膜上组胺 H₂ 受体，不但能抑制基础胃酸的分泌，也能抑制五肽胃泌素、咖啡因和食物等刺激引起的胃酸分泌，并降低其酸度，同时也减少胃蛋白酶的分泌。主要用于治疗胃和十二指肠溃疡。每次400mg，每日 3 次，或800mg 于晚餐后一次口服，连服 4~8 周。停药后复发率较高。此外，可用于上消化道出血、反流性食管炎、卓-艾综合征及胃酸过多的治疗。

【不良反应】　一般表现为头痛、头晕、乏力、口干、便秘、腹泻等；可出现焦虑、定向力障碍、幻觉等中枢症状；长期服用，可见转氨酶升高，白细胞减少及拮抗雄激素作用，可引起男性乳腺发育、阳痿，孕妇慎用。

本品与抗酸药同服，可使血药浓度降低，如必须合用，两者应间隔 1 小时以上。

【药物相互作用】　本品能抑制肝药酶，可使苯二氮䓬类、华法林、苯妥英钠、普萘洛尔、茶碱类等体内转化受抑制，血药浓度升高。与四环素、酮康唑、阿司匹林同服，可使上述药物吸收减少。

雷 尼 替 丁

雷尼替丁（ranitidine）又名呋喃硝胺。抑制胃酸分泌作用比西咪替丁强 4~10 倍，作用持续 12 小时。主要用于胃及十二指肠溃疡，疗效优于西咪替丁，且复发率低；对反流性食管炎及卓-艾综合征等有效。

不良反应较西咪替丁少，偶有头痛、皮疹、恶心、腹泻、胃刺激等。孕妇、婴儿及 8 岁以下的儿童禁用。

法 莫 替 丁

法莫替丁（famotidine）为长效、强效 H₂ 受体阻断药，其作用强度比西咪替丁强20~50 倍，对肝药酶无影响，临床用于反流性食管炎及消化性溃疡、急性应激性溃疡等。

不良反应少，偶有头痛、头晕、口干、便秘、腹泻。肝、肾功能不全及孕妇慎用。

知识链接

H₃受体阻断药

H₃受体是一种新型组胺受体，广泛分布于中枢和外周神经末梢。能调节组胺的合成与释放以及其他神经递质的释放，进而调节中枢和外周器官的活动。研究发现，H₃受体与阿尔茨海默病、注意力缺陷多动症、帕金森病等神经行为失调有关，H₃受体阻断药能改善大鼠的学习和记忆能力，并具有减肥作用，因此，H₃受体阻断药如硫丙咪胺（thioperamide）、GT2277等应用前景良好。

（夏斯俊）

复习思考题

1. 组胺受体有哪几种类型？其对抗药各有哪些？
2. 试述 H₁ 受体阻断药的药理作用和临床用途。
3. 常用的 H₂ 受体阻断药有哪些？有何药理作用和临床用途？

制剂与用法

盐酸苯海拉明　片剂：25mg、50mg。每次 5~50mg，2~3 次／天。注射剂：20mg/ml，每次 20mg，1~2 次／天，肌内注射。

盐酸异丙嗪　片剂：12.5mg、25mg。每次 12.5~25mg，2~3 次／天。注射剂：25mg/ml、50mg/ml。每次 25~50mg，肌内注射或静脉滴注。最多不超过 100mg。

马来酸氯苯那敏　片剂：4mg。每次 4mg，2~3 次／天。注射剂：10mg/ml、20mg/2ml。每次 5~20mg，肌内注射或静脉注射。

盐酸曲吡那敏　片剂：25mg。每次 25~50mg，3 次／天。

阿司咪唑　片剂：10mg。每次 10mg，1 次／天。

特非那定　片剂：60mg。每次 60mg，2 次／天。

赛庚啶　片剂：2mg。每次 4mg，3 次／天。

茶苯海明（乘晕宁）　片剂：25mg、50mg。为苯海拉明与氨茶碱的复合物，预防晕动症，行车（船）前半小时服 50mg。

课件
22章PPT

扫一扫
知重点

第二十二章

作用于呼吸系统药

 学习要点

1. 镇咳药的分类；可待因、喷托维林、右美沙芬的作用特点。

2. 祛痰药的分类；氯化铵、乙酰半胱氨酸、溴己新的作用特点。

3. 平喘药的分类；氨茶碱、沙丁胺醇、特布他林、克伦特罗的平喘作用特点、临床用途及不良反应。

呼吸系统疾病是临床常见疾病，如上呼吸道感染、支气管炎、肺炎、支气管哮喘、肺肿瘤等。其常见的症状是咳嗽、咯痰、喘息。在治疗时除了针对病因注意控制感染外，还应配合使用镇咳药、祛痰药及平喘药，以缓解症状，减少并发症的发生。

第一节 镇 咳 药

咳嗽是机体的一种保护性反射活动，有利于痰液和呼吸道异物的排出。轻度咳嗽，一般不必用镇咳药；剧烈咳嗽，合理使用镇咳药是必要的。在用镇咳药前，应寻找引起咳嗽的原因，并针对病因进行治疗。镇咳药根据药物作用部位的不同可分为中枢性镇咳药和外周性镇咳药。

一、中枢性镇咳药

中枢性镇咳药是直接抑制延髓咳嗽中枢而发挥镇咳作用的一类药物。

可 待 因

可待因（codeine）又名甲基吗啡。为阿片类生物碱之一，能选择性地抑制延髓咳嗽中枢，呈现镇咳作用，并有镇痛作用。其镇咳作用强度为吗啡的 1/10，镇痛作用为吗啡的 1/10~1/7，抑制呼吸和成瘾性均较吗啡弱。

适用于其他镇咳药无效的剧烈干咳。对胸膜炎干咳伴有胸痛者尤为适用。多痰患者禁用。

偶见恶心、呕吐、便秘等。连续应用可产生耐受性和成瘾性，故应控制使用。过量中毒可抑制呼吸。

喷 托 维 林

喷托维林(pentoxyverine)又名维静宁。系人工合成品。能选择性抑制延髓咳嗽中枢,并有局部麻醉作用和阿托品样作用。其镇咳作用为可待因的1/3,但无成瘾性和呼吸抑制作用。适用于各种原因引起的干咳和小儿百日咳。偶见头晕、恶心、口干、便秘等。痰多、青光眼和前列腺肥大患者禁用。

右 美 沙 芬

右美沙芬(dextromethorphan)为人工合成的吗啡衍生物。镇咳作用与可待因相似或略强,无镇痛作用,无成瘾性,治疗量不抑制呼吸,适用于各种原因引起的干咳。还常用于多种复方制剂治疗感冒咳嗽。有头晕、恶心、口干、便秘等副作用。

二、外周性镇咳药

外周性镇咳药是一类抑制咳嗽反射弧中的感受器、传入神经、传出神经或效应器中的任一环节而发挥镇咳作用的药物。

苯 佐 那 酯

苯佐那酯(benzonatate)又名退嗽。为丁卡因的衍生物,具有较强的局部麻醉作用,可抑制肺牵张感受器和感觉神经末梢,从而减少咳嗽冲动的传导而镇咳。其镇咳作用弱于可待因,主要用于刺激性干咳、阵咳,也可用于支气管镜检查前预防咳嗽。不良反应较轻,有嗜睡、头晕,偶见过敏性皮炎。服时勿咬破丸药,以免引起口腔麻木。

苯 丙 哌 林

苯丙哌林(benproperine)又名咳快好。为非成瘾性镇咳药,既能抑制咳嗽中枢,又抑制肺及胸膜的牵张感受器,并具有松弛支气管平滑肌作用。其镇咳作用较可待因强2~4倍,不抑制呼吸。适用于各种原因引起的刺激性干咳。偶见口干、头晕、乏力、食欲不振、腹部不适和药疹等。孕妇慎用。

第二节　祛　痰　药

祛痰药是指能使痰液变稀、黏度降低而易于咳出,或加速呼吸道黏膜纤毛运动,改善痰液转运功能的药物。痰液的清除,可减少对呼吸道黏膜的刺激,间接起到镇咳平喘作用。根据药物作用机制的不同,可分为痰液稀释药和黏痰溶解药。

一、痰液稀释药

氯 化 铵

氯化铵(ammonium chloride)口服后可刺激胃黏膜,兴奋迷走神经,反射性地引起呼吸道腺体分泌增加,使痰液变稀;且少量氯化铵经呼吸道黏膜排出,由于盐类渗透压作用可带出水分,使黏痰进一步稀释而易于咳出。本品很少单独应用,常与其他药物配伍制成复方制剂应用。此外,氯化铵为酸性盐,可酸化体液尿液,用于治疗代谢性碱中毒患者。

服用后可引起恶心、呕吐,过量可引起酸中毒。

二、黏痰溶解药

乙酰半胱氨酸

乙酰半胱氨酸(acetylcysteine)又名痰易净。具有较强的黏痰溶解作用,其分子中所含的巯基(—SH)能使痰液中黏蛋白多肽链的二硫键(—S—S)断裂,痰的黏稠度降低而易于咳出。适用于大量黏痰阻塞引起呼吸困难的紧急情况,气管滴入可迅速使痰液变稀,便于吸引排痰。雾化吸入可用于非紧急情况的痰液黏稠、咳痰困难者。

本品有特殊的蒜臭味,且对呼吸道有刺激,可引起恶心、呕吐、呛咳甚至支气管痉挛,加用异丙肾上腺素可提高疗效、减少不良反应。哮喘患者禁用。不宜与青霉素、头孢菌素合用,以免降低抗菌活性。

羧甲司坦

羧甲司坦(carbocisteine)的祛痰作用与乙酰半胱氨酸相似,能使痰液中黏性成分黏蛋白二硫键断裂,痰液黏稠度降低而易于咳出。起效快,用于呼吸道炎症引起痰液黏稠不易咳出者。偶有轻度头晕、胃部不适、恶心、呕吐等。有消化性溃疡病史者慎用。

溴己新

溴己新(bromhexine)又名必嗽平。能断裂痰液中的酸性黏蛋白纤维,降低痰液的黏稠度。对胃黏膜也有刺激作用。本品可口服、雾化、静脉给药。用于痰液黏稠不易咳出的患者。脓痰应加用抗菌药物。溴己新的有效代谢产物氨溴索(ambroxol),其作用强于溴己新,且毒性小。有改善排痰功能,提高抗生素疗效,延长其作用时间,尤其适用于慢性支气管炎的祛痰治疗。不良反应少,偶见恶心、胃部不适及血清转氨酶升高等。

第三节　平　喘　药

支气管哮喘是一种慢性变态反应性炎症性疾病。以气道慢性炎症和气道高反应性为特征,由于炎症细胞、介质与气道的组织和细胞间复杂的相互作用,导致急性支气管收缩、气道黏膜水肿、黏液分泌增加和气道重塑,从而引起气道狭窄与阻塞。表现为发作性或持续性喘息。近年来,哮喘的治疗目标由过去的控制哮喘的发作,转变为防治慢性支气管炎症,最终消除哮喘症状。治疗哮喘的常用药物按其作用方式可分为:支气管平滑肌松弛药、抗炎平喘药和抗过敏平喘药。

一、支气管平滑肌松弛药

支气管平滑肌松弛药是常用的平喘药,包括 β_2 受体激动药、茶碱类和抗胆碱药。

(一) β_2 受体激动药

本类药物通过激动支气管平滑肌上的 β_2 受体,使支气管扩张,产生平喘作用。根据对 β 受体选择性不同,分为非选择性 β 受体激动药和选择性 β_2 受体激动药。前一类药物有肾上腺素、异丙肾上腺素、麻黄碱等(见第五章)。因对 β_1 和 β_2 受体无选择性,易致心脏兴奋,故不良反应多。本节重点介绍后一类药物。

沙 丁 胺 醇

沙丁胺醇(salbutamol)又名舒喘灵,选择性兴奋支气管平滑肌 β_2 受体,对支气管有强而持久的松弛作用。平喘作用与异丙肾上腺素相近或略强,兴奋心脏作用仅为异丙肾上腺素的 1/10。口服 30 分钟起效,气雾吸入 5 分钟起效,维持时间 4~6 小时。临床适用于支气管哮喘、喘息型支气管炎、肺气肿伴有支气管痉挛者。缓释和控释剂型可使作用时间延长,适用于预防夜间突然发作。过量可致心律失常,久用易产生耐受性,不仅疗效降低,且有加重哮喘的可能。心力衰竭、糖尿病、甲状腺功能亢进者慎用。

特 布 他 林

特布他林(terbutaline)又名间羟舒喘灵、博利康尼。平喘作用及临床用途与沙丁胺醇相似,但对心脏的兴奋作用更弱。不良反应较少。

克 仑 特 罗

克仑特罗(clenbuterol)又名氨哮素。平喘作用较沙丁胺醇强 100 倍。适用于哮喘和喘息型支气管炎等。可气雾吸入、口服、直肠给药。不良反应较少。

福莫特罗、沙美特罗为长效选择性 β_2 受体激动药。作用强而持久,一次吸入给药后,作用可持续 12 小时。不良反应与其他 β_2 受体激动药相似。

(二) 茶碱类

氨 茶 碱

氨茶碱(aminophylline)是茶碱和乙二胺的复合物。

【体内过程】 口服易吸收,生物利用度为 96%,用药后 1~3 小时血药浓度达峰值,静脉注射 10~15 分钟可达最大疗效。$t_{1/2}$ 成人为 5~6 小时,儿童为 3~4 小时。主要经肝代谢,其 $t_{1/2}$ 个体差异较大,老人及肝硬化者 $t_{1/2}$ 会明显延长。

【药理作用与临床用途】

1. 平喘作用　氨茶碱对支气管平滑肌有较强的松弛作用,尤其对痉挛状态的平滑肌作用更强。

作用机制主要是:①抑制磷酸二酯酶,使细胞内 cAMP 和 cGMP 水平升高,cAMP 和 cGMP 分别激活蛋白激酶 A 与蛋白激酶 G 而舒张支气管平滑肌;②阻断腺苷受体,对抗腺苷引起的支气管平滑肌收缩;③促进内源性儿茶酚胺释放,间接松弛支气管平滑肌;④抑制平滑肌内质网释放 Ca^{2+},降低细胞内 Ca^{2+} 浓度等。

临床用于:①口服用于慢性支气管哮喘的预防和维持治疗;静脉注射用于重症哮喘发作或哮喘持续状态,常与肾上腺糖皮质激素合用;②心源性哮喘和其他阻塞性肺部疾患所引起的喘息症状。

2. 抗炎作用　氨茶碱在小剂量时即可减少炎症介质释放,降低气道反应性。

3. 强心利尿作用　增强心肌收缩力,增加心排出量,增加肾血流量、提高肾小球滤过率和抑制肾小管对钠的重吸收。

4. 其他作用　松弛胆管平滑肌,扩张外周血管和兴奋中枢。用于胆绞痛。

【不良反应与注意事项】

1. 胃肠道反应　碱性较强,口服对胃有刺激性,可致恶心、呕吐、胃痛等。宜饭后服用。

2. 急性中毒 静脉注射过速或浓度过高,可致心悸、心律失常、血压骤降甚至猝死。故应稀释后缓慢静脉注射。

3. 中枢兴奋 少数人出现失眠、烦躁等副作用。可用镇静催眠药对抗。

【药物相互作用】 西咪替丁、红霉素、四环素可延长氨茶碱的 $t_{1/2}$,易致血药浓度升高而中毒;苯妥英钠可加速氨茶碱的代谢,合用时应酌增用量。

二羟丙茶碱

二羟丙茶碱(diprophylline)又名甘油茶碱。平喘作用不及氨茶碱,但不良反应较轻,兴奋心脏作用较弱,对胃刺激性小。主要用于伴有心动过速或不能耐受氨茶碱的患者。

(三) M 受体阻断药

M 胆碱受体阻断药如异丙托溴铵(ipratropine)可选择性阻断支气管平滑肌上的 M 受体,使支气管平滑肌松弛,产生平喘作用。常采用雾化吸入给药,5~10 分钟起效,维持 5~6 小时,不良反应少。单独或与 β_2 受体激动药合用均可奏效,治疗老年性哮喘特别有效,也用于治疗 β 受体阻断药引起的支气管痉挛。

二、抗炎平喘药

糖皮质激素类药

罗氟司特

糖皮质激素类药具有较强的抗炎、抗过敏作用和提高 β 受体对儿茶酚胺类的反应性,因而对支气管哮喘有较好疗效(见第二十六章)。目前常用于治疗哮喘的药有倍氯米松(beclomethasone)、布地奈德(budesonide)、氟替卡松(fluticasone),气雾吸入后直接作用于呼吸道而发挥抗炎平喘作用,局部抗炎作用强大,几乎无全身性副作用。故吸入型糖皮质激素药是目前临床最常用的抗炎平喘药,用于支气管扩张药不能有效控制的慢性哮喘患者。长期应用可减少发作频率或终止发作。静脉注射给药多用于重症哮喘,因易引起较多的不良反应,所以这种给药方式是有限的。长期吸入给药易发生咽部念珠菌感染及声音嘶哑,每次喷吸后应漱口和咽部,可以明显降低其发生率。

三、抗过敏平喘药

色 甘 酸 钠

色甘酸钠(sodium cromoglicate)又名咽泰。对支气管平滑肌无直接松弛作用,故对正在发作的哮喘无效。其作用机制是:能稳定肥大细胞膜,抑制组胺、慢反应物质等炎性介质的释放。能抑制二氧化硫、冷空气、运动等非特异性刺激引起的支气管痉挛。起效慢,用药数日甚至数周后才显效。主要用于预防支气管哮喘,对过敏性、运动性、非特异性的外源性刺激效果较好,对过敏性鼻炎、春季角膜炎等也有效。口服很少吸收,临床采用粉剂定量雾化吸入。不良反应较少,偶见咽痛、气管刺激症状,甚至诱发哮喘。与 β_2 受体激动药同时吸入可预防。

酮 替 芬

酮替芬(ketotifen)的作用除与色甘酸钠相似外,还有 H_1 受体阻断作用。显效较慢,一般于 6~12 周疗效最好,对各型哮喘有一定的预防效果,对儿童效果更佳。久用未见耐受性。不良反应少,偶有疲倦、口干、头晕等。长期用药须检查肝功能。

(夏斯俊)

复习思考题

1. 简述平喘药的分类及其平喘机制,各举一代表药。
2. 试述氨茶碱的临床用途及应用时的注意事项。
3. 多痰患者为何不宜单独使用镇咳药?
4. 祛痰药分几类?各类代表药的作用机制是什么?

扫一扫
测一测

制剂与用法

磷酸可待因 片剂:15mg、30mg。注射剂:15mg/ml、30mg/2ml。皮下注射,每次 15~30mg,3 次/天。极量:每次 0.1g,0.25g/d。糖浆剂:0.5%。每次 2~5ml,2 次/天。

枸橼酸喷托维林 片剂、滴丸剂:25mg。每次 25mg,3~4 次/天。

磷酸苯丙哌林 片剂:20mg。每次 20~40mg,3 次/天。

氢溴酸右美沙芬 片剂:10mg、15mg。每次 15~30mg,3 次/天。糖浆剂:0.07%、0.15%。

苯佐那酯 糖衣剂:25mg、50mg。每次 50~100mg,3 次/天。

氯化铵 片剂:0.3g。每次 0.5~0.6g,3 次/天。

乙酰半胱氨酸 粉剂:每支 0.5g、每支 1g。喷雾用:用时配成 10% 溶液,每次 1~3ml,2~3 次/天,喷雾吸入。气管滴入用:急救时以 5% 溶液,每次 1~2ml,气管滴入。

盐酸溴己新 片剂:8mg。每次 6~8mg,3 次/天。

羧甲司坦 片剂:0.25g。每次 0.5g,3 次/天。

硫酸沙丁胺醇 片剂:2mg。每次 2~4mg,3~4 次/天。气雾剂:每瓶 20mg、每瓶 28mg。每次 1~2 揿,4 小时 1 次。长效喘乐宁片(缓释制剂):8mg。每次 8mg,早、晚各 1 次,吞服。

硫酸特布他林 片剂:2.5mg。每次 2.5~5mg,3 次/天。气雾剂:每瓶 50mg(200 喷)、每瓶 100mg(400 喷)。1~2 揿/次(相当于 0.25~0.5mg),3~4 次/天,吸入。注射剂:每支 0.25mg。皮下注射,每次 0.25mg,15~30 分钟疗效不显,可重复注射 1 次。

盐酸克仑特罗 片剂:20μg、40μg。每次 20~40μg,3 次/天。气雾剂:每瓶 2mg。吸入,每次 10~20μg,3~4 次/天。栓剂:60μg。每次 60μg,1~2 次/天,塞入肛门。

氨茶碱 片剂:0.1g、0.2g。每次 0.1~0.2g,3 次/天。缓释片:0.1g。每次 0.2~0.3g,12 小时 1 次。注射剂:0.25g/2ml、0.5g/2ml。肌内注射或静脉注射,每次 0.25~0.5mg,静脉注射时需加 50% 葡萄糖注射液 20~40ml 稀释,注射时间不得少于 10 分钟。

二羟丙茶碱 片剂:0.2g。每次 0.1~0.2g,3 次/天。注射剂:0.25g/2ml。肌内注射,每次 0.25~0.5g。

溴化异丙托溴铵 气雾剂:0.025% 溶液。吸入每次 0.02~0.04mg,3~6 次/天。

富马酸酮替芬 片剂:1mg。每次 1mg,2 次/天。胶囊剂:1mg。每次 1mg,2 次/天。滴鼻剂:15mg/10ml。气雾剂:每瓶 14g。每次 1~2 揿,2~3 次/天。

色甘酸钠 气雾剂:每瓶 0.7g。吸入每次 1~2 揿,3~4 次/天。滴眼剂:2%(0.16g/8ml)。每次 1~2 滴,4 次/天,滴入眼睑内。

复方甘草片 含甘草流浸粉、阿片粉、樟脑、八角茴香油、苯甲酸钠。一般性咳嗽、慢性支气管炎,每次 2~3 片,3 次/天。

　　复方甘草合剂（棕色合剂）　含甘草流浸膏、复方樟脑酊、甘油、酒石酸锑钾、亚硝酸乙酯醑。一般性咳嗽、慢性支气管炎，每次 10ml，3~4 次 / 天。

　　非那根伤风止咳糖浆　含非那根、氯化铵、愈创木酚磺酸钾等。感冒、过敏性支气管炎，每次 5~10ml，3~4 次 / 天。

　　小儿止咳糖浆　含氯化铵、甘草、桔梗、橙皮酊。一般咳嗽，每次 5~10ml，3 次 / 天。

第二十三章

作用于消化系统药

学习要点

1. 治疗消化性溃疡的药物分类。抑制胃酸药的分类及各类代表药物作用特点。
2. 泻药的分类,硫酸镁的药理作用、临床用途、不良反应及防治措施。
3. 止吐药的作用机制和临床用途。

消化系统的分泌、吸收和运动各项功能,除中枢神经系统通过内脏调节外,还受到激素的影响。因此涉及的药物很多,本章主要阐述以胃肠道为主要作用靶点的药物。

第一节 治疗消化性溃疡药

消化性溃疡主要是指发生在胃和十二指肠的慢性溃疡,其临床表现为规律性上腹部疼痛、嗳气和反酸等。现研究已明确,消化性溃疡的发生是"攻击因子"(胃酸、幽门螺杆菌感染等)损害作用增强,而"防御因子"(黏液、黏膜屏障等)作用减弱所引起。目前,治疗消化性溃疡的药物有:①抗酸药;②抑制胃酸分泌药;③增强胃黏膜屏障功能药;④抗幽门螺杆菌药。

一、抗酸药

抗酸药(antacids)是一类弱碱性化合物,口服能直接中和胃酸,减少胃酸对溃疡的刺激,有利于溃疡愈合。常用抗酸药的作用特点见表23-1。此类药物单独应用副作用较多,临床多制成复方制剂。

表23-1 常用抗酸药作用特点

药物	抗酸作用	保护黏膜	影响排便	产生 CO_2	收敛作用	碱血症
氢氧化铝	较强、慢、持久	+	便秘	—	+	—
碳酸氢钠	弱、快、短	—	—	+	—	+
碳酸钙	强、较快、持久	—	便秘	+	+	—
氧化镁	强、慢、持久	—	轻泻	—	—	—

续表

药物	抗酸作用	保护黏膜	影响排便	产生 CO_2	收敛作用	碱血症
三硅酸镁	弱、慢、持久	＋	轻泻	—	—	—
铝碳酸镁	强、快、持久	＋	—	—	＋	—

二、抑制胃酸分泌药

胃酸是由胃壁细胞所分泌的,组胺、乙酰胆碱和促胃泌素可分别激动胃壁细胞膜上 H_2 受体、M_1 受体和促胃泌素(G)受体,通过激活 H^+-K^+-ATP 酶(质子泵,H^+ 泵),将 H^+ 从壁细胞内转运到胃腔,使胃酸分泌增加。本类药物通过阻断以上受体和抑制 H^+ 泵,而使胃酸分泌减少(图 23-1)。

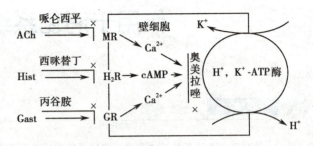

图 23-1　抑制胃酸分泌药的作用机制

Ach. 乙酰胆碱　Hist. 组胺　Gast. 促胃泌素
MR. M 胆碱受体　H_2R. H_2 受体　GR. 促胃泌素受体
×. 阻断

(一) H_2 受体阻断药

常用药物有西咪替丁(cimetidine)、雷尼替丁(ranitidine)、法莫替丁(famotidine)等,能选择性阻断壁细胞膜上 H_2 受体,抑酸作用比 M 胆碱受体阻断药强,不良反应较少(见第二十一章)。

(二) M 受体阻断药

哌 仑 西 平

哌仑西平(pirenzepine)能选择性阻断 M_1 受体,抑制胃酸及胃蛋白酶分泌。用于胃及十二指肠溃疡,疗效与西咪替丁相当,与西咪替丁合用可增强疗效。不良反应较轻。

(三) 胃泌素受体阻断药

丙 谷 胺

丙谷胺(proglumide)能阻断胃泌素受体,抑制胃酸和胃蛋白酶的分泌,同时对胃黏膜有保护作用,可促进溃疡愈合。主要用于胃、十二指肠溃疡及胃炎。偶有口干、失眠、腹胀等。

(四) 质子泵(H^+ 泵)抑制药

奥 美 拉 唑

奥美拉唑(omeprazole)又名洛赛克。为第一代 H^+ 泵抑制药,能选择性抑制胃壁 H^+ 泵(H^+-K^+-ATP 酶),抑制基础胃酸和各种原因刺激引起的胃酸分泌增加。作用强而持久,可使胃内 pH 升高,一次给药后可抑制胃酸分泌 24 小时以上。此外,实验证明其对阿司匹林、乙醇、应激所致的胃黏膜损伤有预防保护作用及抗幽门螺杆菌作用,对溃疡愈合率高,复发率低。

临床用于胃及十二指肠溃疡、幽门螺杆菌感染、反流性食管炎、卓 - 艾综合征等。

知识链接

卓－艾综合征

　　卓－艾（Zollinger-Ellison）综合征，即胃泌素瘤，是胰腺非 β 细胞瘤，能分泌大量胃泌素，刺激胃壁细胞增生，引起胃酸分泌增加，使上消化道经常处于高酸环境，导致胃、十二指肠球部和不典型部位（如十二指肠降段、横段、空肠近端等）发生多发性溃疡，易并发溃疡出血、穿孔，具有难治性。

　　不良反应轻，少数患者有头晕、恶心、腹痛、腹泻、皮疹等。长期应用可持续抑制胃酸分泌，使胃内亚硝基化合物增多及细菌过度滋长。同时要定期检查胃黏膜有无肿瘤样增生。慢性肝病有肝功能减退者，用量要酌减。

　　此类药物还有第二代兰索拉唑（lansoprazole），抑制胃酸分泌及抗幽门螺杆菌作用较奥美拉唑强；第三代潘多拉唑（pantoprazole）和雷贝拉唑（rabeprazole）等在抗胃酸分泌能力和缓解症状、治愈黏膜损害方面的疗效尤佳。

三、增强胃黏膜屏障功能药

知识链接

胃黏膜屏障

　　胃黏膜屏障包括细胞屏障和黏液 HCO_3^- 盐屏障。细胞屏障由胃黏膜细胞顶部的细胞膜和细胞间的紧密连接组成，有抵抗胃酸和胃蛋白酶的作用。黏液 HCO_3^- 盐屏障含 HCO_3^- 和不同分子量的糖蛋白，由磷脂组成，为双层黏稠的胶冻状黏液，能防止胃酸和胃蛋白酶对胃黏膜细胞的损伤。胃黏膜中的前列腺素能激活胃黏膜细胞基底侧的前列腺素（PGE_2、PGI_2）受体促进黏液和 HCO_3^- 分泌，PG 也能增加胃黏膜的血流量，促进其损伤的愈合。增强胃黏膜屏障的药物是通过增强胃黏膜的细胞屏障和黏液 HCO_3^- 盐屏障或两者均增强而发挥抗溃疡病作用。

硫 糖 铝

　　硫糖铝（sucralfate）又名胃溃宁。口服后在胃液酸性环境中能聚合成胶冻状，黏附于黏膜及溃疡表面，防止胃酸及胃蛋白酶对胃黏膜的刺激和腐蚀作用；能抑制胃蛋白酶活性，减轻胃黏膜蛋白质的分解；能促进胃、十二指肠黏膜合成 PGE_2，增强胃、十二指肠黏膜的细胞屏障和黏液 HCO_3^- 盐屏障；能增强表皮生长因子、碱性成纤维细胞生长因子作用，有利于溃疡愈合；此外，尚能抑制幽门螺杆菌的繁殖，阻止其对黏膜的破坏。适用于胃及十二指肠溃疡、反流性食管炎等。不宜与抗酸药、胃酸分泌抑制药合用，以免影响疗效。

　　不良反应较轻，偶有胃肠道反应、皮疹及头晕等，长期用药可致便秘。

枸橼酸铋钾

　　枸橼酸铋钾（bismuth potassium citrate）又名得乐（De-Nol）。口服后中和胃酸作

用弱,不能抑制胃酸分泌,在胃液酸性条件下,形成氧化铋胶体沉着于溃疡表面或溃疡基底肉芽组织,形成保护膜,阻隔胃酸、胃蛋白酶及食物对溃疡面的刺激,促进溃疡的修复和愈合;能抑制胃蛋白酶活性,促进黏膜合成 PG,增强黏液和 HCO_3^- 盐分泌,增强胃黏膜屏障功能。适用于胃及十二指肠溃疡,疗效与 H_2 受体阻断药相似,复发率较低。

不良反应较少,可使舌及粪便染黑,偶有恶心。肾功能不全者禁用。不宜与抗酸药和牛奶同服,以免影响疗效。

米索前列醇

米索前列醇(misoprostol)为前列腺素 E_1 衍生物,能与胃壁细胞和胃黏膜表浅细胞基底侧的前列腺素受体结合,抑制胃酸和胃蛋白酶分泌,对乙酰水杨酸等前列腺素合成酶抑制药引起的胃出血、溃疡具有明显的抑制作用。同时能促进黏液和 HCO_3^- 盐分泌,增加胃黏膜血流,促进胃黏膜受损上皮细胞的重建和增殖等抗溃疡病作用。主要用于胃溃疡、十二指肠溃疡、急性胃炎及阿司匹林等引起的消化道出血。不良反应有恶心、腹泻、腹痛等。能兴奋子宫,故孕妇禁用。

四、抗幽门螺杆菌药

幽门螺杆菌(helicobacter pylori,Hp)能分解黏液,破坏黏膜屏障的保护作用,引起炎症,与消化性溃疡的发生有密切关系。研究表明,十二指肠溃疡患者幽门螺杆菌感染阳性率占 93%~97%,胃溃疡患者感染的阳性率为 70%。因而抗幽门螺杆菌感染是治愈消化性溃疡的重要方法。体外实验 Hp 对多种抗生素敏感,如阿莫西林、甲硝唑、四环素、呋喃唑酮等,但临床单用疗效较差,目前常用联合方案:① H^+ 泵抑制药 + 阿莫西林 + 甲硝唑;② H^+ 泵抑制药 + 甲基红霉素 + 阿莫西林或甲硝唑;③枸橼酸铋钾 + 四环素或阿莫西林 + 甲硝唑;④枸橼酸铋钾 + 甲基红霉素 + 甲硝唑或呋喃唑酮。其中①③方案疗程 14 天;②④方案疗程 7 天。

第二节　调节消化功能药

一、助消化药

助消化药多为消化液中的成分,能促进食物消化,增强胃肠消化功能,主要用于消化不良或消化液分泌不足引起的消化功能减弱。常用药物见表 23-2。

表 23-2　常用的助消化药

药名	来源	作用	主要用途	注意事项
稀盐酸(dilute hydrochloric acid)	10%HCl 溶液	增加胃液酸度,提高胃蛋白酶活性	胃酸缺乏症,如慢性萎缩性胃炎	可有腹胀、嗳气等,宜饭前或水稀释后服用,以免刺激胃黏膜
胃蛋白酶(pepsin)	猪、牛等胃黏膜	分解蛋白质,亦能水解多肽	胃蛋白酶缺乏症及食蛋白质过多导致的消化不良及消化功能减退	常与稀盐酸同服

续表

药名	来源	作用	主要用途	注意事项
胰酶（pancreatin）	猪、牛、羊等动物胰腺	含胰脂肪酶、胰蛋白酶及胰淀粉酶。能消化脂肪、蛋白质及淀粉等	消化不良、食欲不振、胰液分泌不足及胰腺炎等引起的消化障碍	在酸性溶液中易被破坏，用肠衣片吞服，可与碳酸氢钠同服
乳酶生（biofermin，表飞鸣）	干燥活乳酸杆菌	分解糖类产生乳酸，降低 pH、抑制腐败菌的繁殖，减少发酵和产气	消化不良、肠发酵、腹胀及小儿消化不良性腹泻	不宜与抗酸药、抑菌药、吸附剂合用，送服水温不宜超过 40℃
干酵母（dried yeast）	干燥活酵母菌	含多种 B 族维生素	食欲不振、消化不良和维生素 B 缺乏症	嚼碎服。用量过大可致腹泻

二、止吐药和增强胃肠动力药

恶心、呕吐是许多疾病的常见症状，剧烈而持久的呕吐可导致水、电解质紊乱，适当给予止吐药能缓解症状。临床应用有多种类的止吐药，如 M 受体阻断药（东莨菪碱、阿托品、苯海索）、H_1 受体阻断药（苯海拉明）、D_2 受体阻断药（氯丙嗪）等（详见各有关章节）。本节主要介绍增强胃肠动力药。

多潘立酮

多潘立酮（domperidone）又名吗丁啉。能选择性阻断外周多巴胺受体，而产生止吐作用；阻断胃肠壁多巴胺受体，从而加强胃肠蠕动，促进胃的排空与协调胃肠运动，防止食物反流。本品生物利用度低，$t_{1/2}$ 为 7~8 小时，主要在肝脏代谢。适用于偏头痛、颅外伤、放疗引起的恶心、呕吐。也可用于胃肠运动障碍性疾病。

不良反应轻，偶有轻度腹部痉挛，注射给药可引起过敏。

甲氧氯普胺

甲氧氯普胺（metoclopramide）又名胃复安。通过阻断延髓催吐化学感受区的多巴胺受体（D_2），产生止吐作用；并能阻断胃肠壁多巴胺受体，增强胃肠蠕动，加速胃排空，改善胃肠功能。生物利用度为 75%，$t_{1/2}$ 为 4~6 小时。主要用于胃肠功能紊乱所致的呕吐，对放疗、手术及药物引起的呕吐也有效。

不良反应有头晕、困倦等，长期应用可致锥体外系反应。孕妇慎用。

西沙必利

西沙必利（cisapride）除了阻断 DA 受体外，还能阻断 5-HT$_4$ 受体，产生强大的止吐作用。用于反流性食管炎、功能性消化不良、轻度胃瘫和慢性功能性便秘。

不良反应有一过性腹部痉挛、腹痛、腹泻，偶见恶心、头痛。孕妇禁用。

昂丹司琼

昂丹司琼（ondansetron）能选择性抑制中枢和迷走神经传入纤维 5-HT$_3$ 受体，产生强大的止吐作用，临床用于放疗、化疗引起的恶心、呕吐，但对晕动病所致的呕吐无效。不良反应有疲劳、头痛、便秘或腹泻等。

三、泻药

泻药是一类能促进肠内容物排出的药物。按作用机制可分为三类：容积性泻药、接触性泻药和润滑性泻药。

(一) 容积性泻药

硫　酸　镁

硫酸镁（magnesium sulfate）又名泻盐。易溶于水，味苦、咸。

【药理作用与临床用途】

1. 导泻　口服硫酸镁后，由于 Mg^{2+} 和 SO_4^{2-} 不易被肠道吸收，使肠内渗透压升高而阻止肠内水分的吸收，肠内容积增大，刺激肠壁，反射性地引起肠蠕动增加而导泻。作用迅速而强大，服用后大量饮水，约在 1~4 小时内排出流体样粪便。主要用于急性便秘、排除肠内毒物及虫体、清洁肠道。

2. 利胆　高浓度硫酸镁（33%）口服或用导管导入十二指肠，能刺激肠黏膜，反射性引起胆总管括约肌松弛，胆囊收缩，促进胆汁排出，产生利胆作用。可用于阻塞性黄疸，慢性胆囊炎和胆石症。

3. 抗惊厥　注射硫酸镁后，血中 Mg^{2+} 浓度升高，可抑制中枢和松弛骨骼肌，产生抗惊厥作用。肌松作用是由于 Mg^{2+} 竞争性拮抗 Ca^{2+} 参与神经接头处 ACh 的释放。临床多用于破伤风和子痫所致的惊厥。

4. 降压　注射给药后，Mg^{2+} 可直接松弛血管平滑肌，降低外周阻力，血压迅速下降。用于治疗高血压危象、高血压脑病及妊娠高血压综合征。

此外，硫酸镁可明显抑制子宫平滑肌收缩，妊娠期间应用可防治早产。

【不良反应与注意事项】

1. 注射过量或过快，血镁过高可引起中毒，表现为肌腱反射消失、血压急剧下降、呼吸抑制等症状。一旦发生，立即静脉注射钙盐并进行人工呼吸。

2. 硫酸镁用于导泻时，因刺激肠壁可引起盆腔充血，孕妇、月经期妇女禁用。Mg^{2+} 主要经肾排泄，故肾功能不全者或老年患者禁用或慎用。中枢抑制药中毒时的导泻不宜使用，以免少量的 Mg^{2+} 吸收加重中枢抑制症状。

此类药物还有硫酸钠（sodium sulfate）又名芒硝。其导泻作用及用法与硫酸镁相似，但稍弱，无中枢抑制作用，多用于中枢抑制药中毒时的导泻。

(二) 接触性泻药

酚　　酞

酚酞（phenolphthalein）口服后与碱性肠液形成可溶性钠盐，与结肠黏膜接触，刺激肠壁，加速肠蠕动，产生导泻作用。作用温和，服后约 6~8 小时排出软便，适用于慢性习惯性便秘。偶见皮疹、肠炎。可使碱性尿液呈红色。婴儿禁用，幼儿和孕妇慎用。

蒽　醌　类

蒽醌苷（anthraquinones glycoside）在肠道内被细菌分解为蒽醌，后者能增加结肠推进性蠕动功能，用药后 6~8 小时排出软便。中药大黄、番泻叶、芦荟等强烈的致泻功能均是蒽醌苷类成分的作用。

(三) 润滑性泻药

液 状 石 蜡

液状石蜡(liquid paraffin)为一种矿物油,在肠内不被吸收,对肠壁及粪便起润滑作用,并阻止肠内水分吸收,有利于排便。适用于慢性便秘及体弱、高血压、痔疮等患者的便秘。久用影响维生素和钙、磷的吸收。

开 塞 露

开塞露(enema glycerine)为50%甘油制剂。注入肛门后,因高渗压刺激肠壁引起排便反射,并有局部润滑作用。作用快而温和,适用于儿童及老人便秘者。

四、止泻药和吸附药

腹泻是消化系统疾病的常见症状,有利于肠道内毒物的排出,有一定的保护作用。但剧烈而持久的腹泻,可引起水、电解质紊乱。因此,应以对因治疗为主,必要时适当给予止泻药可以缓解症状。

地 芬 诺 酯

地芬诺酯(diphenoxylate)为人工合成产品,是哌替啶的衍生物,无镇痛作用。能直接作用于肠道平滑肌,抑制肠黏膜感受器,具有抑制肠蠕动和收敛作用。适用急、慢性功能性腹泻。不良反应较少,长期大剂量服用可产生依赖性。

洛 哌 丁 胺

洛哌丁胺(loperamide)又名苯丁哌胺、易蒙停。化学结构与地芬诺酯相似,主要作用于胃肠道 μ 阿片受体,止泻作用强而迅速,还可与钙调节蛋白结合,降低钙依赖的酶的活性;能减少乙酰胆碱、前列腺素的释放,拮抗平滑肌收缩,抑制肠蠕动和分泌。适用于急、慢性腹泻。不良反应较轻,过量可用纳洛酮治疗。

双八面体蒙脱石

双八面体蒙脱石(dioctahedral smectite)又名思密达(smecta)。系从天然蒙脱石中提取,具有层纹状结构及非均匀性电荷分布。对消化道内的病毒、细菌及其产生的毒素具有极强的固定、抑制作用;覆盖于消化道黏膜,增强黏膜屏障,提高对攻击因子(H^+、胃蛋白酶、胆盐、乙醇、病毒及细菌等)的防御功能。临床主要用于:①成人及儿童的急、慢性腹泻,对儿童急性腹泻尤佳;②胃、食管反流、食管炎、胃炎及结肠炎;③功能性结肠病的症状治疗;④肠道菌群失调症。

本品安全性好,偶见便秘。治疗急性腹泻应注意纠正脱水。如需服用其他药物,应间隔一段时间。

药 用 炭

药用炭(medicinal charcoal)又名活性炭、白陶土。为不溶性粉末,其颗粒小,总面积很大,能吸附肠内大量气体、毒物。具有止泻及阻止毒物吸收作用。

五、利胆药

利胆药是指能促进胆汁分泌或胆囊排空的药物。

去 氢 胆 酸

去氢胆酸(dehydrocholic acid)主要促进胆汁分泌,增加胆汁中水分和胆汁总量,使胆汁变稀,对脂肪的消化吸收也有一定的促进作用。适用于胆囊及胆道功能失调、胆囊炎及胆石症等。不良反应有口干、皮肤瘙痒等。

苯 丙 醇

苯丙醇（phenylpropanol）又名利胆醇。能促进胆汁分泌，利于泥沙样小结石排出。可促进消化，增加食欲，降低胆固醇。适用于胆囊炎、胆石症患者。不良反应少，偶有恶心、呕吐、腹泻等。

熊去氧胆酸

熊去氧胆酸（ursodeoxycholic acid）能促进胆汁酸分泌，抑制胆固醇合成和分泌，可防止胆固醇结石的形成。适用于不易手术治疗的胆固醇型胆结石症、胆囊炎等。不良反应有腹泻、头痛等。

（雷　霞）

复习思考题

1. 简述抗消化性溃疡药的分类及代表药。
2. 口服和肌内注射硫酸镁可分别产生哪些作用？有何临床用途？

扫一扫
测一测

制剂与用法

西咪替丁　片剂、胶囊剂：0.2g。每次 0.2~0.4g，4 次 / 天，分别于每餐后和睡前服用，连用 6~8 周。

雷尼替丁　片剂：150mg。每次 150mg，2 次 / 天，早、晚饭后服，连用 4~8 周。预防溃疡病复发：150mg/d，于睡前服。

法莫替丁　片剂：20mg。每次 20mg，2 次 / 天，早、晚饭后服。注射剂：20mg/2ml。每次 20mg，加入 0.9% 氯化钠注射液或 5% 葡萄糖注射液 20ml 中缓慢静脉注射或静脉滴注，2 次 / 天。

哌仑西平　片剂：25mg、50mg。每次 50~75mg，2 次 / 天，于早、晚饭前 1.5 小时服。注射剂：10mg。肌内注射或静脉注射，每次 10mg，2 次 / 天。

丙谷胺　片剂：0.2g。每次 0.4g，3 次 / 天，饭前服。

奥美拉唑　片剂：20mg。每次 20mg，2 次 / 天。

兰索拉唑　胶囊剂：15mg、30mg。每次 30mg，1 次 / 天。

硫糖铝　片剂：0.5g。每次 1.0g，3 次 / 天，于饭前 1 小时嚼碎服。

枸橼酸铋钾　片剂：120mg。每次 120mg，4 次 / 天，于餐前半小时和睡前各服 1 次，连用 4~8 周。

碳酸氢钠　片剂：0.3g、0.5g。每次 0.3~1g，3 次 / 天。

氢氧化铝　片剂：0.3g。每次 0.6~0.9g，3 次 / 天。凝胶：每次 4~8ml，3 次 / 天。

氧化镁　片剂：0.2g。每次 0.2~1g，3 次 / 天。

碳酸钙　片剂：0.5g。每次 0.5~2g，3 次 / 天。

三硅酸镁　片剂：0.3g。每次 0.3~0.9g，3 次 / 天。

甲氧氯普胺　片剂：5mg。每次 5~10mg，3 次 / 天，饭前半小时服。注射剂：10mg/ml。肌内注射，每次 10~20mg。

多潘立酮　片剂：10mg。每次 10mg，3 次 / 天，饭前 15 分钟服。滴剂：10mg/ml。混悬剂：1mg/ml。用法及用量同片剂。注射剂：10mg/2ml。肌内注射，每次 10mg，必要时可重复给药。

昂丹司琼　片剂：4mg、8mg。每次 8mg，1 次 / 天。注射剂：4mg/2ml、8mg/2ml。于化疗前半小时静脉注射，开始 0.15mg/kg，以后 4 小时 1 次，共 2 次，再改口服给药。

西沙必利　片剂：5mg、10mg。每次 5~10mg，3 次 / 天，饭前半小时服。

硫酸镁　粉剂：导泻，每次 5~20g，饮水 200~500ml，清晨空腹服。利胆，每次 2~5g，3 次 / 天，或

33% 溶液,每次 10ml,3 次 / 天,饭前服。注射剂:1.0g/10ml、2.5g/10ml。肌内注射,每次 1g,静脉滴注,每次 1~2.5g,以 5% 葡萄糖注射液稀释成 1% 溶液缓慢滴注。

酚酞　片剂:50mg、100mg。每次 50~200mg,睡前服。

液状石蜡　液体:每次 5~30ml,15~60ml/d。

开塞露　每支 10ml,每支 20ml,含甘油量 50%。给药成人每次 20ml,小儿每次 10ml。

复方地芬诺酯　片剂:每片含地芬诺酯 2.5mg、硫酸阿托品 0.025mg。每次 1~2 片,3 次 / 天。

洛哌丁胺　胶囊剂:2mg。每次 2mg,首次 4mg,1 次 /4~6 小时。

思密达　粉剂:3g/ 袋。1 岁以下 1 袋 / 天,2 岁以上 2~3 袋 / 天,分 3 次服。成人每次 1 袋,3 次 / 天。结肠炎、功能性结肠病:每次 1~3 袋,倒入 50~100ml 温水中,1~3 次 / 天,保留灌肠。

药用炭　片剂:0.3g。每次 3~10 片,3 次 / 天。

去氢胆酸　片剂:0.25g。每次 0.25~0.5g,3 次 / 天。

苯丙醇　胶丸剂:0.1g、0.2g。每次 0.1~0.2g,3 次 / 天。

熊去氧胆酸　片剂:50mg。利胆:每次 50mg,3 次 / 天。溶解胆石:450~600mg/d,分 2 次于早、晚饭后服。

第二十四章

作用于血液和造血系统药

学习要点

1. 血凝过程、纤溶过程及药物作用环节。

2. 促凝血药的分类,维生素K、酚磺乙胺、氨甲苯酸、垂体后叶素、卡巴克络的作用特点、临床用途和主要不良反应。

3. 抗凝血药的分类,肝素、香豆素类、枸橼酸钠、链激酶、氯吡格雷的作用特点、临床用途和主要不良反应。

4. 抗贫血药的分类,铁剂、叶酸、维生素 B_{12}、红细胞生成素的作用特点和主要临床用途。

5. 促进白细胞增生药和血容量扩充药的主要临床用途。

第一节　促凝血药和抗凝血药

正常生理情况下,机体内凝血与抗凝血(纤溶)维持动态平衡,使血液在血管内循环流动,又不会发生出血,当各种原因破坏上述的平衡状态,都可能引起出血性疾病或血栓形成。血凝过程、纤溶过程及药物作用环节见图24-1。

知识链接

血液凝固的三条通路

血液可通过三条通路发生凝固:①内源性激活通路,即完全依靠血浆内的凝血因子逐步激活因子 X 发生凝血;②外源性激活通路,是指损伤的血管外组织释放因子Ⅲ所发动的凝血通路;③共同通路,从内源性和外源性通路激活的因子 X 开始,到纤维蛋白形成的过程。

一、促凝血药

(一)促进凝血因子生成药

维　生　素　K

维生素K(vitamin K)的基本结构为甲萘醌类物质,包括维生素 K_1、维生素 K_2、维

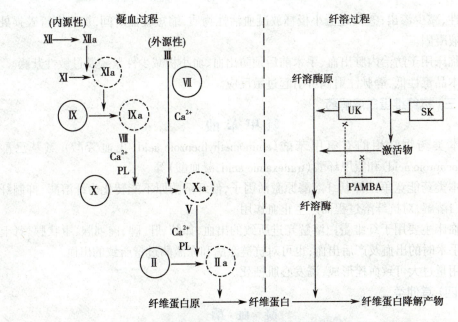

图 24-1　血凝过程、纤溶过程及药物作用环节示意图

PL. 血小板磷脂　SK. 链激酶　UK. 尿激酶
〇内为维生素 K 促进生成的凝血因子　←激活或促进
◌内为肝素促进灭活的凝血因子　×……抑制

生素 K_3、维生素 K_4。存在于植物性食物(如菠菜、苜蓿、番茄)中的为维生素 K_1,由肠道细菌合成的为维生素 K_2,两者均为脂溶性,需胆汁协助吸收。人工合成的维生素 K_3 为亚硫酸氢钠甲萘醌,维生素 K_4 为乙酰甲萘醌,均为水溶性,不需胆汁协助吸收。

【药理作用】　维生素 K 为 γ- 羧化酶的辅酶参与凝血因子Ⅱ、凝血因子Ⅶ、凝血因子Ⅸ、凝血因子Ⅹ、抗凝血蛋白 C、抗凝血蛋白 S 等的活化。维生素 K 缺乏或环氧化物还原反应受阻,这些因子合成受阻,发生凝血障碍,引起出血。维生素 K_3 脑室内注射具有镇痛作用,且可被纳洛酮拮抗。

【临床用途】

1. 维生素 K 缺乏引起的出血　①维生素 K 合成障碍,如新生儿、早产儿出血;长期应用广谱抗生素。②维生素 K 吸收障碍,如阻塞性黄疸、胆瘘、慢性腹泻所致的出血。

2. 维生素 K 拮抗药过量引起的出血　如香豆素类、水杨酸钠等所致的出血。

3. 缓解平滑肌痉挛　维生素 K_1 和维生素 K_3 肌内注射有解痉、止痛作用,可用于缓解胆绞痛。

【不良反应】　维生素 K_3、维生素 K_4 刺激性强,口服可引起恶心、呕吐等反应;较大剂量维生素 K_3、维生素 K_4 对新生儿、早产儿可发生溶血及高铁血红蛋白症;维生素 K_1 静脉注射太快可产生面色潮红、呼吸困难、胸痛、虚脱,以肌内注射为宜。

(二) 促进血小板生成药

酚 磺 乙 胺

酚磺乙胺(etamsylate)又名止血敏。止血作用迅速,静脉注射 1 小时血药浓度达高峰,维持 4~6 小时,但作用较弱。对严重出血患者疗效不佳。其作用机制:①促进血小板增生,增加血小板的黏附性和聚集性;②增强毛细血管抵抗力,降低毛细血管通透性,减少渗出;③促进血小板释放凝血活性物质,缩短凝血时间,加速血管破损处的血液凝固。

临床用于防治内脏出血、手术前后预防出血、血小板减少性紫癜及过敏性紫癜。

本品毒性低,静脉注射偶可引起过敏反应。

(三) 抗纤维蛋白溶解药

氨 甲 苯 酸

本类药物常用的有氨甲苯酸(aminomethylbenzoic acid,止血芳酸)、氨基己酸(aminocaproic acid)和氨甲环酸(tranexamic acid,凝血酸)等。

本类药能竞争性抑制纤溶酶原激活因子,使纤溶酶原不能转化为纤溶酶,抑制纤维蛋白溶解,对抗纤溶过程而产生止血作用。

临床主要用于纤维蛋白溶解亢进所致的出血,如肺、肝、脾、前列腺、甲状腺、肾上腺等手术时的出血及产后出血;也可对抗链激酶和尿激酶过量所致的出血。

用量过大可致血栓形成,诱发心肌梗死。

(四) 其他类

凝 血 酶

凝血酶(thrombin)作用于血液中纤维蛋白原,使其转变为纤维蛋白而止血。还可促进上皮细胞有丝分裂,加速创口愈合。用于止血困难的小血管、毛细血管、脏器出血;亦常用于创面、口腔、泌尿道等部位的止血。用灭菌生理盐水配成 50~1000U/ml 溶液喷雾或干燥粉末洒于创面。严禁注射用药。出现过敏应立即停药。

垂 体 后 叶 素

垂体后叶素(pituitrin)是从牛、猪垂体后叶提取的多肽类物质,口服易破坏,仅供注射用。内含加压素(即抗利尿素)和缩宫素(即催产素)。

缩宫素能兴奋子宫平滑肌(见第二十五章),加压素可收缩小动脉、小静脉及毛细血管,内脏血管尤为显著。主要用于:①肺咯血:能使小动脉收缩,肺血流量缓慢,肺静脉压降低,血小板易于在破裂血管处聚集而形成血栓,达到止血效果;②门脉高压症出血:因其收缩腹腔血管,门脉血流缓慢,压力降低,利于消化道止血;③治疗尿崩症。

不良反应主要有面色苍白、恶心、腹痛、胸闷、心悸及过敏等。动脉硬化、高血压禁用。

卡 巴 克 络

卡巴克络(carbazochrome)又名安络血、安特诺新,是肾上腺素缩氨脲与水杨酸钠复合物。

能降低毛细血管的通透性和促进毛细血管断端回缩而止血。用于毛细血管通透性增加引起的紫癜、鼻出血、视网膜出血等。

毒性低,长期应用可产生水杨酸反应,大剂量可诱发癫痫或精神失常,有癫痫及精神病史者禁用。

二、抗凝血药

血液凝固是由一系列凝血因子参与的复杂的蛋白质酶解过程,最终使可溶性的纤维蛋白原变成稳定、难溶的纤维蛋白,网络血液中的有形成分,形成血凝块。

抗凝血药(anticoagulants)是一类干扰凝血因子,阻止血液凝固的药物,主要用于血栓栓塞性疾病的预防和治疗。

(一) 体内、体外抗凝血药

肝　素

肝素 (heparin) 是一种黏多糖硫酸酯，含有大量硫酸基和羧基，带大量阴电荷，呈强酸性。药用者是从猪小肠和牛肺中提取而得。口服无效，常静脉给药。

【药理作用】

1. 抗凝血　肝素在体内、体外均有强大抗凝作用。静脉注射后，抗凝作用立即发生。可延长凝血酶时间、凝血酶原时间和凝血时间。其作用机制是：①强化或激活抗凝血酶Ⅲ (antithrombin Ⅲ, AT-Ⅲ)。AT-Ⅲ是凝血酶及凝血因子Ⅸa、Ⅹa、Ⅺa、Ⅻa等含丝氨酸的蛋白酶的抑制剂。②抗血小板：肝素可减少血小板的黏附和聚集性。

2. 降脂作用　能使血管内皮释放脂蛋白酶，水解乳糜微粒及 VLDL。但停药后会引起"反跳"，使血脂回升。

【临床用途】

1. 防治血栓栓塞性疾病　对深静脉血栓、肺栓塞、脑栓塞以及急性心肌梗死，可防止血栓形成与扩大。

2. 防治弥散性血管内凝血 (DIC)　早期应用，防止因纤维蛋白原及其他凝血因子的耗竭，预防继发性出血。

3. 体内、外抗凝　用于心血管手术、心导管、血液透析、器官移植、断肢再植等，可在体内、体外同时发挥抗凝血作用。

【不良反应】

1. 自发性出血　系肝素过量所致，表现为伤口出血、关节腔积血和黏膜出血等。一旦发生，应停用肝素，并缓慢注射带有阳电荷的肝素解毒药鱼精蛋白 (protamine)。每 1mg 鱼精蛋白可中和 100U 肝素，每次剂量不超过 50mg。

2. 过敏反应　偶可引起皮疹、药物热、哮喘等。

3. 其他　可致血小板减少，连续用药 3~6 月，可引起骨质疏松，易致自发性骨折。孕妇使用可引起早产和胎儿死亡。

【禁忌证】　肝肾功能不全、消化性溃疡、有出血倾向、严重高血压患者、孕妇禁用。

【药物相互作用】　本品与阿司匹林等非甾体类抗炎药、右旋糖酐、双嘧达莫合用，可增加出血危险；与糖皮质激素、依他尼酸合用可致胃肠道出血；与胰岛素、磺酰脲类合用可致低血糖；与 ACEI 类合用可致高血钾。

低分子量肝素

低分子量肝素 (low molecular weight heparin, LMWH) 是指分子量低于 6.5kDa 的肝素，由普通肝素直接分离或降解后再分离而得。临床常用的有依诺肝素 (enoxaparin)、替地肝素 (tedelparin) 等。

【药理作用】　LMWH 通过选择性抗凝血因子Ⅹa活性，对其他凝血因子影响较小，具有强而持久的抗血栓形成作用。与肝素比较其突出的优点有：抗凝剂量易掌握，不良反应轻；生物利用度高，半衰期持续时间长。皮下注射每日 1 次即可，静脉注射可维持 12 小时。

【临床用途】　用于骨外科手术后预防深部静脉血栓形成、急性缺血性脑卒中、急性心肌梗死、弥散性血管内凝血（DIC）、血液透析、体外循环等。

【不良反应】　可引起过敏、出血、血小板减少、皮肤坏死、低醛固酮血症伴高血钾、转氨酶升高等不良反应。LMWH引起出血仍可用硫酸鱼精蛋白来治疗，必要时测定血浆凝血因子Xa活性进行监护。LWMH的禁忌证和注意事项与肝素相似。

（二）体内抗凝血药

香豆素类

香豆素类常用药物有双香豆素（dicoumarol）、华法林（warfarin，苄丙酮香豆素）和醋硝香豆素（acenocoumarol，新抗凝），是一类含有4-羟基香豆素基本结构的物质，口服参与体内代谢发挥抗凝作用，故称口服抗凝药。

【药理作用及机制】　由于香豆素类化学结构与维生素K相似而产生竞争性拮抗。其作用机制是：在肝脏抑制维生素K由环氧化物向氢醌型转化，从而阻止维生素K的反复利用，使含有谷氨酸残基的凝血因子Ⅱ、Ⅶ、Ⅸ、Ⅹ的羧化作用受阻，使这些因子停留于无凝血活性的前体阶段而影响凝血过程。对已形成的上述因子无抑制作用，因而抗凝作用出现较慢。口服后12~24小时后才发挥作用，维持3~4天，主要在肝脏代谢，由肾脏排泄。体外应用无效。

【临床用途】

1. 防治血栓栓塞性疾病　可防止血栓形成与发展，对急性血栓形成者，应先用肝素治疗后再用本类药维持。

2. 预防术后血栓形成　用于风湿性心脏病、髋关节固定术、人工置换心脏瓣膜等手术后防止静脉血栓的发生。

【不良反应】

1. 自发性出血　过量时易发生，常见鼻出血、内脏、牙龈出血及皮肤瘀斑。可用维生素K对抗，必要时输新鲜血浆或全血补充凝血因子。凝血酶原时间控制在25~30秒（正常值12秒）。

2. 其他　有胃肠道反应、过敏等。

【禁忌证】　肝肾功能不全、糖尿病、过敏性疾病等应慎用。

【药物相互作用】　①阿司匹林等血小板抑制药可与本类药发生协同作用；②水合氯醛、羟基保泰松、甲苯磺丁脲、奎尼丁等可因置换血浆蛋白使本类药作用加强；③水杨酸盐、丙米嗪、甲硝唑、西咪替丁等因抑制肝药酶均使本类药作用加强；④食物中维生素K缺乏或应用广谱抗生素抑制肠道细菌，使体内维生素K含量降低，可使本类药作用加强；⑤巴比妥类、苯妥英钠因诱导肝药酶，口服避孕药因增加凝血作用可使本类药作用减弱。

（三）体外抗凝血药

枸橼酸钠

枸橼酸钠（sodium citrate）。

【药理作用】　枸橼酸钠仅在体外有抗凝作用，是由于枸橼酸根离子与血浆中的Ca^{2+}结合，形成不易解离的可溶性络合物，使血中Ca^{2+}降低，血凝过程受阻。体内无抗凝作用，是因为枸橼酸根离子在体内及时被氧化，无络合Ca^{2+}的作用。

【临床用途】　仅用于体外血液保存，防止血液凝固。每100ml全血中加入输血用枸橼酸钠注射剂10ml，可使血液不凝固。

【不良反应】　输血速度过快或大量输血(>1000ml),机体不能及时氧化枸橼酸根离子,引起血液 Ca^{2+} 降低,导致手足抽搐、心功能不全、血压降低等。新生儿及幼儿因酶系统发育不健全,进入体内的枸橼酸钠不能及时被氧化,更容易出现这种现象。此时应立即静脉注射钙盐解救。

(四) 纤维蛋白溶解药

纤维蛋白溶解药是一类能使纤溶酶原转变为纤溶酶,加速纤维蛋白降解,导致血栓溶解的药物,又称溶栓药。

链　激　酶

链激酶(streptokinase,SK)是从 C 组溶血性链球菌培养液中提取的一种蛋白质,目前已能用 DNA 重组技术生产。

【药理作用】　本品能使纤溶酶原激活因子的前体物活化为激活因子,使纤溶酶原转变成纤溶酶,降解已形成的不溶性纤维蛋白,从而溶解血栓。由于半衰期短,必须静脉滴注维持一段时间,并在停药后用肝素及阿司匹林抗凝,防止再形成血栓。对形成已久并已机化的血栓难以发挥作用。

【临床用途】
1. 治疗急性血栓栓塞性疾病　用于治疗深静脉栓塞、肺栓塞、眼底血管栓塞等。
2. 治疗急性心肌梗死　可缩小心肌梗死面积,使梗塞血管重建血流,挽救濒死的心肌。

【不良反应】
1. 自发性出血　常为一处或多处皮肤、黏膜出血,偶发颅内出血。是由于本品对纤维蛋白无特异性所致,静脉注射抗纤维蛋白溶解药氨甲苯酸等可解救。
2. 过敏反应　本品具有抗原性,可引起皮疹、畏寒、发热,甚至过敏性休克。用前先用组胺受体阻断药异丙嗪或地塞米松可减少发生。
3. 心律失常　表现为各种缓慢型心律失常或各种室性心律失常。常发生于给药后 2 小时内,经扩充血容量、静脉注射阿托品或静脉滴注多巴胺可恢复正常。

【禁忌证】　2 周内有活动性出血、严重高血压、近期有手术史、有外伤史或不能实施压迫止血的患者禁用。

尿　激　酶

尿激酶(urokinase,UK)的作用与链激酶相同,是从健康人尿中分离而得的一种活性蛋白质,能直接激活纤维蛋白原,使其转变为纤溶酶而溶解纤维蛋白,对新鲜血栓溶栓效果好。无抗原性,很少发生过敏反应。临床可用于急性心肌梗死、肺栓塞、脑梗死及周围动脉或静脉血栓等。不良反应为出血和发热,禁忌证同链激酶。

组织型纤溶酶原激活剂

组织型纤溶酶原激活剂(tissue-type plasminogen activator,t-PA)含有 527 个氨基酸,属于第二代溶栓药,其溶栓机制是激活纤溶酶原转化为纤溶酶。临床主要用于治疗肺栓塞和急性心肌梗死,使阻塞血管再通率比链激酶高,不良反应较小。第二代溶栓药还有阿替普酶(alteplase)、西替普酶(siteplase)、那替普酶(nateplase)等。第三代溶栓药瑞替普酶(reteplase),是通过基因重组技术改良天然溶栓药的结构而获得的产品,具有溶栓疗效高、起效快、耐受性好、生产成本低、给药方便等优点。临床主要用于治疗急性心肌梗死。常见不良反应为出血、血小板减少症。有出血倾向者慎用。

（五）抗血小板药

双嘧达莫

双嘧达莫（dipyridamole,潘生丁）能明显抑制胶原、ADP诱发的血小板聚集功能,防止血栓形成和发展。其作用机制是:①抑制血小板的磷酸二酯酶,使cAMP降解减少;②增强内源性前列环素活性;③抑制血管内皮细胞及红细胞对腺苷的摄取,血浆腺苷浓度增高并激活腺苷环化酶,使血小板内cAMP含量增多;④轻度抑制血小板前列腺素合成酶,使血栓素 A_2 生成减少。

临床主要用于血栓栓塞性疾病,与阿司匹林合用疗效较好;与华法林合用可防止心脏瓣膜置换术后血栓形成;也可用于缺血性心脏病,长期应用可防止病情发展,但有产生冠脉"窃流"的可能。

主要的不良反应是自发性出血,应定期检测血凝情况。

氯吡格雷

氯吡格雷（clopidogrel）是一种二磷酸腺苷（ADP）诱导血小板聚集的抑制药,临床常用其二硫酸盐。

选择性地抑制肌苷二磷酸与血小板受体结合,不可逆地抑制血小板聚集和黏附。一般用药3~5天显效,停药5天,血小板聚集和出血时间可回到原基线水平,药物经肝脏代谢,在血浆和尿液中可见到代谢的羧酸衍生物与葡萄糖醛酸结合物,对血小板无影响。

用于急性冠脉综合征,预防心肌梗死、脑卒中的复发。亦可用于不宜手术的ST段抬高型心肌梗死等。

常见不良反应有出血、胸痛、腹痛、支气管痉挛、味觉异常、瘙痒、过敏反应等。有过敏史者、颅内出血、血友病、消化性溃疡、肝肾功能不全者禁用。

噻氯匹啶

噻氯匹啶（ticlopidine）又名抵克立得（ticlid）。为强效血小板抑制药,能抑制ADP、胶原、花生四烯酸、凝血酶和血小板活化因子等引起的血小板聚集和释放,防止血栓形成和发展。常用于预防急性心肌梗死、冠状动脉和脑血管栓塞性疾病。

第二节　抗贫血药

循环血液中红细胞数或血红蛋白量低于正常称为贫血。常见的贫血有:①缺铁性贫血:因缺铁所致,可用铁剂治疗;②巨幼红细胞性贫血:因缺乏叶酸和维生素 B_{12} 所致,可用叶酸和维生素 B_{12} 治疗;③再生障碍性贫血:是骨髓造血功能障碍所致,治疗较困难,常采用雄激素等治疗。

铁　剂

常用的铁剂有硫酸亚铁（ferrous sulfate）、枸橼酸铁铵（ferric ammonium citrate）和右旋糖酐铁（iron dextran）等。

【体内过程】　口服铁剂或食物中外源性铁都以亚铁（Fe^{2+}）形式在十二指肠和空肠上段吸收。其吸收受多种胃内容物的影响:①胃酸、维生素C、食物中果糖、半胱氨酸等有助于铁的还原,可促进吸收;②含鞣质的药物或饮食、高磷、高钙、高磷酸盐食品、四环素类药以及抗酸药等均能减少铁的吸收。Fe^{2+}吸收后氧化为Fe^{3+},与血浆转铁蛋白结合成血浆铁转运至肝、脾、骨髓等组织,供利用和贮存。铁的排泄主要通过肠黏膜细胞脱落以及胆汁、尿液、汗液而排出体外。人体每天需铁量约1mg。

【药理作用】 铁是合成血红蛋白不可缺少的原料,与红细胞携O_2功能密切相关。当铁缺乏时,血红蛋白合成减少,DNA 合成正常,红细胞数量变化不大,红细胞的体积缩小,故缺铁性贫血又称为小细胞低色素性贫血。

【临床用途】 用于治疗长期慢性失血(如痔疮出血、月经过多、钩虫病等)、红细胞大量破坏(如溶血、疟疾等)以及机体需要量增加而补充不足(儿童生长发育、妊娠)等引起的缺铁性贫血。用药后一般症状和食欲迅速改善,治疗 10~14 天网织红细胞上升达高峰,4~8 周血红蛋白可接近正常,恢复体内铁的储备往往需连用数月。

【不良反应】

1. 胃肠道刺激性 口服铁剂可引起恶心、腹痛、腹泻,饭后服用可以减轻。也可引起便秘,因铁与肠腔中硫化氢结合,减少了硫化氢对肠壁的刺激作用。

2. 急性中毒 小儿误服 1g 以上铁剂可引起急性中毒,表现为坏死性胃肠炎、呕吐、腹痛、血性腹泻、休克、呼吸困难,甚至死亡。急救可用磷酸盐或碳酸盐溶液洗胃,并以特殊解毒剂去铁胺(deferoxamine)注入胃内以结合残存的铁。

叶 酸

叶酸(folic acid)由蝶啶、对氨苯甲酸及谷氨酸三部分组成,属于水溶性 B 族维生素。广泛存在于动、植物性食品中,肝、酵母和绿叶蔬菜中含量较高。

【体内过程】 正常机体每日最低需要叶酸 50μg,食物中每天有 50~200μg 叶酸在十二指肠和空肠上段吸收,妊娠妇女可增至 300~400μg,广泛分布于体内,在肝中贮存量约为全身总量的 1/2。经尿和胆汁排出。

【药理作用】 叶酸吸收后,在体内被还原和甲基化为具有活性的 5- 甲基四氢叶酸,后者能与多种一碳单位结合成四氢叶酸类辅酶,传递一碳单位,参与体内多种生化代谢,包括:①嘌呤核苷酸的合成;②从尿嘧啶脱氧核苷酸(dUMP)合成胸嘧啶脱氧核苷酸(dTMP);③促进某些氨基酸的互变(图 24-2),从而进一步参与核酸和蛋白质的合成。当叶酸缺乏时,上述代谢障碍,其中最为明显的是 dTMP 合成受阻,导致 DNA 合成障碍,细胞有丝分裂减少。增殖旺盛的骨髓最易受到影响,出现巨幼红细胞性贫血。消化道上皮细胞增殖也受到抑制,出现舌炎、腹泻等。

【临床用途】

1. 治疗营养性巨幼红细胞性贫血 由于营养不良或婴儿期、妊娠期叶酸需求量增加所致的营养性巨幼红细胞性贫血,用叶酸治疗的同时合用维生素 B_{12} 效果更好。对叶酸拮抗药甲氨蝶呤、乙胺嘧啶、甲氧苄啶等所致的巨幼红细胞性贫血,由于二氢叶酸还原酶受抑制,应用叶酸无效,需用亚叶酸钙(calcium leucovorin)治疗。

2. 恶性贫血 对维生素 B_{12} 缺乏所致"恶性贫血",叶酸仅能纠正血象,但不能改善神经症状,需与维生素 B_{12} 合用。

维 生 素 B_{12}

维生素 B_{12}(vitamin B_{12})。

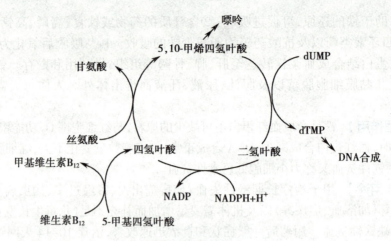

图 24-2 叶酸作用机制示意图

【体内过程】 维生素 B_{12} 为含钴复合物,广泛存在于动物内脏、牛奶、蛋黄中。口服维生素 B_{12} 必须与胃壁细胞分泌的糖蛋白即"内因子"结合才能免受胃液消化而进入空肠吸收。吸收后有 90% 贮存于肝,少量经胃液、胆汁、胰腺排入肠内,主要以原形经肾排泄。胃黏膜萎缩致"内因子"缺乏可影响维生素 B_{12} 吸收,引起"恶性贫血",治疗时须注射给药。

【药理作用】 维生素 B_{12} 为细胞分裂和维持神经组织髓鞘完整所必需。维生素 B_{12} 主要参与两种代谢过程:①同型半胱氨酸甲基化成甲硫氨酸需要甲基 B_{12} 参与。该甲基是维生素 B_{12} 自 5- 甲基四氢叶酸得来,然后转给同型半胱氨酸,5- 甲基四氢叶酸转变成四氢叶酸,进一步被循环利用。故维生素 B_{12} 缺乏,会引起叶酸缺乏症状。②促进脂肪代谢中间甲基丙二酰辅酶 A 转变为琥珀酰辅酶 A 而进入三羧酸循环。维生素 B_{12} 缺乏,甲基丙二酰辅酶 A 积聚,导致异常脂肪酸合成,影响正常神经髓鞘脂质合成,引起鞘神经功能障碍,出现神经损害症状(图 24-3)。

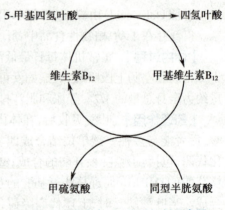

图 24-3 维生素 B_{12} 作用机制示意图

【临床用途】 主要用于恶性贫血及巨幼红细胞性贫血。也可用于神经炎、神经萎缩、肝脏疾病、白细胞减少症的辅助治疗。

红细胞生成素

红细胞生成素(erythropoietin,EPO)是由肾近曲小管管周细胞分泌的糖蛋白激素,分子量约 34 000,由 166 个氨基酸组成。临床应用的系重组人红细胞生成素(erythropoietin-α)。

红细胞生成素(EPO)能刺激红系干细胞增殖和分化,促成红细胞成熟,使网织红细胞从骨髓中释出,并能稳定红细胞膜,增强红细胞抗氧化能力。

可用于慢性肾衰竭所致的贫血、肿瘤化疗、骨髓造血功能低下及艾滋病药物治疗等引起的贫血。

不良反应有血压升高，偶有促进血栓形成及过敏反应。高血压患者禁用；有血栓史、过敏史者慎用。

第三节　促进白细胞增生药

引起白细胞减少的原因有多种，如使用解热镇痛药、抗癌药、苯中毒、放射性物质、某些感染或其他疾病等，应根据发病原因选择药物治疗。

维生素 B_4 等升白细胞药应用多年，但疗效较差。近年来集落刺激因子类药物广泛用于临床。

沙 格 司 亭

粒细胞 - 巨噬细胞集落刺激因子（granulocyte-macrophage colony-stimulating factor，GM-CSF）在 T- 淋巴细胞、血管内皮细胞、单核细胞、成纤维细胞均有合成。临床应用的是重组人 GM-CSF，称沙格司亭（sargramostim），由酵母菌产生的含 127 个氨基酸残基的糖蛋白。

【药理作用】　GM-CSF 与白细胞介素 -3 共同作用，刺激粒细胞、巨噬细胞、单核细胞和 T 细胞等多种细胞的集落形成和增生，对红细胞增生也有间接影响。对成熟中性粒细胞可增加其吞噬功能和细胞毒性作用，但降低其能动性。可提高效应细胞吞噬细菌及消灭癌细胞等免疫活性的能力，调节机体免疫功能。

【临床用途】　主要用于各种原因引起的白细胞或粒细胞减少症，如肿瘤放疗及化疗、自体骨髓移植、再生障碍性贫血和骨髓再生不良等。

【不良反应】　有皮疹、发热、骨及肌肉疼痛、皮下注射部位红斑，停药后消失。首次静脉滴注时可出现皮肤潮红、呕吐、低血压、呼吸急促等症状，应予吸氧及输液处理。

非 格 司 亭

粒细胞集落刺激因子（granulocyte colony-stimulating factor，G-CSF）是血管内皮细胞、单核细胞和成纤维细胞合成的糖蛋白。临床应用的是重组人 G-CSF，称非格司亭（filgrastim），由 175 个氨基酸残基组成的糖蛋白。

G-CSF 能促进中性粒细胞成熟；刺激成熟的粒细胞从骨髓释出；使外周中性粒细胞数量增多，增强中性粒细胞趋化及吞噬功能。

用于各种原因引起的白细胞或粒细胞减少症，如肿瘤化疗、放疗引起的骨髓抑制，也用于自体骨髓移植。对再生障碍性贫血、骨髓再生不良和艾滋病也有效。可升高中性粒细胞，减少感染发生率。

不良反应较少，略有轻度骨骼疼痛，长期静脉滴注可引起静脉炎。

知识链接

骨髓移植和造血干细胞移植

20 世纪 50 年代，美国华盛顿大学多纳尔·托马斯发现骨髓中具有一些能分化为血细胞的母细胞,称为"干细胞"。1956 年托马斯完成了世界上第 1 例骨髓移植手术,治疗造血功能障碍,他也因此荣获诺贝尔奖。由于这一技术最初是抽取正常骨髓获得造血干细胞,由静脉输入患者体内,以取代病变骨髓,因此称为"骨髓移植"。

随后研究发现,骨髓移植所用的造血干细胞,除了骨髓之外,还可以从外周血和脐带血等处获取,总称"造血干细胞移植"。由于外周血造血干细胞移植比骨髓移植更简便、安全,造血功能恢复快,已成为治疗恶性血液病和多种实体瘤的有效方法。但在正常生理条件下,外周血的造血干细胞数量少,不能满足移植的需要,需注射细胞动员剂,可使外周血造血干细胞增加 20~30 倍。目前使用的细胞动员剂主要是粒细胞 - 巨噬细胞集落刺激因子(GM-CSF),除能增加外周血造血干细胞的数量外,还有辅助心脏功能等作用。

第四节 血容量扩充药

血容量扩充药是指能够维持血液胶体渗透压的药物。主要用于治疗大量失血或失血浆(如烧伤)或其他应急情况。对血容量扩充药的基本要求是能维持血液胶体渗透压,排泄较慢,无毒,无抗原性。目前最常用的是右旋糖酐。

右 旋 糖 酐

右旋糖酐(dextran)是葡萄糖的聚合物。临床常用的有不同分子量的产品,包括中分子量(平均分子量为 70 000)、低分子量(平均分子量为 40 000)和小分子量(平均分子量为 10 000)右旋糖酐。分别称右旋糖酐 70,右旋糖酐 40 和右旋糖酐 10。右旋糖酐 70 在血液中存留时间较久,24 小时约排出 50%,作用维持 12 小时。右旋糖酐 10 仅维持 3 小时。

【药理作用与临床用途】

1. 扩充血容量　右旋糖酐分子量较大,不易渗出血管,可提高血浆胶体渗透压,从而扩充血容量,维持血压。中分子右旋糖酐扩容强大而持久,主要用于防治低血容量性休克,如急性失血、创伤和烧伤性休克。

2. 改善微循环　低分子和小分子右旋糖酐能抑制血小板和红细胞聚集,降低血液黏滞性,并对凝血因子Ⅱ有抑制作用,因而能防止血栓形成和改善微循环。用于防治血栓性疾病,如脑血栓形成、心肌梗死、心绞痛、血管闭塞性脉管炎、视网膜动静脉血栓等。

3. 渗透性利尿　低分子和小分子右旋糖酐从肾排泄时,使肾小管腔内渗透压升高,减少肾小管对水的重吸收,产生渗透性利尿作用。用于防治急性肾衰竭,改善休克后的尿量剧减或尿闭症状。

【不良反应】

1. 过敏反应　少数患者用药后出现皮肤过敏反应,偶见过敏性休克。故首次用药前取 0.1ml 做皮内注射,严密观察 15 分钟,发现症状,立即停药,及时抢救。静脉滴注宜缓慢。

2. 凝血障碍和出血　用量过大(>1000ml)可出现凝血障碍。血小板减少症及出血性疾病禁用。心功能不全者慎用。

(雷 霞)

复习思考题

扫一扫
测一测

1. 维生素 K 有何药理作用和临床用途？
2. 试比较叶酸与维生素 B_{12} 的药理作用和临床用途。
3. 肝素、香豆素类与枸橼酸钠抗凝作用有何异同点？

制剂与用法

富马酸亚铁　肠溶片：50mg、200mg。每次 200~400mg，3 次 / 天。

硫酸亚铁　片剂：0.3g。每次 0.3~0.6g，3 次 / 天，饭后服。

葡萄糖酸亚铁　片剂：0.2g。胶囊剂：0.25g。糖浆剂：0.25g/10ml、0.3g/10ml。每次 0.4~0.6g，3 次 / 天。

枸橼酸铁铵　10% 糖浆剂。供儿科用，每天 1~2mg/kg，分 3 次服用。成人每次 10ml，3 次 / 天，饭后服。

亚叶酸钙　注射剂：3mg/ml。治疗贫血：肌内注射，每次 3~6mg，1 次 / 天。

叶酸　片剂：5mg。每次 5~10mg，3 次 / 天。注射剂：15mg/ml。肌内注射，15~30mg/d。

维生素 B_{12}　注射剂：100μg/ml、500μg/ml。肌内注射，每次 50~500μg，1~2 次 / 天。

人红细胞生成素　注射剂：2000U/ml、4000U/ml、5000U/ml。肌内、皮下或静脉滴注，50~100U/kg，3 次 / 周，2 周后视血细胞比容增减剂量。

非格司亭　粉针剂：每支 50μg、每支 100μg。皮下注射或静脉滴注，每次 1~20μg/kg，以 50% 葡萄糖注射液溶解。

沙格司亭　粉针剂：每支 150μg、每支 300μg。皮下注射，每次 5~10μg/kg，1 次 / 天，于化疗停止 1 天后使用。

维生素 K_1　注射剂：10mg/ml。肌内或静脉注射，每次 10mg，1~2 次 / 天。

维生素 K_3　注射剂：2mg/ml、4mg/ml。肌内注射，每次 4mg，2~3 次 / 天。

维生素 K_4　片剂：2mg、4mg。每次 4mg，3 次 / 天。

酚磺乙胺　片剂：0.25g。每次 0.5~1.0g，3 次 / 天。注射剂：0.25g/2ml、0.5g/2ml、1g/5ml。肌内或静脉注射，每次 0.25~0.75g，2~3 次 / 天。

垂体后叶素　注射剂：5U/ml、10U/2ml，每次 5~10U，溶于 5% 葡萄糖注射液 20ml 中缓慢静脉注射。极量：每次 20U。

安络血　片剂：1mg、2mg、5mg。每次 1~5mg，2~3/ 天。

氨甲苯酸　注射剂：0.05g/5ml、0.1g/10ml。每次 0.1~0.2g，极量：0.6g/d，以 5% 葡萄糖注射液或 0.9% 氯化钠注射液 10~20ml 稀释后缓慢静脉注射。

肝素钠　注射剂：1000U/ml、5000U/2ml、12 500U/2ml。稀释后静脉滴注，每次 5000~10 000U，需要时 1 次 /3~4 小时，总量为 25 000U/d。过敏体质者应先试用 1000U，如无反应可用足量。滴速控制在每分钟 20~30 滴。

低分子量肝素钠　注射液：2500U/0.5ml、5000U/ml，术前 1~2 小时皮下注射 2500U，术后 12 小时注射 2500U，以后 1 次 / 天，持续 5~10 天，不稳定型心绞痛和非 ST 段抬高型心肌梗死，每次 120U/kg，2 次 / 天，最大量每 12 小时 1000U，持续 5~10 天。

华法林钠　片剂：2.5mg、5mg。成人开始 10~15mg/d，3 天后按凝血酶原时间决定维持量，约 2~10mg/d。

枸橼酸钠　注射剂：0.25g/10ml。用于输血、防止血液凝固：每 100ml 全血中加入 2.5% 枸橼酸钠溶液 10ml。

链激酶 粉针剂:10万U、20万U、30万U、50万U。先导剂量为50万U,溶于100ml 0.9%氯化钠注射液或5%葡萄糖注射液中静脉滴注,30分钟滴完。维持量为60万U,溶于葡萄糖注射液250~500ml,另加地塞米松1.25~2.5mg,静脉滴注6小时,4次/天,疗程12小时至5天。

尿激酶 注射剂:每支1万U、每支10万U。急性心肌梗死:每次50万~150万U,静脉滴注。

组织型纤溶酶原激活剂 注射剂:每支20mg、每支50mg。首剂10mg,静脉推注,以后静脉滴注,第1小时50mg,第2小时、第3小时各20mg。

双嘧达莫 片剂:25mg。每次25~100mg,3次/天。注射剂:10mg/2ml。肌内注射,每次10~20mg,1~3次/天。静脉注射,宜用50%葡萄糖注射液20ml稀释后缓慢注射,静脉滴注时,30mg/d用5%葡萄糖注射液250ml稀释后滴注。

氯吡格雷 片剂:25mg、75mg。新近心肌梗死、卒中,口服每次75mg,1次/天。急性冠脉综合征,负荷量300mg,每次75mg,1次/天,配合阿司匹林每次75~325mg,1次/天。

噻氯匹啶 片剂:100mg、250mg。每次250~500mg,1次/天,进餐时服。

右旋糖酐 注射剂:6%溶液、10%溶液、12%溶液。视病情选用,静脉滴注。

第二十五章

子宫平滑肌兴奋药和抑制药

 学习要点

1. 子宫平滑肌兴奋药的概念、分类及各类代表药物的名称。

2. 缩宫素、麦角新碱、前列腺素和利托君的药理作用、临床用途、主要不良反应及注意事项。

第一节　子宫平滑肌兴奋药

子宫平滑肌兴奋药是一类直接兴奋子宫平滑肌,促进子宫收缩的药物。其作用可因子宫生理状态和剂量的不同而有差异,小剂量可使子宫平滑肌产生节律性收缩,用于催产或引产;大剂量可产生强直性收缩,用于产后止血或子宫复原。如使用不当,能造成子宫破裂和胎儿窒息的严重后果,因此,必须慎重使用和掌握用药剂量。

缩 宫 素

缩宫素(oxytocin)又名催产素。药用者可从牛、猪垂体后叶提取,也可人工合成。我国药典规定缩宫素的效价以 U 计算,1U 相当于 2μg 纯缩宫素。

【体内过程】 口服易被消化酶破坏,多采用注射给药。肌内注射吸收良好,3~5分钟起效,作用维持 20~30 分钟,大部分经肝代谢,少部分以原形经肾排泄。

【药理作用】

1. 兴奋子宫　缩宫素选择性兴奋子宫平滑肌,加强其收缩。小剂量能加强子宫(特别是妊娠末期)的节律性收缩,其收缩的性质与正常分娩相似,使子宫底部肌肉发生节律性收缩,而子宫颈平滑肌则松弛,以促进胎儿娩出。随着剂量加大,可引起肌张力持续增高,最后可致强直性收缩,这对胎儿和母体都是不利的。子宫平滑肌对缩宫素的敏感性与体内孕激素和雌激素水平有密切关系,雌激素可提高敏感性,孕激素则降低其敏感性。妊娠后期,雌激素水平高,特别在临产时子宫对缩宫素的反应最敏感。

2. 促进排乳　缩宫素能使乳腺腺泡周围的肌上皮细胞(属平滑肌)收缩,促进排乳。

3. 其他　大剂量缩宫素能短暂地松弛血管平滑肌,引起血压下降,并有抗利尿作用。

【临床用途】

1. 催产和引产　对胎位正常、无产道障碍而宫缩乏力的难产,可用小剂量缩宫素加强子宫节律性收缩,促进分娩。对于死胎、过期妊娠或因患肺结核、严重心脏病等,需提前中断妊娠者,可用小剂量缩宫素引产。用法:一般每次 2~5U,用 5% 葡萄糖注射液 500ml 稀释后,先以 8~10 滴 / 分钟的速度静脉滴注,必须密切观察,以后根据胎心和子宫收缩情况调整滴注速度,最快不超过 40 滴 / 分钟。

2. 产后止血　产后出血时,立即皮下或肌内注射较大剂量缩宫素(5~10U),可使子宫产生强直性收缩,压迫子宫肌层内血管而止血。但其作用不持久,应加用麦角制剂以维持疗效。

【不良反应】　过量可引起子宫高频率甚至持续性强直收缩,可致胎儿窒息或子宫破裂。因此用于催产或引产时,必须注意:①严格掌握剂量,避免发生子宫强直性收缩;②严格掌握禁忌证,凡胎位不正、产道异常、头盆不称、前置胎盘以及 3 次以上妊娠的经产妇或有剖宫产史者禁用。偶见恶心、呕吐、心律失常。

麦角生物碱

麦角(ergot)是寄生在黑麦中的一种麦角菌的干燥菌核,在麦穗上突出如角,故名。目前已用人工培养方法生产。麦角中含多种作用强大的成分,主要是麦角碱类,按其化学结构可分为:①氨基酸麦角碱类,如麦角胺(ergotamine)和麦角毒(ergotoxine);②氨基麦角碱类,以麦角新碱(ergometrine)为代表。

【药理作用】

1. 兴奋子宫　麦角碱类能选择性兴奋子宫平滑肌,以麦角新碱作用最快最强,其特点为:①作用取决于子宫的功能状态,妊娠子宫比未妊娠子宫敏感,尤其是临产时或新产后最敏感;②其作用比缩宫素强而持久,剂量稍大即引起子宫强直性收缩,但对子宫体和子宫颈的兴奋作用无明显差别,不宜用于催产和引产。

2. 收缩血管　氨基酸麦角碱类,特别是麦角胺,能直接作用于动、静脉血管使其收缩;麦角胺收缩脑血管,减少脑动脉搏动幅度,缓解偏头痛。

3. 阻断 α 受体　麦角胺和麦角毒大剂量能阻断 α 受体,使肾上腺素的升压作用翻转。麦角新碱无此作用。

【临床用途】

1. 用于子宫出血　产后或其他原因引起的子宫出血都可用麦角新碱止血,利用其对子宫平滑肌强直性收缩作用,压迫血管而止血。

2. 用于产后子宫复原　产后子宫复原缓慢易发生出血或感染,麦角制剂等子宫兴奋药可以加速子宫复原,常用麦角流浸膏。

3. 治疗偏头痛　麦角胺与咖啡因都能收缩脑血管,减少动脉搏动幅度,缓解头痛,但不能预防和根治。合用咖啡因还可使麦角胺的吸收速率和血药峰浓度提高两倍。

【不良反应】　麦角新碱注射给药可致呕吐、血压升高等。麦角流浸膏中含有麦角毒和麦角胺,大剂量或长期应用可损害血管内皮细胞,特别是肝脏病或外周血管有病者更为敏感。麦角生物碱禁用于催产和引产、血管硬化及冠状动脉疾病患者。

前列腺素类

前列腺素类(prostaglandins,PGs)是一类广泛存在于体内多种组织和体液的一种不饱和脂肪酸,早期是从羊精囊提取,现已能人工合成。对心血管、呼吸、消化以及生殖系统等有广泛的生理和药理作用。目前研究较多并与生殖系统有关的前列腺素有地诺前列酮(dinoprostone,PGE_2)、卡前列素(carboprost,15-甲基前列腺素 $F_{2\alpha}$)、地诺前列素(dinoprost,$PGF_{2\alpha}$)等。

PGs 能收缩子宫平滑肌,以 PGE_2 和 $PGF_{2\alpha}$ 活性最强,对妊娠期子宫作用比缩宫素强,可使早期或中期妊娠子宫发生节律性收缩,对末期妊娠子宫更为敏感,故可用于催产、引产、药物人工流产术及抗早孕。

不良反应为恶心、呕吐、腹痛、腹泻等消化道症状。支气管哮喘及青光眼患者慎用。催产、引产禁忌证和注意事项同缩宫素。

米 非 司 酮

米非司酮(mifepristone)为炔诺酮类衍生物,口服方便有效,生物利用度高,与血浆蛋白结合率高,半衰期长。

【药理作用】　能阻断孕酮受体、使孕酮失去生理活性,具有终止早孕、抗着床、诱导月经、促进宫颈软化及扩长、有利于胎囊排出。尚有抗孕激素,抗糖皮质激素和较弱的抗雄激素作用。

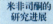

米非司酮的
研究进展

【临床用途】

1. 抗早孕　用于健康妇女停经≤49 天的早期妊娠,空腹或进食 2 小时后,每次服 20~50mg,2 次 / 天,连用 2~3 天,总量 150mg。每次服药前后禁食 2 小时,第 3 日或第 4 日单次空腹服米索前列醇 0.6mg,卧床休息 1~2 小时,门诊观察 6 小时,用药前后观察出血情况,妊娠产物排出量及副作用。

2. 避孕补救措施　用于无防护性性生活或避孕失败 72 小时内,预防意外妊娠补救措施。紧急避孕,在避孕失败 72 小时内服用米非司酮 25mg。催经止孕,用于月经周期第 23~26 日,100~200mg/d,连服 4 天。

3. 妇科手术用药　用于子宫放置或取出节育器,采集子宫内膜标本,激光分离发育异常的宫颈管,扩张子宫及刮宫术。扩宫颈,每次 100~200mg。

【不良反应】　主要为延长子宫出血时间,一般不需特殊处理,如出血 3~4 周不止者,应及时清宫。常见恶心、下腹痛和腹泻。

【禁忌证】　心、肝、肾疾病及肾上腺功能不全者禁用;对前列腺素类药物有禁忌证,如青光眼、哮喘、过敏体质者禁用;带器妊娠者或怀疑异位妊娠者禁用。

米 索 前 列 醇

米索前列醇(misoprostol)是人工合成前列腺系 E_1,能兴奋子宫平滑肌,松弛软化子宫颈。用于终止停经 49 日的早孕妊娠,在服用米非司酮 36~48 小时后,单次空腹米索前列醇 0.6mg,门诊观察 6 小时。对终止早孕失败者,必须行刮宫术终止妊娠。不良反应及禁忌证同米非司酮。

第二节　子宫平滑肌抑制药

利 托 君

利托君(ritodrine)主要激动子宫肌层的 β_2 受体,使子宫平滑肌松弛,降低子宫收缩频率和强度,延长妊娠期,推迟分娩,有利于胎儿发育成熟。可用于防治妊娠 20~37

周的早产。不良反应与激动 β₂ 受体有关，如心悸、心律失常和胸闷等，静脉注射可引起恶心、呕吐、头痛、神经过敏等，还可出现血钾降低、血糖升高。

此外，其他 β₂ 受体激动药，如沙丁胺醇（salbutamol）、克仑特罗（clenbuterol）；钙拮抗药，如硝苯地平（nifedipine）；硫酸镁（magnesium sulfate）以及前列腺素合成酶抑制药等都能松弛子宫平滑肌，也可用于防止早产。

（雷　霞）

扫一扫
测一测

复习思考题

1. 简述缩宫素对子宫平滑肌兴奋作用的特点。
2. 比较缩宫素、麦角新碱和前列腺素在妇产科应用中的异同点。

制剂与用法

缩宫素　注射剂：5U/ml、10U/ml。子宫出血：肌内注射，每次 5~10U。引产或催产时，一般用 2.5~5U，加入 5% 葡萄糖注射液 500ml 内，先以每分钟 8~10 滴的速度静脉滴注，密切观察 10~15 分钟后，根据宫缩、胎心音和血压情况调整滴速，最快不超过每分钟 40 滴。

马来酸麦角新碱　片剂：0.2mg、0.5mg。每次 0.2~0.5mg，1~2 次 / 天。注射剂：0.2mg/ml、0.5mg/ml。肌内注射，每次 0.2~0.5mg。静脉滴注，每次 0.2mg，以 5% 葡萄糖注射液稀释。极量：肌内注射，每次 0.5mg，1mg/d；口服每次 1mg，2mg/d。

麦角流浸膏　每次 2ml，3 次 / 天，连续口服 2~3 天。极量：12ml/d。

麦角胺咖啡因片　含酒石酸麦角胺 1mg，咖啡因 100mg。偏头痛发作时：口服，每次 0.5~1 片，如无效，间隔 1 小时重复同剂量。

乙磺酸二氢麦角碱　将盐酸哌替啶 100mg、盐酸异丙嗪 25mg、乙磺酸二氢麦角碱 0.6~0.9mg 加入 5% 葡萄糖注射液 250ml 中，配成冬眠合剂静脉滴注。

地诺前列酮　注射剂：2mg/ml。栓剂：每枚 10mg。羊膜腔、子宫内羊膜腔外注射或静脉滴注。

地诺前列素　注射剂：20mg/4ml，40mg/8ml。羊膜腔、子宫内羊膜腔外注射或静脉滴注。

卡前列素　注射剂：1mg/ml，2mg/2ml。羊膜腔、子宫内羊膜腔外注射或肌内注射。

米非司酮　片剂：10mg、25mg、200mg；胶囊：5mg。复方米非司酮：每片含米非司酮 30mg 和双炔失碳酯 5mg。

米索前列醇　片剂：0.2mg。单次空腹 0.6mg，观察 6 小时。

利托君　片剂：10mg。缓释胶囊：4mg。口服，每 4~6 小时 10~20mg。注射剂：50mg/5ml，150mg/10ml。用 150mg 加入 5% 葡萄糖注射液内静脉滴注。

第二十六章

课件

26章PPT

激 素 类 药

 学习要点

1. 糖皮质激素类药的生理作用和常用制剂、药理作用、临床用途及用法、适应证、禁忌证、不良反应及防治措施。

2. 感染性疾病应用糖皮质激素类药物的意义及利弊关系。

3. 甲状腺激素和抗甲状腺药物的作用机制、临床用途、不良反应及注意事项。

4. 胰岛素的药理作用、作用机制、体内过程、临床用途、不良反应及其防治措施。

5. 口服降血糖药的分类及各类代表药物的名称、作用特点、临床用途及不良反应。

扫一扫
知重点

激素是由内分泌腺或内分泌细胞所合成或分泌的一种高效能生物活性物质,与神经系统共同调节机体的各种功能活动和维持内环境的稳定。正常情况下体内各种激素的作用是相互平衡的,任何一种内分泌功能发生亢进或减退,均会破坏这种平衡,扰乱正常的生理功能和代谢活动,从而影响机体的正常发育和健康。

第一节　肾上腺皮质激素类药

肾上腺皮质激素(adrenocortical hormone)是肾上腺皮质所分泌的激素的总称,属甾体类化合物。根据其功能可分为:①盐皮质激素类(mineralocorticoids):由肾上腺皮质球状带细胞合成和分泌,包括醛固酮(aldosterone)和去氧皮质酮(desoxycortone);②糖皮质激素类(glucocorticoids):由肾上腺皮质束状带细胞合成和分泌,包括氢化可的松(hydrocortisone)和可的松(cortisone),其分泌和生成受促皮质素(ACTH)调节;③性激素:由肾上腺皮质网状带细胞所分泌,包括雄激素和少量的雌激素。临床常用的肾上腺皮质激素是糖皮质激素。

肾上腺皮质激素的分泌和生成受腺垂体促肾上腺皮质激素(ACTH,促皮质素)和下丘脑促皮质激素释放激素(CRH)的调节并存在昼夜节律性(图26-1)。

【化学结构】　临床应用的肾上腺皮质激素主要是糖皮质激素。肾上腺皮质激素的基本结构为类固醇(图26-2),即由17个碳原子组成的三个6元环和一个5元环,四个环分别称为A、B、C、D环的甾核。

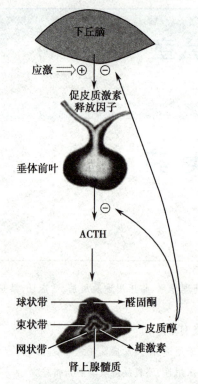

图 26-1 肾上腺皮质激素分泌的调节
"+"表示促进 "−"表示反馈性抑制

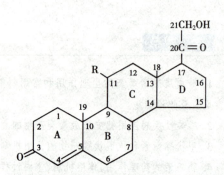

图 26-2 肾上腺皮质激素的基本化学结构

一、糖皮质激素

【体内过程】 类固醇化合物脂溶性大,口服和注射均可吸收。可的松或氢化可的松口服后血药浓度 1~2 小时可达峰值,作用持续 8~12 小时。本类药物亦可从皮肤、眼结膜等局部吸收,大量可引起全身作用。主要在肝脏代谢,与葡萄糖醛酸或硫酸结合后由尿排出。可的松和泼尼松(prednisone)在肝内分别转化为氢化可的松和泼尼松龙(prednisolone)后才具有生物活性,严重肝功能不全者宜选用氢化可的松或泼尼松龙。肝药酶诱导剂(苯巴比妥、利福平和苯妥英钠)可加快糖皮质激素的代谢,合用时需加大糖皮质激素的用量。

知识链接

糖皮质激素对物质代谢的影响

糖代谢:糖皮质激素(glucocorticoid,GC)通过促进糖原异生、减慢葡萄糖分解为 CO_2 的氧化过程,增加血糖来源以及减少组织对葡萄糖的利用等增加肝、肌糖原含量和升高血糖。

蛋白质代谢:促进组织蛋白质分解,大剂量可抑制蛋白质合成。采用 GC 长期治疗时,需合用蛋白质同化类激素。

脂肪代谢:大剂量长期应用可增高血浆胆固醇,激活四肢皮下酯酶,引起脂肪再分布,出现向心性肥胖等现象。

水、电解质代谢:具有一定的盐皮质激素样保钠排钾作用,但较弱。

大剂量或高浓度的糖皮质激素可产生广泛的药理作用,常用的糖皮质激素类药作用特点比较见表26-1。

表 26-1　常用的糖皮质激素类药作用特点比较

分类	药物	药理活性(比值)			等效剂量(mg)	半衰期(min)	维持时间(h)
		水盐代谢	糖代谢	抗炎作用			
短效	氢化可的松 (hydrocortisone)	1.0	1.0	1.0	20.00	90	8~12
	可的松 (cortisone)	0.8	0.8	0.8	25.00	30	8~12
中效	泼尼松 (prednisone)	0.8	4.0	3.5	5.00	60	12~36
	泼尼松龙 (prednisolone)	0.8	4.0	4.0	5.00	200	12~36
	甲泼尼龙 (methylprednisolone)	0.5	5.0	5.0	4.00	180	12~36
	曲安西龙 (triamcinolone)	0	5.0	5.0	4.00	>200	12~36
长效	地塞米松 (dexamethasone)	0	20~30	30	0.75	100~300	36~54
	倍他米松 (betamethasone)	0	20~30	25~35	0.60	100~300	36~54
外用	氟氢可的松 (fludrocortisone)	125	12.0	12.0			
	氟轻松 (fluocinolone acetonide)			40.0			

【药理作用及机制】

1. 抗炎作用　糖皮质激素有强大而非特异性的抗炎作用,能对抗各种原因如物理、化学、免疫、感染及无菌性(如缺血性组织损伤)等所引起的炎症。在炎症初期,糖皮质激素既能增加毛细血管紧张性,降低毛细血管通透性,减轻渗出和水肿,又能抑制白细胞的浸润和吞噬,减轻炎症红、肿、热、痛等症状。在炎症后期,能抑制毛细血管和纤维母细胞的增生,延缓肉芽组织的生成,防止粘连及瘢痕形成,减轻后遗症。但须注意:糖皮质激素在抗炎的同时也会降低机体的防御功能,必须同时应用足量有效的抗菌药物,以防炎症扩散和原有病情恶化。

糖皮质激素(glucocorticoid,GC)抗炎作用的基本机制是基因效应,目前认为 GC 为脂溶性分子,易通过细胞膜,与胞浆内糖皮质激素受体(GR)结合,GR 与热休克蛋白 90(HSP90)、HSP70 及亲免疫蛋白(IP)等结合成复合体,处于无活性状态。糖皮质激素(GC)与 GR 结合后,HSP90 等蛋白迅速解离,被活化的 GC-GR 复合物进入细胞核内,进一步与靶基因启动因子序列的糖皮质激素反应成分(GRE)或负性糖皮质激素反应成分(nGRE)结合,引起转录增加或减少,继而通过 mRNA 影响蛋白质合成,因而对炎症细胞和分子产生作用而发挥抗炎效应。

（1）抑制致炎介质的产生和释放：GC 通过抑制磷脂酶 A_2，使磷脂生成花生四烯酸减少，导致白三烯（LT）和前列腺素（PG）等致炎介质减少，从而抑制血管扩张、渗出和白细胞趋化等致炎作用。

（2）抑制细胞因子的产生和释放：白细胞介素 -1（IL-1）、IL-6、干扰素（IFN）、肿瘤坏死因子（TNF）等细胞因子，在介导炎症反应，促使白细胞黏附、游走和趋化中起着重要作用。GC 能抑制上述因子的产生和释放并影响其生物效应。

（3）抑制一氧化氮合酶（NOS）的活性，NO 能增加炎症部位的血浆渗出，形成水肿及组织损伤，而加剧炎症症状。本类药可使 NO 生成减少而发挥抗炎作用。

2. 免疫抑制和抗过敏作用　糖皮质激素对免疫过程的许多环节均有抑制作用。小剂量主要抑制细胞免疫；大剂量抑制浆细胞和抗体生成而抑制体液免疫功能。能干扰淋巴组织在抗原作用下的分裂和增殖，阻断致敏 T 淋巴细胞所诱发的单核细胞和巨噬细胞的聚集，抑制组织器官的移植排异反应和皮肤迟发型过敏反应。

目前认为其作用机制主要是：①诱导淋巴细胞 DNA 降解；②影响淋巴细胞的物质代谢，如减少葡萄糖、氨基酸、核苷的跨膜转运，抑制淋巴细胞中 DNA、RNA 和蛋白质的合成；③诱导淋巴细胞凋亡；④抑制核转录调节因子的活性；⑤抑制组胺、慢反应物质、5- 羟色胺和缓激肽等过敏介质的释放等。

3. 抗毒作用　糖皮质激素本身为应激激素，可明显提高机体对细菌内毒素的耐受能力，对抗内毒素对机体的刺激反应，改善和减轻内毒素引起的症状。还可降低下丘脑体温调节中枢对内热源的敏感性，减少内热源的释放，具有迅速良好的解热作用。但糖皮质激素不能中和、破坏内毒素，对外毒素无作用。

4. 抗休克作用　大剂量的糖皮质激素类药广泛用于各种严重休克，特别是中毒性休克的治疗。一般认为其作用与下列因素有关：①可直接扩张痉挛状态的血管，降低血管对某些缩血管活性物质的敏感性，改善微循环，改善或纠正休克；②稳定溶酶体膜，减少心肌抑制因子（MDF）的形成，增强心肌收缩力。

5. 对血液及造血系统的作用　糖皮质激素能刺激骨髓造血功能，使红细胞和血红蛋白含量增加，大剂量可使血小板增多并提高纤维蛋白原浓度，缩短凝血时间；促使中性粒细胞数增多，但却降低其游走、吞噬等功能；还可使血液中淋巴细胞、嗜碱性粒细胞和嗜酸性粒细胞减少。

6. 对中枢神经系统的作用　能提高中枢神经系统的兴奋性，出现欣快、激动、失眠等，偶可诱发精神失常，大剂量可致儿童惊厥或癫痫发作。

7. 对消化系统的作用　糖皮质激素能使胃酸和胃蛋白酶分泌增多，提高食欲，促进消化，但长期大剂量应用可诱发或加重溃疡。

【临床用途】

1. 治疗严重感染或炎症

（1）治疗严重急性感染：对严重的急性细菌性感染，如暴发型流行性脑膜炎、中毒性细菌性痢疾、重症伤寒、中毒性肺炎、猩红热、败血症等，短期内使用糖皮质激素，通过其抗炎、抗毒、抗休克等作用，可缓解症状，帮助患者度过危险期。但必须合用足量、有效的抗菌药物。对轻度病毒性感染（如水痘、带状疱疹等），一般不用糖皮质激素，因其无抗病毒作用,并可降低机体的防御能力使感染扩散而加剧。但对重度传染性肝炎、流行性腮腺炎、麻疹和乙型脑炎等,为迅速控制症状,防止并发症,可采用糖皮质激素突击疗法缓解症状,病情好转后迅速撤药。

(2) 防治某些炎症的后遗症:对脑膜炎、心包炎、损伤性关节炎、风湿性心瓣膜炎及烧伤等,早期应用糖皮质激素,可减轻瘢痕与粘连,减轻炎症后遗症。对虹膜炎、角膜炎、视网膜炎和视神经炎,应用糖皮质激素可产生消炎止痛作用,防止发生角膜混浊、瘢痕及粘连。对肩周炎、关节劳损等,可将糖皮质激素加入局麻药中,局部封闭注射,发挥消炎止痛作用。

2. 治疗自身免疫性疾病和过敏性疾病

(1) 治疗自身免疫性疾病:糖皮质激素对风湿热、类风湿关节炎、系统性红斑狼疮等多种自身免疫性疾病均可缓解症状,但停药后易复发,一般采用综合治疗。也可预防器官移植术后引起的排斥反应。

(2) 治疗过敏性疾病:对荨麻疹、枯草热、血清病、血管神经性水肿、过敏性鼻炎、支气管哮喘和过敏性休克等,主要用肾上腺素受体激动药和抗组胺药治疗,病情严重或无效时,也可用糖皮质激素辅助治疗,缓解症状。

3. 治疗休克 糖皮质激素适用于各种休克。对感染中毒性休克配合足量有效的抗菌药,早期、短时间突击使用大剂量糖皮质激素效果最好;对过敏性休克,首选肾上腺素,严重者可合用糖皮质激素;对心源性休克和低血容量性休克,需结合病因治疗。

4. 治疗血液系统疾病 糖皮质激素对急性淋巴细胞性白血病疗效较好,多采用与抗肿瘤药联用;对再生障碍性贫血、粒细胞减少症、血小板减少症、过敏性紫癜等也能明显缓解症状,但疗效维持时间短,停药后易复发。

5. 治疗皮肤病 对牛皮癣、湿疹、局限性瘙痒症、神经性与接触性皮炎,局部外用有效,但对天疱疮和剥脱性皮炎等严重皮肤病则需全身给药。

6. 用于替代疗法 用于急、慢性肾上腺皮质功能不全、垂体前叶功能减退和肾上腺次全切除术后的补充替代疗法。

【不良反应】

1. 长期大量应用引起的不良反应

(1) 类肾上腺皮质功能亢进综合征:长期大量应用糖皮质激素,可引起物质代谢和水盐代谢紊乱,表现为满月脸、水牛背、高血压、糖尿病、多毛、皮肤变薄、低血钾等(图26-3),一般不需特殊处理,停药后可自行消失。必要时用抗高血压药、抗糖尿病药、补钾等对症处理,采用低盐、低糖、高蛋白饮食。

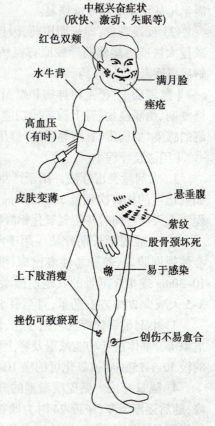

图 26-3 长期服用糖皮质激素后的部分不良反应示意图

（2）诱发或加重感染：因糖皮质激素抑制机体防御功能，长期应用可诱发感染或使体内潜在病灶扩散，特别是在原有疾病已使抵抗力降低者更易产生，如肾病综合征、结核病等。

（3）消化系统并发症：糖皮质激素可刺激胃酸、胃蛋白酶分泌，抑制胃黏液分泌，降低胃肠黏膜的抵抗力，故可诱发或加剧胃溃疡、十二指肠溃疡，甚至造成消化道出血或穿孔。少数患者可诱发胰腺炎或脂肪肝。

（4）心血管系统并发症：长期应用可引起动脉粥样硬化和高血压。

（5）骨质疏松和骨坏死：是由于糖皮质激素促进蛋白质分解，抑制其合成以及增加钙、磷排泄，抑制肠内钙的吸收所致。骨质疏松多见于儿童、老人和绝经妇女，严重者可引起自发性骨折。

（6）其他：①诱发精神失常，与脑神经元递质释放异常有关；②诱发癫痫发作，与惊厥阈降低有关；③青光眼，由前房角小梁网结构胶原束肿胀所致；④肌肉萎缩、伤口愈合迟缓，与多种组织的蛋白质分解过多有关；⑤孕妇偶可致畸。

2. 停药反应

（1）药源性肾上腺皮质功能不全：长期应用糖皮质激素，由于皮质激素负反馈抑制腺垂体对 ACTH 的分泌，可引起肾上腺皮质萎缩和功能不全。多数患者可无表现，但减量过快或突然停药时，少数患者遇到严重应激情况如感染、创伤、手术时可发生肾上腺危象，出现恶心、呕吐、乏力、低血压、休克等，需及时抢救。这种皮质功能不全需半年甚至 1~2 年才能恢复。

（2）反跳现象：即长期用药，因患者对激素产生了依赖性或病情尚未完全控制，如减量太快或突然停药导致原有疾病复发或加重。常需加大剂量再行治疗，待症状缓解后再逐渐减量、停药。

【禁忌证】　严重精神病和癫痫、活动性消化性溃疡、新近胃肠吻合术、骨折、创伤修复期、角膜溃疡、肾上腺皮质功能亢进症、严重高血压、糖尿病、孕妇、抗菌药不能控制的感染（如病毒、真菌等感染）禁用。当适应证与禁忌证同时并存时，应慎重决定。

【用法及疗程】

1. 大剂量突击疗法　用于严重中毒性感染及各种休克。短期内可给予大剂量，如氢化可的松首次剂量 200~300mg 静脉滴注，1 日量可达 1g 以上，以后逐渐减量，疗程 3~5 天。可同时并用氢氧化铝凝胶防止急性消化道出血。

2. 一般剂量长期疗法　用于结缔组织病、顽固性支气管哮喘、肾病综合征、中心性视网膜炎、各种恶性淋巴瘤、淋巴细胞性白血病等。一般开始时用泼尼松口服 10~30mg 或相应剂量的其他皮质激素制剂，3 次 / 天，产生临床疗效后，逐渐减量，每 3~5 天减少 20% 左右药量，直至最小维持量。

3. 小剂量替代疗法　用于急、慢性肾上腺皮质功能不全症（如艾迪生病、肾上腺危象等）、垂体前叶功能减退及肾上腺皮质次全切除术后，每日给予生理需要量，如可的松 12.5~25mg/d 或氢化可的松 10~20mg/d。

4. 隔日疗法　糖皮质激素的分泌具有昼夜节律性，每日上午 8—10 时为分泌高峰，随后逐渐下降，午夜 24 时为低谷，这是由 ACTH 昼夜节律所引起。对某些慢性病采用隔日 1 次给药法，即选用中效制剂如泼尼松、泼尼松龙，将两日的总药量在隔日早晨 7—8 时一次给予。其优点是此时正值激素正常分泌高峰，对肾上腺皮质功能的抑制较小,减轻长期用药的不良反应。

5. 局部用药　用于治疗眼部炎症,如虹膜炎、结膜炎等,也可用于治疗皮肤病,但不宜大面积长期使用。

二、盐皮质激素

盐皮质激素包括醛固酮(aldosterone)和去氧皮质酮(desoxycortone)。能促进肾远曲小管和集合管对钠、水的吸收和钾的排出,即保钠排钾作用,其糖皮质激素样作用较弱,仅为可的松的1/3。主要用于慢性肾上腺皮质功能减退症,常与糖皮质激素类药物合用作为替代治疗,以纠正失钠、失水和钾潴留等。

三、促肾上腺皮质激素和皮质激素抑制药

(一)促肾上腺皮质激素

促肾上腺皮质激素(adrenocorticotropic hormone,ACTH)简称促皮质素,是由腺垂体在下丘脑促皮质激素释放激素(CRH)的作用下合成和分泌的一种激素。可维持肾上腺正常的形态和功能。临床用于糖皮质激素停药前后,促进肾上腺皮质功能的恢复;也用于垂体前叶-肾上腺皮质功能的鉴别诊断。可致过敏反应。

(二)皮质激素抑制药

米 托 坦

米托坦(mitotane)为杀虫药滴滴涕(DDT)一类的化合物,能选择性作用于肾上腺皮质束状带和网状带,使细胞呈局灶性退行性变、萎缩与坏死,血中氢化可的松和代谢产物迅速减少,对球状带细胞没有作用,醛固酮分泌不受影响。用于不能手术切除的肾上腺皮质癌、复发癌及皮质癌术后辅助治疗。可引起胃肠道反应和皮炎等。

美 替 拉 酮

美替拉酮(metyrapone)能抑制氢化可的松的生成,用于皮质癌、腺瘤和氢化可的松过多症及垂体释放ACTH功能测试。

第二节　甲状腺激素及抗甲状腺药

甲状腺激素是由甲状腺滤泡上皮细胞合成、分泌的生物活性物质,包括甲状腺素(thyroxin,T_4)和三碘甲状腺原氨酸(triiodothyronine,T_3),是维持正常代谢和生长发育所必需的激素。正常人每日释放T_4与T_3量分别为$75\mu g$和$25\mu g$。

甲状腺功能低下时甲状腺激素合成、分泌减少,可引起呆小病或黏液性水肿等甲状腺功能减退症,需要用甲状腺激素类药物治疗。当甲状腺功能亢进时甲状腺激素合成、分泌增多,可引起弥漫性毒性甲状腺肿或结节性毒性甲状腺肿等甲状腺功能亢进症(简称甲亢),需要用抗甲状腺药治疗。

一、甲状腺激素

【合成、贮存、分泌与调节】

1. 合成　①聚碘:血液循环中的碘离子(I^-)被甲状腺上皮细胞通过碘泵主动摄取;②氧化:I^-在过氧化物酶的作用下被氧化成活性碘(I^0);③碘化:I^0与甲状腺球蛋白

（TG）上的酪氨酸残基结合，生成一碘酪氨酸（MIT，T_1）和二碘酪氨酸（DIT，T_2）；④耦联：在过氧化物酶作用下，一分子 T_1 和一分子 T_2 耦联生成 T_3，二分子 T_2 耦联生成 T_4。

2. 贮存与释放　合成的 T_3、T_4 贮存于甲状腺滤泡腔内的胶质中，在蛋白水解酶作用下，TG 分解并释放出 T_3、T_4 进入血液。

3. 调节　腺垂体释放的促甲状腺激素（TSH）受下丘脑促甲状腺激素释放激素（TRH）的调节，促进甲状腺细胞增生，使 T_3、T_4 的合成和释放增加。当血液中游离的 T_3、T_4 浓度增高时，又能负反馈抑制 TRH、TSH 的合成和分泌（图 26-4）。

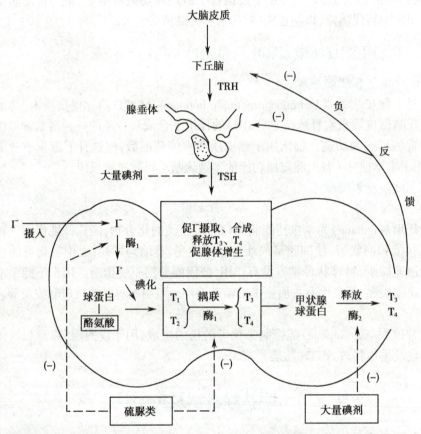

图 26-4　甲状腺激素的合成和释放的调节及抗甲状腺药物作用环节示意图
酶 1. 过氧化物酶　酶 2. 蛋白水解酶　（−）抑制

【药理作用】

1. 维持正常生长发育　甲状腺激素可促进组织分化、生长与发育成熟，为人体正常生长发育所必需，特别是对骨和脑的发育尤为重要。其分泌不足或过量都可引起疾病。甲状腺功能不足时，躯体与智力发育均受影响，胎儿和新生儿可致呆小病（克汀病）。成人甲状腺功能不全时，则可引起黏液性水肿。

2. 促进代谢　甲状腺激素能促进糖、脂肪和蛋白质的代谢，促进物质氧化，增加氧耗，提高基础代谢率，使产热增多。

3. 神经系统及心血管效应　甲状腺激素可增强机体对儿茶酚胺的敏感性，甲状腺功能亢进时出现神经过敏、急躁、震颤、心率加快、心排出量增加等现象。

【临床用途】　甲状腺激素主要用于甲状腺功能低下的替代疗法。

1. 治疗呆小病　甲状腺功能减退始于胎儿或新生儿,若尽早诊治,则发育仍可正常。若治疗过晚,不能改善智力低下,应终身治疗。

2. 治疗黏液性水肿　一般服用甲状腺片,从小剂量开始,逐渐增大至足量。剂量不宜过大。垂体功能低下者宜先用皮质激素再给予甲状腺激素,因易发生急性肾上腺皮质功能不全。黏液性水肿昏迷者必须立即静脉注射大量 T_3 和 T_4,待患者苏醒后改为口服。

知识链接

甲状腺功能减退症和黏液性水肿

甲状腺功能减退症(简称甲减)是由于各种原因导致的低甲状腺激素血症或甲状腺激素抵抗而引起的全身性低代谢综合征,其病理特征是黏多糖在组织和皮肤堆积,表现为黏液性水肿。

3. 治疗单纯性甲状腺肿　以含碘食盐、食物预防为主。其治疗取决于病因,由于缺碘所致者应补碘;无明显原因者可给予适量甲状腺激素,以补充内源性激素的不足,并可抑制 TSH 过多分泌,以缓解甲状腺组织代偿性增生肥大。

【不良反应】　过量可引起甲状腺功能亢进的临床表现,如心悸、手震颤、多汗、食欲增加、体重减轻、失眠等,严重者可出现心绞痛、心力衰竭。一旦出现应立即停药,宜用 β 受体阻断药对抗,停药 1 周后再从小剂量开始用。

二、抗甲状腺药

抗甲状腺药是能干扰甲状腺激素的合成和释放,消除甲状腺功能亢进症状的药物。常用药物有硫脲类、碘化物、放射性碘及 β 受体阻断药。

(一)硫脲类

硫脲类药物可分为两类:①硫氧嘧啶类,包括甲硫氧嘧啶(methylthiouracil),丙硫氧嘧啶(propylthiouracil);②咪唑类,包括卡比马唑(carbimazole,甲亢平)、甲巯咪唑(thiamazole,他巴唑)。

【药理作用及机制】

1. 抑制甲状腺激素的合成　硫脲类能抑制甲状腺过氧化物酶所介导的酪氨酸的碘化及耦联,使氧化碘不能结合到甲状腺球蛋白上,从而抑制甲状腺激素的生物合成。对已合成的甲状腺激素无效,须待已合成的激素被消耗后才能完全生效。一般用药 2~3 周甲亢症状开始减轻,1~3 个月基础代谢率才恢复正常。

2. 抑制外周组织 T_4 转化为 T_3　丙硫氧嘧啶还能抑制外周组织的 T_4 转化为 T_3,能迅速控制血清中 T_3 的水平,故在重症甲亢、甲状腺危象时可作为首选药。

3. 抑制免疫球蛋白生成　硫脲类药能轻度抑制免疫球蛋白的生成,使血液循环中甲状腺刺激性免疫球蛋白下降,对甲亢患者除能控制高代谢症状外,也有一定的病因治疗作用。

【临床用途】

1. 甲亢的内科治疗　适用于轻症、不宜手术或 [131]I 治疗者以及术后复发者。开始治疗时应给予大剂量,以对甲状腺激素合成产生最大抑制作用。待症状缓解后,药量即可递减,直至维持量,疗程 1~2 年,疗程过短容易复发。

2. 甲亢的术前准备　为减少手术患者在麻醉和术后的合并症,防止术后发生甲状腺危象,在术前应先服用硫脲类药,使甲状腺功能恢复或接近正常。然后于术前 2 周加服大剂量碘剂,以利于手术进行及减少出血。

3. 甲状腺危象的治疗　甲亢患者可因精神刺激、感染、手术等诱因,使大量甲状腺激素释放入血,导致病情急剧恶化,称为甲状腺危象。患者可发生高热、虚脱、心力衰竭、肺水肿、电解质紊乱,甚至死亡。此时,除应用大剂量碘剂和采取其他综合措施外,大剂量硫脲类可作为辅助治疗,以阻断甲状腺激素的合成。

【不良反应】

1. 过敏反应　常见有瘙痒、药疹、荨麻疹等轻度过敏反应,也可引起狼疮样反应、关节痛和淋巴结病等。多数情况下不需停药也可消失。

2. 白细胞减少和粒细胞缺乏　为最严重的不良反应,一般发生在治疗后的 2~3 个月内,若用药后出现咽痛、发热、乏力、肌痛和感染等现象,立即停药则可恢复。故应定期检查血象,特别要注意与甲亢本身所引起的白细胞总数偏低相区别。

3. 胃肠道反应　可出现腹痛、腹泻、厌食和呕吐等症状。

4. 甲状腺肿和甲状腺功能减退症　长期过量应用时发生,停药后可自愈。

【禁忌证】　哺乳期、甲状腺癌等禁用,孕妇慎用。

(二) 碘及碘化物

【药理作用】　碘(iodine)和碘化物(iodide)是治疗甲状腺病最古老的药物,不同剂量的碘化物对甲状腺功能可产生不同的作用。小剂量碘可以防治单纯性甲状腺肿;大剂量碘则产生抗甲状腺作用,主要是抑制蛋白水解酶,使 T_3、T_4 不能从甲状腺球蛋白解离,从而抑制甲状腺素的释放;此外,大剂量碘还可抑制甲状腺激素的合成,其抗甲状腺作用快而强,用药后 24 小时起效,10~15 天达最大效应,但疗效不能维持,若继续用药,反使碘的摄取受抑制,胞内碘离子浓度下降,因此失去抑制激素合成的效应,甲亢的症状又可复发。故碘化物不能单独用于甲亢的内科治疗。

【临床用途】

1. 防治单纯性甲状腺肿　小剂量碘主要治疗由于缺碘所致的单纯性甲状腺肿,食盐中按 $1/10^4$~$1/10^5$ 的比例加入碘化钾或碘化钠,可防止发病。

2. 甲状腺危象的治疗　大剂量碘抑制甲状腺激素的释放,消除甲状腺危象。可将碘化物加到 10% 葡萄糖溶液中静脉滴注,也可服用复方碘溶液,并在 2 周内逐渐停服,需同时配合服用硫脲类药物。

3. 甲亢的术前准备　一般在术前 2 周给予大剂量复方碘溶液,可使甲状腺组织退化、血管减少、腺体缩小变硬,有利于手术进行及减少术中出血。

【不良反应】

1. 过敏反应　可于用药后立即或几小时后发生,主要表现为皮疹、药物热、血管神经性水肿和上呼吸道水肿等,甚至喉头水肿引起窒息,停药后可消退。

2. 慢性碘中毒　长期应用可出现口腔及咽喉烧灼感、唾液分泌增多、眼刺激症状等,也可出现高钾血症。

3. 诱发甲状腺功能紊乱　长期服用碘剂可诱发甲亢,也可诱发甲状腺功能减退;

碘还可进入乳汁并通过胎盘,导致新生儿甲状腺肿,故孕妇及乳母慎用。

(三) 放射性碘

临床应用的放射性碘是 ^{131}I,$t_{1/2}$ 为 8 天。用药后 2 个月可消除其放射性的 99% 以上。

【药理作用】 ^{131}I 可被甲状腺摄取、浓集,参与甲状腺激素的合成,并贮存于甲状腺滤泡的胶质中,衰变可产生 β 射线(占 99%),在组织内的射程仅约 2mm,因此其辐射作用只限于甲状腺内,破坏甲状腺实质,而很少波及周围组织;还能产生 γ 射线(占 1%),可在体外测得,故可用作甲状腺摄碘功能的测定。

【临床用途】

1. 甲亢的治疗 ^{131}I 适用于不宜手术、术后复发及硫脲类无效或过敏者。^{131}I 能使腺泡上皮破坏、萎缩,减少分泌。一般用药后 1 个月见效,3~4 个月后甲状腺功能恢复正常。

2. 甲状腺功能检查 小剂量 ^{131}I 可用于检查甲状腺功能。甲亢时摄碘率高,摄碘高峰时间前移;单纯性甲状腺肿时摄碘率高,但摄碘高峰不前移。

【不良反应】 易致甲状腺功能低下,一旦发生可补充甲状腺激素对抗之。故应严格掌握剂量和密切观察有无不良反应。年龄小于 20 岁、孕妇或乳母、严重肝肾功能不全者禁用。

(四) β 受体阻断药

β 受体阻断药如普萘洛尔(propranolol)、阿替洛尔(atenolol)等也是甲亢及甲状腺危象时有价值的辅助治疗药。除阻断 β 受体作用外,还能抑制外周 T_4 脱碘成为 T_3,改善甲亢的症状。适用于不宜用抗甲状腺药、不宜手术及 ^{131}I 治疗的甲亢患者;甲状腺危象时,静脉注射能帮助患者度过危险期;与硫脲类药物合用做甲亢术前准备。

本类药物不干扰硫脲类药物对甲状腺的作用,且作用迅速。但应防止其对心血管系统和支气管平滑肌方面的不良反应。

第三节　胰岛素及口服降血糖药

糖尿病是由于胰岛素分泌绝对或相对不足引起的代谢紊乱性疾病,以慢性高血糖为主要表现。

糖尿病可分为:① 1 型糖尿病(胰岛素依赖型糖尿病);② 2 型糖尿病(非胰岛素依赖型糖尿病),占患者总数的 90% 以上。治疗的目标主要是控制高血糖,纠正代谢紊乱。近来,将来自健康人的胰岛细胞移植到 1 型糖尿病患者肝内的成功尝试,为重建患者的胰岛素分泌能力,对治疗糖尿病开辟了新的途径。临床常用药物有胰岛素及口服降血糖药两类。

一、胰岛素

胰岛素(insulin)是由胰岛 B 细胞合成、分泌的激素。由两条多肽链组成(A、B 链)的酸性蛋白质,通过 2 个二硫键以共价相联。药用胰岛素多由猪、牛等动物胰腺中提取。目前通过重组 DNA 技术利用大肠杆菌合成胰岛素,还可将猪胰岛素 β 链第 30位的丙氨酸用苏氨酸代替而获得人胰岛素。

【体内过程】 口服无效,因易被消化酶破坏,故必须注射。正规胰岛素可静脉注射,也可皮下注射。皮下注射吸收快,代谢快,$t_{1/2}$ 为 9~10 分钟,作用维持数小时。为延长胰岛素作用时间,一般用碱性蛋白与之结合,使其等电点提高至接近体液 pH(约 7.3),再加入微量锌,使之稳定,制成中、长效制剂,供皮下注射用。常用制剂和用法见表 26-2。

表 26-2　常用胰岛素制剂和用法

分类	药物	注射途径	作用时间(h)			给药时间
			开始	高峰	维持	
速效	正规胰岛素	静脉注射	立即	1/2	2	用于急救
		皮下注射	1/2~1	2~4	6~8	餐前 0.5 小时,剂量视病情而定
中效	低精蛋白锌胰岛素 (isophane insulin, NPH)	皮下注射	3~4	8~12	18~24	早餐前 0.5 小时注射 1 次,必要时晚餐前加 1 次。剂量视病情而定
	珠蛋白锌胰岛素	皮下注射	2~4	6~10	12~18	
长效	精蛋白锌胰岛素 (protamine zinc insulin)	皮下注射	3~6	16~18	24~36	早餐或晚餐前 1 小时,1 次/天

知识链接

胰岛素吸入剂

胰岛素吸入剂是将重组胰岛素与适宜辅料制备的溶液经喷雾干燥后得到的口腔吸入给药剂型。其优点是缓解长期反复注射胰岛素给患者带来的痛苦和不便,提高患者用药的依从性和生活质量。2006 年 1 月 27 日美国食品药品监督管理局(FDA)批准上市胰岛素雾化吸入剂 Exubera,规格 1mg、3mg,剂量视病情而定,口腔吸入。

【药理作用】

1. 降低血糖　胰岛素可增加葡萄糖的转运,加速葡萄糖的氧化和酵解,促进糖原合成和贮存,抑制糖原分解和异生而降低血糖。

2. 影响脂肪代谢　胰岛素能增加脂肪酸的转运,抑制脂肪酶的活性,促进脂肪合成并抑制其分解,减少游离脂肪酸和酮体的生成。

3. 影响蛋白质代谢　胰岛素可增加氨基酸的转运和蛋白质的合成(包括 mRNA 的转录及翻译),同时又抑制蛋白质的分解。

4. 促进钾离子的转运　激活 Na^+-K^+-ATP 酶,促进 K^+ 内流,增加细胞内 K^+ 浓度。

【临床用途】

1. 治疗糖尿病　主要适用于:

(1) 1 型糖尿病:胰岛素是唯一的药物,须终身用药。

(2) 2 型糖尿病:经饮食控制或用口服降血糖药未能控制者。

(3) 糖尿病急性并发症:如酮症酸中毒及非酮症高渗性高血糖昏迷。

(4) 糖尿病伴有合并症:如消耗性疾病、高热、妊娠、创伤、手术等疾病,代谢增强,胰岛素需要量亦增加。

2. 纠正细胞内缺钾　临床上将葡萄糖、胰岛素和氯化钾制成极化液静脉滴注可促进 K⁺ 进入细胞内,纠正细胞内缺钾,并提供能量。用于心肌梗死的早期或防止心律失常,降低病死率。

【不良反应】

1. 低血糖症　是胰岛素的主要不良反应,多为胰岛素过量或未按时进餐所致。正规胰岛素能迅速降低血糖,出现饥饿感、出汗、心跳加快、焦虑、震颤等症状,严重者引起昏迷、惊厥、休克,甚至脑损伤及死亡。轻者进食或饮糖水即可缓解,严重者应立即静脉注射 50% 葡萄糖。少数老年患者发生低血糖时往往缺乏典型症状,迅速进入昏迷,称为"无警觉性低血糖昏迷"。

2. 过敏反应　多为使用牛胰岛素所致,可见皮疹,常伴有恶心、呕吐、腹泻等胃肠道症状,偶可引起过敏性休克。可用抗组胺药和糖皮质激素治疗,或改用猪胰岛素代替,因其与人胰岛素较为接近,高纯度制剂或人胰岛素更好。

3. 局部反应　在注射部位出现皮下脂肪萎缩或皮下硬节,应经常更换注射部位或高纯度胰岛素可减少此反应。

4. 胰岛素抵抗　①急性抵抗:常由于并发感染、创伤、手术、情绪激动等应激状态所致,此时血中抗胰岛素物质增多,或因酮症酸中毒时,血中大量游离脂肪酸和酮体的存在妨碍了葡萄糖的摄取和利用,使胰岛素作用锐减,需短时间内增加胰岛素剂量数百至数千单位,消除诱因后可恢复常规剂量。②慢性抵抗:系指每日需用 200U 以上的胰岛素且无并发症者,其原因较为复杂,可能是体内产生了抗胰岛素受体抗体,可用免疫抑制药或糖皮质激素控制症状,能使患者对胰岛素的敏感性恢复正常;也可能是胰岛素受体数量的变化,如高胰岛素血症时,靶细胞膜上胰岛素受体数目减少;还可能是靶细胞膜上葡萄糖转运系统失常。此时改用高纯度胰岛素或换用其他动物胰岛素,并适当调整剂量常有效。

二、口服降血糖药

常用的口服降血糖药包括磺酰脲类、双胍类及新型降血糖药。

(一) 磺酰脲类

常用的第一代药物有:甲苯磺丁脲(tolbutamide,D-860,甲糖宁)、氯磺丙脲(chlorpropamide);第二代药物有:格列本脲(glibenclamide,优降糖)、格列吡嗪(glipizide,吡磺环己脲)和格列齐特(gliclazide,达美康)等,其降血糖作用比第一代药物强。

【体内过程】　本类药物在胃肠道吸收迅速而完全,与血浆蛋白结合率约 90%。多数药物在肝内氧化成羟基化合物,并迅速从尿中排出。氯磺丙脲主要以原形由肾小管分泌排泄,故作用时间较长。

【药理作用及机制】

1. 降低血糖　能降低正常人和胰岛功能尚存的糖尿病患者的血糖,对胰岛功能完全丧失的糖尿病患者无效。其作用机制是:①刺激胰岛 B 细胞分泌胰岛素,使血中胰岛素增多;②抑制胰高血糖素的分泌;③降低胰岛素代谢,增加靶细胞膜胰岛素受体的数目与亲和力,增强胰岛素的作用。

2. 抗利尿作用　氯磺丙脲能促进抗利尿激素的分泌和增强其作用而产生抗利尿

作用。

3. 影响凝血功能　格列齐特能降低血小板黏附力,减少血小板聚集,还能刺激纤溶酶原的生成,恢复纤溶活性,改善微循环。

【临床用途】

1. 治疗糖尿病　用于胰岛功能尚存(>30%)的 2 型糖尿病且单用饮食控制无效者,或与胰岛素合用减少胰岛素的用量。

2. 治疗尿崩症　氯磺丙脲能促进抗利尿素的分泌,减少尿崩症患者的尿量,使尿渗透压增高。与氢氯噻嗪合用可提高疗效。

【不良反应】

1. 胃肠道反应　常见恶心、呕吐、腹痛、腹泻等症状,饭后服用或加服抗酸药可减轻。

2. 低血糖　持久性的低血糖症是较严重的不良反应,常因药物过量所致,尤以氯磺丙脲为甚。老人及肝、肾功能不全者较易发生,故老年糖尿病患者不宜用氯磺丙脲。

3. 过敏反应　表现为皮疹、血小板减少、粒细胞减少、胆汁淤积性黄疸和肝损害,应定期检查肝功能和血象。

4. 中枢神经系统反应　大剂量氯磺丙脲可引起中枢神经系统症状,如精神错乱、嗜睡、眩晕、共济失调。

【药物相互作用】　磺酰脲类有较高的血浆蛋白结合率,因此在与血浆蛋白结合上能与其他药物(如水杨酸钠、保泰松、吲哚美辛、青霉素、双香豆素等)发生竞争,使其游离药物浓度上升而引起低血糖反应。此外,氯丙嗪、糖皮质激素、噻嗪类利尿药、口服避孕药均可降低磺酰脲类的降血糖作用。

(二) 双胍类

国内应用的有二甲双胍(metformin,甲福明,降糖片)、苯乙双胍(phenformin,苯乙福明,降糖灵)。

【药理作用】　双胍类可降低糖尿病患者的血糖,无论胰岛功能是否丧失都有效,但对正常人血糖无作用。其作用机制是:增强机体对胰岛素的敏感性,减少葡萄糖经肠道吸收,促进肌肉细胞对葡萄糖的摄取和糖酵解,减少糖原异生。此外,双胍类能降低高血脂患者的低密度脂蛋白、极低密度脂蛋白、甘油三酯及胆固醇,延缓糖尿病患者血管并发症的发生。

【临床用途】　主要用于轻、中度 2 型糖尿病,尤其是肥胖者及单用饮食控制无效者。单用磺酰脲类药不能控制血糖者,可与本类药联合使用。对缺乏内源性胰岛素者无降血糖作用。

【不良反应】

1. 胃肠道反应　早期可出现食欲下降、恶心、腹部不适、腹泻等症状,减少剂量可逐渐消失。

2. 乳酸性酸中毒　较严重,因双胍类药物促进肌肉组织对葡萄糖的无氧酵解,使乳酸产生增多所致,尤以苯乙双胍发生率高。二甲双胍一般不引起乳酸性酸中毒,故应用较广。

【禁忌证】　心、肝、肾功能不全,尿酮体阳性者禁用。

（三）α-葡萄糖苷酶抑制药

阿卡波糖

阿卡波糖（acarbose）又名拜糖平。是一类新型口服降血糖药，其降血糖机制是：在小肠上皮刷状缘与碳水化合物竞争 α-葡萄糖苷酶，从而减慢水解及产生葡萄糖的速度并延缓葡萄糖的吸收，降低餐后血糖。临床主要用于葡萄糖耐量降低的轻、中度 2 型糖尿病及磺酰脲类或双胍类降低血糖效果不佳者。

主要不良反应为腹胀、腹泻、排气增多等胃肠道反应。服药期间应增加碳水化合物的比例，并限制单糖的摄入量，以提高疗效。

三、其他新型降血糖药

依 克 那 肽

依克那肽（exenatide）是从赫拉毒蜥的唾液中提取，系长效胰高血糖素样肽 -1（GLP-1）受体激动剂。作用于胰岛 B 细胞，促进胰岛素基因转录，使胰岛素的合成和分泌增加；抑制胰岛 A 细胞，减少胰高血糖素的分泌；尚有抑制食欲和摄食，延缓胃排空等作用。适用于 2 型糖尿病，特别是对二甲双胍和磺酰脲制剂不能达到目标血糖水平的患者，可作为新的选择药物。

第四节　性激素类药和避孕药

性激素是由性腺分泌的激素总称，包括雌激素、孕激素和雄激素，属于甾体类化合物。临床药用者多为人工合成品或其衍生物。常用的避孕药多为雌激素与孕激素的复合制剂。

一、雌激素类药

卵巢分泌的天然雌激素主要有雌酮和雌二醇，其生物活性较低，人工合成品有己烯雌酚（diethylstilbestrol，乙菧酚）、炔雌醚（quinestrol）、炔雌醇（ethinylestradiol）等。

【药理作用】

1. 促进女性第二性征和性器官的发育及成熟。

2. 促进子宫内膜发生增殖期变化，提高子宫对缩宫素的敏感性，使阴道上皮增生，浅表层细胞角化。对成年妇女，除保持女性特征外，参与形成月经周期。

3. 较大剂量时，可抑制促性腺激素释放激素分泌，发生抗排卵作用并抑制泌乳。

4. 小剂量雌激素可刺激乳腺导管及腺泡发育。

5. 增加骨质钙化，加速骨髓闭合。有轻度水钠潴留作用。

【临床用途】

1. 治疗绝经期综合征　适用于自然或手术绝经后的雌激素缺乏症状，如血管舒缩症状、潮红发热、烦躁等。用雌激素替代治疗，抑制垂体促性腺激素分泌，减轻症状。

2. 治疗卵巢功能不全和闭经　可促进子宫、外生殖器及第二性征发育。与孕激素配合应用，可产生人工月经周期。

3. 治疗功能性子宫出血　能促进子宫内膜增生，用于因雌激素水平较低，子宫内膜创面修复不良所致的持续性小量出血,适当合用孕激素以调整月经周期。

4. 治疗乳房胀痛和回乳　大剂量雌激素能抑制乳汁分泌,缓解胀痛。

5. 治疗前列腺癌　大剂量雌激素能抑制垂体促性腺激素的分泌而改善症状,使肿瘤病灶退化。

6. 治疗晚期乳腺癌　能缓解绝经期后晚期乳腺癌不宜手术者的症状,但绝经期前乳腺癌禁用,因雌激素可促进肿瘤生长。

7. 治疗痤疮　能使雄激素的分泌减少,对抗雄激素的作用。用于青春期痤疮。

8. 其他　治疗萎缩性阴道炎、女阴干枯症,预防和治疗骨质疏松症,避孕等。

【不良反应】　常见恶心、食欲不振、呕吐等胃肠道反应,减小剂量或注射给药可减轻症状;久用可因子宫内膜过度增生而发生出血;大剂量可引起水钠潴留,引起高血压、水肿、加重心力衰竭;可致胆汁淤积性黄疸,肝功能不良者慎用。

二、孕激素类药

孕激素由黄体分泌,妊娠 3 个月后黄体萎缩,改由胎盘分泌。天然孕激素为黄体酮(progesterone,孕酮),含量低,口服无效。人工合成品有:①17α-羟孕酮类,从黄体酮衍生而得,如甲地孕酮(megestrol,妇宁)、甲羟孕酮(medroxyprogesterone,安宫黄体酮);②19-去甲睾酮类,从妊娠素衍生而得,如炔诺酮(norethisterone,妇康片)、炔诺孕酮(norgestrel)等。

【药理作用】

1. 孕激素在月经后期促使子宫内膜由增殖期转变为分泌期,有利于孕卵着床和胚胎发育。

2. 抑制子宫收缩,降低子宫对缩宫素的敏感性,有保胎作用。

3. 促进乳腺腺泡发育,为哺乳作准备。

4. 抑制垂体黄体生成素的分泌,抑制排卵过程。

5. 在代谢方面能竞争性对抗醛固酮的作用,促进钠、氯排泄并产生利尿作用。

6. 轻度升高体温。

【临床用途】

1. 治疗功能性子宫出血　因黄体功能不足引起子宫内膜不规则成熟与脱落造成功能性子宫出血,孕激素可使子宫内膜转为分泌期,恢复正常月经,与雌激素合用疗效更好。

2. 治疗先兆流产和习惯性流产　较大剂量孕激素能抑制子宫活动,达到保胎作用。但对习惯性流产,疗效不确切。19-去甲睾丸酮类因具有雄激素样作用,可使女性胎儿男性化,不宜用于先兆流产和习惯性流产。

3. 治疗痛经和子宫内膜异位症　可减轻子宫痉挛性疼痛,也可使异位的子宫内膜退化,与雌激素合用疗效更好。

4. 避孕　150mg 长效针用于避孕,每 3 个月注射 1 次。

5. 治疗子宫内膜腺癌、前列腺癌和前列腺肥大　大剂量孕激素可使子宫内膜癌细胞分泌耗竭、退化,使子宫内膜瘤体萎缩,改善症状;也可反馈性抑制腺垂体分泌间质细胞刺激素(ICSH),减少睾酮分泌,使前列腺细胞萎缩、退化。

【不良反应】　偶见恶心、呕吐、头晕、头痛和乳房胀痛等。肝功能不良者慎用。

三、雄激素类药和同化激素类药

(一) 雄激素类药

天然雄激素主要是由睾丸间质细胞分泌的睾酮(testosterone,睾丸素),人工合成品有丙酸睾酮(testosterone propionate)和甲睾酮(methyltestosterone,甲基睾丸素)等。

【药理作用】

1. 促进性器官发育　促进和维持男性性器官和第二性征的发育成熟。大剂量可抑制垂体前叶促性腺激素的释放和抗雌激素作用。

2. 同化作用　促进蛋白质合成,减少蛋白质分解,使肌肉增长,体重增加,同时减轻氮质血症。

3. 增加肾对钙、磷的吸收,促进骨骼发育和骨折愈合。

4. 刺激骨髓造血功能,使红细胞、白细胞数目增加。

【临床用途】

1. 治疗睾丸功能不全　采用替代疗法治疗类无睾症(睾丸功能不全)和无睾症(先天或后天缺损)。

2. 治疗功能性子宫出血　能对抗雌激素作用,使子宫血管收缩,内膜萎缩止血。

3. 治疗再生障碍性贫血　丙酸睾酮或甲睾酮可改善骨髓造血功能。

4. 治疗绝经期前乳腺癌、卵巢癌和子宫肌瘤　能缓解症状,阻碍瘤体生长。

5. 其他　用于老年性骨质疏松症和久病虚弱。

【不良反应】

1. 女性患者长期应用有男性化倾向,如痤疮、多毛、声音变粗及闭经等。

2. 可致水钠潴留、水肿。

3. 多数雄激素具有肝脏毒性,引起黄疸。

【禁忌证】　肝功能障碍、孕妇和前列腺癌患者禁用。肾炎、肾病综合征及心力衰竭患者慎用。

(二) 同化激素类药

同化激素是一类以蛋白质同化作用为主的人工合成的睾酮衍生物,如苯丙酸诺龙(nandrolone phenylpropionate)、司坦唑醇(stanozolol,康力龙)和癸酸诺龙(nandrolone decanoate)等,其男性化作用很弱,而蛋白质合成作用较强,主要用于蛋白质吸收或同化不良,而分解亢进或损失过多的患者,如严重烧伤、营养不良、术后慢性消耗性疾病、老年骨质疏松、骨折不易愈合、小儿发育不良等。长期应用可致女性患者轻度男性化、水钠潴留。孕妇、前列腺癌患者禁用。

四、避孕药

生殖过程包括精子和卵子的形成、成熟、排卵、受精、着床以及胚胎发育等多个环节,阻断其中任何一个环节,均可达到避孕和终止妊娠的目的。临床常用的避孕药以女性避孕药为主。

(一) 主要抑制排卵的避孕药

避孕药是阻碍受孕或者防止妊娠的一类药物,通常以孕激素为主、辅以雌激素的复方制剂(见本章制剂与用法)。

【药理作用】

1. 抑制排卵　外源性雌激素和孕激素,通过负反馈机制,抑制下丘脑-垂体系统,使垂体的卵泡刺激素(FSH)和黄体生成素(LH)分泌减少,使卵泡生长及成熟过程受到抑制,缺乏排卵时所需的 LH 周期中的高峰,排卵受抑制。用药期间避孕效果可达 90% 以上。

2. 影响子宫内膜　大剂量的雌激素和孕激素可抑制子宫内膜增殖,使腺体发育不全,分泌减少,不适宜受精卵着床。

3. 其他　雌激素和孕激素可以改变输卵管的功能,使子宫颈上皮黏液分泌减少,黏稠度增加,精子穿透力降低,难入宫腔。

【临床用途】　用于短期或长效避孕。

【不良反应】

1. 类早孕反应　少数妇女用药初期可出现恶心、呕吐、食欲减退、挑食等类早孕反应。一般不需特殊处理,继续用药 2~3 个月后症状可减轻或消失。

2. 子宫不规则出血　常见于用药后最初几个周期,可有阴道点滴出血或者月经样出血,多由漏服药物所致,加服炔雌醇 0.0125~0.025mg 或己烯雌酚 1~2mg 可控制,如出血过多,且近经期时,可提前停药,作月经处理。

3. 泌乳减少和闭经　乳妇用药可以使乳汁减少,大约有 1%~2% 的服药者可发生闭经,如连续 2 个月闭经,应停药。

4. 血凝亢进　国外报道用量过大可诱发血栓性静脉炎、脑血管栓塞和肺栓塞等。

【禁忌证】　子宫肌瘤、高血压、肝炎、充血性心力衰竭、乳腺癌、宫颈癌禁用。用药过程中如发现乳房肿块,应立即停药就诊。有血栓形成倾向者慎用。

(二) 抗着床避孕药

此类药能影响孕卵按时到达子宫腔(提前或延迟),或抑制子宫内膜发育而干扰孕卵着床。炔诺酮可以影响子宫内膜腺体的发育和分泌,不利于孕卵着床。甲地孕酮可以抑制排卵、增加宫颈口液体黏稠度;干扰子宫内膜正常转化,影响受精卵着床;加速孕卵的运行,使孕卵提前到达宫腔而干扰着床。双炔失碳酯(anordrin,53 号抗孕片)能使孕卵运行迟缓而阻碍其着床,其作用不受月经周期限制,适用于探亲时避孕。不良反应和注意事项与抑制排卵的避孕药相同。

(三) 影响子宫和胎盘功能的药物

前列腺素能通过多个环节影响子宫和胎盘功能,达到终止早期妊娠的目的。常用药物有地诺前列酮(dinoprostone,PGE_2)、地诺前列素(dinoprost,$PGF_{2\alpha}$)、米索前列醇(misoprostol)等,见第二十五章。

(四) 男性避孕药

棉 酚

棉酚(gossypol)是由棉花的根、茎和种子中提出的一种黄色酚类物质,作用于睾丸细精管的生精上皮,使精子数量减少,甚至无精子。停止服药后,3 个月内精子发生过程可逐渐恢复正常。连服 2~3 个月,20mg/d,节育有效率可达 99%。不良反应有乏力、恶心、口干、食欲下降等,少数人出现低钾血症,可补充钾盐。

(五) 外用避孕药

目前使用最普遍的外用杀精子药是壬苯醇醚(nonoxynol)、烷苯醇醚(alfenoxynol)

和孟苯醇醚（menfegol），为一种非离子型表面活性剂。可制成阴道用胶浆、药膜、片剂或栓剂等，放人阴道后迅速溶解，并释放出药物杀灭精子。此种避孕方法副作用小，不干扰内分泌，不影响月经周期，仅有阴道局部刺激反应。

（雷 霞）

 复习思考题

扫一扫
测一测

1. 试述糖皮质激素的药理作用。
2. 简述糖皮质激素的临床用途。
3. 简述糖皮质激素的不良反应和禁忌证。
4. 试述甲状腺激素的药理作用和临床用途。
5. 硫脲类药物有何作用、用途和主要不良反应？
6. 简述胰岛素的临床用途和不良反应。
7. 简述磺酰脲类、双胍类的降糖机制、主要临床用途和不良反应。
8. 试述避孕药的分类，各类药及其临床用途

制剂与用法

醋酸可的松 片剂：5mg、25mg。替代疗法：12.5~25mg/d，分 2 次口服。其他治疗：开始 75~300mg/d，分 3~4 次口服，维持量 25~50mg/d。注射剂：50mg/2ml、125mg/2ml、250mg/10ml。肌内注射，每次 25~125mg，2~3 次 / 天，用前摇匀。

醋酸氢化可的松 片剂：10mg、20mg。每次 10~20mg，2~4 次 / 天。注射剂：10mg/2ml、25mg/5ml、100mg/20ml。稀释后静脉滴注，剂量视病情需要而定。

醋酸泼尼松（强的松） 片剂：5mg。每次 5~10mg，2~4 次 / 天。注射剂：10mg/2ml。静脉滴注，每次 10~25mg，以 5% 葡萄糖注射液 500ml 稀释。混悬液：25mg/1ml、125mg/5ml。肌内或关节腔内注射，每次 5~50mg。

醋酸泼尼松龙 片剂：5mg。开始 20~40mg/d，分 3~4 次服，维持量 5~10mg/d。注射剂：10mg/2ml。每次 10~20mg，加入 5% 葡萄糖注射液 50~500ml 中静脉滴注。混悬液：关节腔或局部注射，125mg/5ml。

曲安西龙（去炎松） 片剂：2mg、4mg、8mg。开始每次 4mg，2~4 次 / 天。症状缓解后，维持量每次 1~2mg，1~2 次 / 天。

醋酸地塞米松（氟美松） 片剂：0.75mg。每次 0.75~3mg，1~3 次 / 天。注射剂：2.5mg/0.5ml、5mg/1ml、25mg/5ml。肌内注射或关节腔内注射，每次 2.5~5mg。软膏：4mg~4g、5mg~10g。外用，2~3 次 / 天。

地塞米松磷酸钠 注射剂 ：1mg/1ml、2mg/2ml、5mg/5ml。肌内注射或静脉注射，每次 2~20mg。滴眼液：1.25mg/5ml。滴眼，3~4 次 / 天。

倍他米松 片剂：0.5mg。分次服用，0.5~2mg/d。软膏：4mg~4g、10mg~10g。

醋酸氟氢可的松 软膏：10mg~4g。外用。

醋酸氟轻松（肤轻松） 软膏、霜剂、洗剂（含药 0.01%~0.025%）。外用。

促皮质素 粉针剂：25U、50U。静脉滴注，每次 12.5~25U，溶于 5%~10% 葡萄糖注射液 500ml 中，于 8 小时内滴入，1 次 / 天。肌内注射，每次 25~50U，2 次 / 天。

美替拉酮 胶囊剂：250mg。用于垂体功能试验，在每天对照观察期后口服，每次 750mg，1 次 /4 小时，共 6 次。

甲状腺片　片剂:10mg、40mg、60mg。每次 10~40mg,2 次 / 天。极量:160mg/d。

碘赛罗宁(T_3)　片剂:20μg。成人开始 10~20μg/d,以后渐增至 80~100μg/d,分 2~3 次服。儿童体重 <7kg者,开始2.5μg/d,>7kg者,5μg/d,以后每隔1周增加5μg/d,维持量15~20μg/d,分2~3次服。

左甲状腺素(T_4)　片剂:20μg、50μg、100μg。成人开始 25~50μg/d,每 2 周递增至 25μg,最大剂量 150~300μg/d,维持量 100~150μg/d。儿童:1 岁以上者每千克体重 4μg/d,1 岁以下者开始 25~50μg/d,以后依据血中 T_4 和 TSH 浓度来调整剂量。

丙硫氧嘧啶　片剂:50mg、100mg。每次 50~100mg,3 次 / 天。极量:每次 200mg,600mg/d。

甲巯咪唑　片剂:5mg、10mg。开始量每次 10~20mg,3 次 / 天。维持量:5~10mg/d。

卡比马唑　片剂:5mg。用法同甲巯咪唑。

复方碘溶液(卢戈液)　溶液剂(每 100ml 中含碘 50g、碘化钾 100g)。单纯甲状腺肿:每次 0.5~1ml,1 次 / 天,2 周为 1 个疗程。甲亢术前准备:每次 0.3~0.5ml,3 次 / 天,加水稀释后口服。极量:每次 1ml,3ml/d。

碘化钾　片剂:10mg。治疗单纯性甲状腺肿,小剂量开始 10mg/d,20 天为 1 个疗程,连用 2 个疗程,疗程间隔 30~40 天,1~2 个月后,剂量可逐渐增大至 20~25mg/d,总疗程约 3~6 个月。

正规胰岛素　注射剂:400U/10ml、800U/10ml。内含防腐剂,不宜静脉注射。粉针剂:40U、50U、100U、200U、500U、800U。不含防腐剂,可静脉注射。剂量视病情而定,通常每 24 小时内,排尿糖 2~4g 给胰岛素 1U。中型糖尿病需给 5~10U/d;重型患者用量 40U/d 以上。一般于饭前 30 分钟皮下注射,3~4 次 / 天,必要时可做静脉注射。

珠蛋白锌胰岛素　注射剂:400U/10ml、800U/10ml。剂量按病情而定,早饭或晚饭前给药,皮下注射,2~4 次 / 天。

精蛋白锌胰岛素　注射剂:400U/10ml、800U/10ml。剂量视病情而定,早饭前 30 分钟给药,皮下注射,1 次 / 天。

低精蛋白锌胰岛素(中效胰岛素)　注射剂:400U/10ml、800U/10ml、1000U/10ml。剂量视病情而定,早饭或晚饭前 30 分钟给药,仅做皮下注射。

甲苯磺丁脲　片剂:0.5g。第 1 天:每次 1g,3 次 / 天;第 2 天起每次 0.5g,3 次 / 天,饭前服。待血糖正常或尿糖少于 5g/d,改维持量:每次 0.5g,2 次 / 天。

格列吡嗪　片剂:5mg。2.5~30mg/d,先从小剂量开始,饭前 30 分钟给药,一天剂量超过 15mg,应分成 2~3 次饭前服用。

格列喹酮　片剂:30mg。15~120mg/d,先从小剂量开始,每次 15~30mg,2~3 次 / 天。根据血糖水平变化酌情调整剂量。

格列齐特　片剂:80mg。每次 80mg,开始时 2 次 / 天,连服 2~3 周,然后根据血糖水平变化调整剂量。剂量范围为 80~240mg/d。

盐酸二甲双胍　片剂:0.25mg。每次 0.25~0.5g,3 次 / 天,以后根据血糖水平变化调整剂量。

阿卡波糖　片剂:50mg、100mg。开始每次 50mg,3 次 / 天。1~2 周内逐渐增加到每次 100mg,3 次 / 天,饭前服用。

依克那肽　注射剂,皮下注射,剂量依病情而定,1~2 次 / 天。

苯甲酸雌二醇　注射剂:1mg/ml、2mg/ml。每次 1~2mg,2~3 次 / 周,肌内注射。

己烯雌酚　片剂:0.5mg、1mg、2mg。每次 0.25~1mg,0.25~6mg/d。注射剂:0.5mg/ml、1mg/ml、2mg/ml。肌内注射,每次 0.5~1mg,0.5~0.6mg/d。

炔雌醇　片剂:0.02mg、0.05mg、0.5mg。每次 0.02~0.05mg,0.02~0.15mg/d。前列腺癌:每次 0.05~0.5mg,3~6 次 / 天。

醋酸甲羟孕酮(安宫体酮)　片剂:2mg、4mg、10mg。2~40mg/d。

黄体酮　注射剂:10mg/ml、20mg/ml。肌内注射,每次 10~20mg。

醋酸甲地孕酮 片剂:1mg、4mg。每次 4mg,4~12mg/d。

炔诺酮 片剂:0.625mg、2.5mg。滴丸:3mg。每次 1.25~5mg,1~2 次／天。

甲睾酮 片剂:5mg。舌下给药,每次 5~10mg,10~30mg/d。

丙酸睾酮 注射剂:10mg/ml、25mg/ml、50mg/ml。肌内注射,每次 25~100mg,1~3 次／周。

苯丙酸诺龙 注射剂(油溶液):10mg/ml、25mg/ml。肌内注射,每次 25mg,1~2 次／周。

司坦唑醇 片剂:2mg。每次 2mg,3 次／天。

复方炔诺酮片(口服避孕片 1 号) 每片含炔诺酮 0.6mg,炔雌醇 0.035mg。自月经第 5 天开始,每晚服 1 片,连服 22 天,如有漏服应在次天晨补服 1 片。停药 3~5 天,即可出现撤退性出血。如停药 7 天仍不来月经,应开始服下一周期药物。

复方甲地孕酮片(口服避孕片 2 号) 含甲地孕酮 1mg,炔雌醇 0.035mg。服法同上。

复方甲基炔诺酮片 含甲基炔诺酮 0.3mg,炔雌醇 0.03mg。服法同上。

复方己酸羟孕酮注射剂(避孕针 1 号) 每支含己酸羟孕酮 250mg,戊酸雌二醇 5mg。第 1 次于月经周期第 5 天深部肌内注射 2 支,以后每隔 28 天或于每次月经周期第 11~12 天肌内注射 1 支。

甲地孕酮片(探亲避孕片 1 号) 每片含甲地孕酮 2mg。于同居当天中午服 1 片,当晚服 1 片,以后每晚服 1 片,分居次天晨再加服 1 片。

炔诺酮片(探亲避孕片) 每片含炔诺酮 5mg。于同居当晚服 1 片,以后每晚服 1 片,超过半个月者,应继续服 1 号或 2 号避孕药片。

双炔失碳酯片(53 号抗孕片、53 号探亲避孕片) 每片含双炔失碳酯 7.5mg,咖啡因 20mg,维生素 B_6 30mg。于房事后立即服用。第 1 次房事后次天加服 1 片。

棉酚 每片含醋酸棉酚 20mg。每次 20mg,1 次／天,连服 2 个月。然后每次 40mg、1 次／周,或每次 20mg、2 次／周,连用 4 周。

第二十七章

抗菌药概论

学习要点

1. 抗生素、抗菌谱、抗菌活性、抑菌药、杀菌药、化疗指数、抗生素后效应、首次接触效应等概念。

2. 抗菌药物的作用机制。

3. 细菌耐药性及其产生机制。

4. 抗菌药的合理应用原则。

抗微生物药是一类能抑制或杀灭病原微生物(细菌、真菌、病毒、立克次体、支原体、衣原体、螺旋体、放线菌),用于防治感染性疾病的药物,包括抗菌药、抗真菌药、抗病毒药,其中抗菌药又包括抗生素和人工合成抗菌药。临床上将抗微生物药、抗寄生虫药和抗恶性肿瘤药统称为化学治疗药,其治疗方法称为化学治疗(简称化疗)。在应用化学治疗药时,需注意机体、抗菌药物和病原微生物三者之间的相互作用关系(图27-1),注重调动机体的防御功能,减少或避免药物的不良反应,有效控制病原体的耐药性,以充分发挥药物的治疗作用。

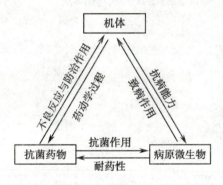

图 27-1　机体、抗菌药物及病原微生物的相互作用关系

第一节　常用术语

1. **抗生素**(antibiotics)　抗生素是由某些微生物(如真菌、细菌、放线菌)在代谢过程中产生的具有抑制或杀灭其他病原微生物作用的化学物质。凡直接从微生物培养液中提取的称天然抗生素;保留其主要结构(母核),人工改变其侧链后所获得的抗生素称半合成抗生素。

2. **抗菌谱**(antibacterial spectrum)　抗菌谱是指抗菌药物的抗菌范围。药物对不同种类的细菌其作用的选择性不同,有些药物仅作用于某一菌种或局限于某一菌属,称为窄谱抗菌药,如异烟肼只对结核分枝杆菌有作用;有些药物抗菌谱广,不仅对革兰阳性菌和革兰阴性菌有作用,而且对立克次体、支原体、衣原体等病原体也有效,称为广谱抗菌药,如四环素类抗生素。

3. 抗菌活性(antibacterial activity)　抗菌活性是指抗菌药抑制或杀灭病原微生物的能力。临床上常用最低抑菌浓度和最低杀菌浓度表示。体外试验中,能够抑制培养基内细菌生长的最低浓度称为最低抑菌浓度(MIC);能够杀灭培养基内细菌的最低浓度称为最低杀菌浓度(MBC)。

4. 抑菌药和杀菌药　抑菌药(bacteriostatic drug)是指仅有抑制微生物生长繁殖而无杀灭作用的药物,如大环内酯类抗生素等;而杀菌药(bactericide)不仅能抑制微生物生长繁殖,且具有杀灭作用,如 β 内酰胺类抗生素等。

5. 化疗指数(chemotherapeutic index,CI)　化疗指数是衡量化疗药物临床应用价值的重要参数,一般可用动物半数致死量(LD_{50})与半数有效量(ED_{50})的比值来表示。通常化疗指数愈大,毒性越小,临床应用价值越高。但化疗指数高的药物并非绝对安全,如化疗指数较大、毒性较小的青霉素,仍有发生过敏性休克的危险。

6. 抗生素后效应(post-antibiotic effect,PAE)　抗生素后效应是指撤药后,血药浓度低于最低抑菌浓度或被消除之后,细菌生长仍受到持续抑制的效应。后效应长的药物,给药间隔时间可延长,且疗效不减。

7. 首次接触效应(first expose effect)　首次接触效应是指抗菌药物在初次接触细菌时有强大的抗菌效应,再次接触或连续与细菌接触,无明显增强或不再出现这样明显的效应,要相距数小时后,才会再次产生作用。氨基苷类即如此。

第二节　抗菌药作用机制

抗菌药主要是通过干扰病原体的生化代谢过程,从而影响其结构与功能,致使其失去生长繁殖的能力,呈现抑菌或杀菌作用(图 27-2)。

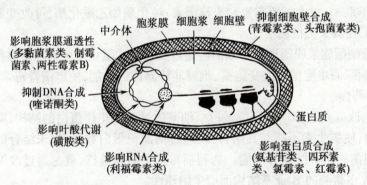

图 27-2　细菌结构与抗菌药作用部位示意图

1. 抑制细菌细胞壁的合成　细菌具有坚韧的细胞壁,具有维持细菌正常形态及功能的作用,其基础成分是肽聚糖(亦称黏肽)。青霉素类、头孢菌素类、万古霉素类等分别作用于细胞壁生物合成的不同阶段,而起到杀菌、抑菌作用。

2. 抑制菌体蛋白质合成　细菌的核糖体为70S,由30S和50S亚基构成。氨基苷类、四环素类、大环内酯类、氯霉素、林可霉素类等抗菌药可作用于病原体的核糖体,有效抑制菌体蛋白质合成的不同环节而呈现抗菌作用。

3. 影响细菌胞浆膜的通透性　细菌胞浆膜是一种半透膜,具有渗透屏障和运输物质的功能。多黏菌素、两性霉素 B、制霉菌素、咪唑类抗真菌药等可选择性地与病原菌胞浆膜中的磷脂或固醇类物质结合或影响固醇类物质的合成,使胞浆膜通透性增加,导致菌体内重要营养成分外漏,造成病原菌死亡。

4. 影响细菌叶酸代谢　磺胺类、甲氧苄啶可分别抑制二氢叶酸合成酶与二氢叶酸还原酶,妨碍叶酸代谢,进而导致核酸合成受阻而产生抗菌作用。

5. 影响细菌核酸代谢　喹诺酮类可抑制 DNA 回旋酶,抑制敏感菌的 DNA 复制和 mRNA 的转录而呈现抗菌作用;核酸类似物如齐多夫定、更昔洛韦、阿糖腺苷、阿昔洛韦抑制病毒 DNA 合成的必需酶,终止病毒的复制。

第三节　细菌耐药性

耐药性(resistance)又称抗药性,是指病原体与药物反复接触后,病原体对抗菌药物的敏感性降低甚至消失。

(一) 耐药性的种类

耐药性可分为天然耐药性和获得性耐药性两种,前者又称固有耐药,较少见,是由细菌染色体基因决定的,有遗传性。获得性耐药性较为常见,是由于细菌与抗菌药物接触后,由质粒介导,通过改变自身的代谢途径,使其不被抗菌药杀灭。获得性耐药可因不再接触抗菌药而消失,也可由质粒将耐药基因转移给染色体而遗传,称为天然耐药性。当病原体对某种化学治疗药物产生耐药性后,对其他同类或不同类化学治疗药物也同样耐药时,称为交叉耐药性。近年来,耐药性已成为影响抗菌药疗效的严重问题,而预防和控制耐药性产生的主要措施是严格掌握药物的适应证和避免滥用。

(二) 耐药性产生的机制

1. 产生灭活酶　细菌产生改变药物结构的酶,包括水解酶和钝化酶两种。水解酶如 β- 内酰胺酶,可水解青霉素和头孢菌素;钝化酶如乙酰化酶,可改变氨基苷类抗菌药的结构,使其失去抗菌活性。

2. 降低细菌胞浆膜通透性　细菌可通过多种方式阻止抗菌药物透过胞浆膜进入菌体内,如铜绿假单胞菌可改变胞壁、胞膜非特异性的功能,使广谱青霉素类、头孢菌素类产生耐药性。

3. 细菌改变药物作用的靶位蛋白　细菌通过改变靶位蛋白的结构,降低与抗菌药的亲和力,使抗生素不能与其结合;或通过增加靶蛋白数量,使未结合的靶位蛋白仍能维持细菌的正常结构和功能。如利福霉素类耐药菌株,就是通过改变抗生素作用靶位 RNA 多聚酶的 β 亚基结构而产生耐药性。

4. 细菌改变自身代谢途径　通过改变自身代谢途径而改变对营养物质的需要,如对磺胺类耐药的菌株,可直接利用外源性叶酸或产生较多的磺胺药拮抗物对氨基苯甲酸而使磺胺药耐药。

5. 影响主动流出系统　有些细菌能将进入菌体内的药物泵出体外,因为泵需要能量,故称主动流出系统(active efflux system)。流出系统是一组跨膜蛋白,主要由三种蛋白组成,即转运子、附加蛋白和外膜蛋白,又称三联外排系统。细菌可以通过此组跨膜蛋白主动外排药物,从而形成了低水平的非特异性、多重性耐药。

(三) 耐药基因的转移方式和多重耐药

1. 耐药基因的转移方式　获得性耐药可通过突变或垂直传递,而以水平转移最多见,即通过转导、转化、结合等方式将耐药性从供体细胞转移给其他细菌。由于耐药基因的多种方式在同种和不同种细菌之间移动,促进了耐药性及多重耐药性的发展。

2. 多重耐药(multi-drug resistance,MDR)　即细菌对多种抗菌药物的耐药,又称多药耐药。

产生多重耐药的主要细菌有:①甲氧西林耐药金黄色葡萄球菌(MRSA);②青霉素耐药肺炎球菌(PRSP);③万古霉素耐药肠球菌(VRE);④对第三代头孢菌素耐药的革兰阴性杆菌(ESBL);⑤碳青霉烯耐药铜绿假单胞菌;⑥喹诺酮类耐药大肠埃希菌(QREC)。

知识链接

新型超级病菌

传统"超级细菌"泛指临床上出现的多重耐药菌,如甲氧西林耐药金黄色葡萄球菌(MRSA)、万古霉素耐药肠球菌(VRE)、耐多药肺炎链球菌(MDRSP)以及多重抗药性结核杆菌(MDR-TB)等。近年来发现的"新德里金属-β-内酰胺酶1(简称为NDM-1)"是一种新的超级耐药基因,含这种基因的耐药细菌与传统"超级细菌"相比,其耐药性已经不再是仅仅针对数种抗生素具有"多重耐药性",而是对绝大多数抗生素均不敏感,就连"杀伤性较强的"碳青霉烯类抗生素也拿这类细菌束手无策。欧洲临床微生物和感染疾病学会预测,至少10年内没有抗生素可以"消灭"含NDM-1基因的细菌。

第四节　抗菌药的合理应用

抗菌药物的出现和应用,使很多传染病得以消失,严重的感染性疾病得以治愈,但随着抗菌药物的广泛应用,不合理的滥用现象也时有发生,这为感染性疾病的治疗带来了困难,如耐药性、二重感染等,因此,临床必须正确选用抗菌药物,使患者冒最小的风险,获得最大的治疗效益。

(一) 根据适应证选药

不同的致病菌对药物的敏感性不同,各种抗菌药均有特定的抗菌谱与适应证,要根据临床诊断、细菌学检查、体外药敏试验、药物的药效学及药动学特点,选择有效的抗菌药物。

(二) 治疗方案个体化

应依据患者的年龄、性别、生理、病理、免疫及肝肾功能、患者的经济承受能力等不同情况,制订用药方案。对妊娠、哺乳期妇女要避免使用致畸和影响乳儿生长发育的药物;新生儿肝、肾功能尚未发育完全、老年患者肝肾功能减退,要减少或避免使用对肝、肾有损害作用的药物;肝肾功能不全的患者,既要考虑药物对肝肾的损害,又要避免药物蓄积中毒。同时应根据药物经济学原则,确定合理药效价格比,减轻患者的经济负担。

(三) 尽量避免局部用药

除主要供局部应用的抗菌药物如磺胺米隆、磺胺嘧啶银等药物外,尽量避免局部应用,以减少耐药性和过敏反应的发生。

(四) 控制预防用药

目前抗菌药物的预防性应用过滥,导致耐药菌发生或产生其他不良后果,因此,应严格控制其预防性应用。预防应用仅限于临床实践证明确实有效的少数情况:

1. 预防结肠或直肠手术后的多种需氧与厌氧菌感染。

2. 复杂的外伤、战伤、闭塞性脉管炎患者需进行截肢术等时,可用青霉素防止气性坏疽的发生。

3. 青霉素或氨苄西林可用于风湿性心脏病、先天性心脏病、动脉硬化性心脏病患者进行口腔、尿路、心脏手术(人工瓣膜置换术)之前。

4. 苄星青霉素或普鲁卡因青霉素常用于风湿性心脏病患者及链球菌所致咽峡炎或风湿热的儿童及成人,以防风湿热发作。

5. 接触过流行性脑膜炎、结核病、白喉患者而又无免疫力者,可采用相应药物预防接触性感染。对不明原因的发热或病毒性感染,一般不宜应用抗菌药。

(五) 联合用药

1. 联合用药的目的　联合用药是为了发挥药物间的协同作用而提高疗效、降低毒性反应、延迟或减少耐药性的发生。临床多数细菌感染性疾病仅用一种抗菌药就可控制,联合用药仅适用于少数情况。

2. 联合用药的效果　抗菌药依据其作用性质可分为:①第一类,为繁殖期杀菌药(Ⅰ),如青霉素类、头孢菌素类等;②第二类,为静止期杀菌药(Ⅱ),如氨基苷类、多黏菌素类等;③第三类,为快效抑菌药(Ⅲ),如四环素类、氯霉素、大环内酯类等;④第四类,为慢效抑菌药(Ⅳ),如磺胺类药等。体外或动物实验证明联合应用两类药物时的效果为:产生协同(Ⅰ+Ⅱ)、拮抗(Ⅰ+Ⅲ)、相加(Ⅲ+Ⅳ)、无关或相加(Ⅰ+Ⅳ)。由于Ⅲ类快效抑菌药能迅速抑制蛋白质合成而使细菌处于静止状态,造成Ⅰ类繁殖期杀菌药抗菌活性减弱出现拮抗作用,故一般不主张两类药物联合应用,然而,一些重症、难治或混合性感染,临床也常将 β- 内酰胺类头孢菌素类(Ⅰ)与大环内酯类阿奇霉素(Ⅲ)合并使用取得较好的疗效,但需严格掌握适应证,根据细菌培养和药物敏感试验的结果合理选择药物,以免增加耐药性、不良反应和二重感染发生率。

3. 联合用药的指征

(1) 病因未明的严重感染。

(2) 单一抗菌药物不易控制的混合感染或严重感染,如肠球菌所致的心内膜炎。

(3) 长期应用细菌易产生耐药性的慢性感染,如结核病。

(4) 抗菌药物不易渗入部位的感染,如脑膜炎。

(5) 为增强疗效或减少不良反应的必要联合等。

(六) 防止二重感染

近年来,由于广谱抗菌药在临床上的大量应用,二重感染日趋严重。临床上主要以继发真菌感染和耐药菌感染常见,给治疗带来困难。为此,应首选对敏感菌有高度选择性的窄谱抗菌药,需用广谱抗菌药时,应注意疗程并采取相应的预防措施。

（七）制订适宜的用药方案

根据药动学参数和病情确定适宜的剂量、疗程、给药途径。剂量过小，既达不到治疗作用，又易产生耐药性；剂量过大，不仅造成浪费，还会带来严重的毒副作用；疗程过短，会使疾病易复发或转为慢性。对于一般感染，抗菌药应用至体温正常、症状消退后72~96小时；在48~72小时内疗效不显著者，应考虑改用其他药物或调整剂量。

（八）树立综合治疗观念

在细菌感染性疾病的治疗中，要注重人体内在因素尤其是免疫功能的提高。因此，在抗感染治疗的同时要注重改善全身状况，采取综合性措施，如改善微循环、补充血容量、纠正电解质紊乱、处理局部病灶和原发疾病等。

（侯　晞）

 复习思考题

扫一扫
测一测

1. 抗菌药与杀菌药有何不同？
2. 何谓抗生素后效应？其对抗生素的作用持续时间有何影响？
3. 细菌产生耐药性的机制如何？何为交叉耐药性？
4. 理想的化学治疗药物有哪些基本要求？

课件

28章PPT

扫一扫
知重点

第二十八章

β-内酰胺类抗生素

学习要点

1. 青霉素G的抗菌作用、临床用途、主要不良反应及防治措施。
2. 半合成青霉素的抗菌特点、临床用途。
3. 头孢菌素各代药物的作用特点及临床用途。

β-内酰胺类抗生素是指其化学结构中具有一个β-内酰胺环的一类抗生素，包括青霉素类、头孢菌素类及其他β-内酰胺类(图28-1)。

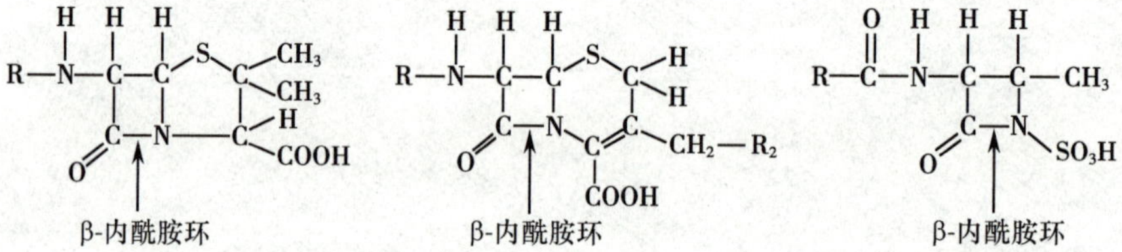

图28-1 β-内酰胺类抗生素的基本化学结构

【作用机制】该类药物的作用机制是通过β-内酰胺环与细菌胞浆膜上的青霉素结合蛋白(penicillin binding protein, PBP)结合，阻碍黏肽合成，使细菌胞壁缺损，菌体膨胀裂解。

知识链接

青霉素结合蛋白

青霉素结合蛋白(PBP)是存在于细菌胞浆膜上的蛋白，分子量4万~14万，占膜蛋白的1%。根据分子量的不同可将PBP分为两类：一类为大分子量(60 000~140 000)，具有转肽酶和转糖基酶活性，参与细菌细胞壁合成；另一类是小分子量(4000~5000)，具有羧肽酶活性，参与细菌细胞分裂和维持形态。细菌种类不同，所含PBP种类也不等。

【耐药机制】　细菌对 β- 内酰胺类抗生素产生耐药性的机制主要包括：

1. 产生 β- 内酰胺酶　细菌可产生 β- 内酰胺酶，属于水解酶，能使 β- 内酰胺环水解裂开而失去抗菌活性。

2. "牵制机制"　即 β- 内酰胺酶可与某些 β- 内酰胺类抗生素结合，使药物停留在胞浆膜外间隙中，不能到达作用的靶位——PBP 而发挥抗菌作用。

3. 改变 PBP　细菌可改变 PBP 结构或增加其含量或产生新的 PBP，使其与 β- 内酰胺类抗生素结合减少，失去抗菌作用。MRSA 具有多重耐药与其产生新的 PBP，使 PBP 合成增加，降低与药物的亲和力有关。

4. 改变膜的通透性　革兰阳性（G^+）菌细胞壁对 β- 内酰胺类抗生素可以通透，而革兰阴性（G^-）菌的外膜对某些 β- 内酰胺类抗生素不易通透，产生非特异性低水平耐药。敏感的 G^- 菌耐药主要是改变跨膜通道孔蛋白结构。

5. 增加药物外排　细菌可通过胞浆膜上的主动外排系统外排药物，形成了低水平的非特异性、多重耐药。如大肠埃希菌、金黄色葡萄球菌、表皮葡萄球菌、铜绿假单胞菌等。

6. 缺乏自溶酶　金黄色葡萄球菌耐药与其缺乏自溶酶有关，使 β- 内酰胺类抗生素的杀菌作用下降。

第一节　青霉素类抗生素

青霉素类的基本结构是由母核 6- 氨基青霉烷酸（6-amino penicillinic acid，6-APA）和侧链组成（图 28-1）。母核中的 β- 内酰胺环为抗菌活性的重要成分，β- 内酰胺环破坏后抗菌活性消失；侧链主要与抗菌谱和药理特性有关。本类药物按其来源不同，可分为天然青霉素和半合成青霉素两类。

一、天然青霉素

青　霉　素

青霉素（penicillin）最常用的是青霉素 G，又名苄青霉素。具有抗菌作用强、毒性低等优点，临床常用其钠盐或钾盐，易溶于水，但水溶液不稳定，在室温中放置 24 小时大部分降解，还可产生具有抗原性的物质，故应临用时配制。其水溶液也不耐热，易被酸、碱、醇、氧化剂、重金属及青霉素酶（β- 内酰胺酶）所破坏。

青霉素的
发现

【体内过程】　口服易被胃酸及消化酶破坏，故不宜口服；肌内注射吸收迅速且完全，约 30 分钟血药浓度达峰值。广泛分布于细胞外液，不易通过血脑屏障，但脑膜炎时，透入量增加，脑脊液中可达有效浓度。约 90% 由肾小管分泌排出，10% 由肾小球滤过。$t_{1/2}$ 约 0.5~1 小时。

【抗菌作用】　青霉素主要作用于大多数革兰阳性菌、革兰阴性球菌、螺旋体和放线菌。敏感菌主要有溶血性链球菌、肺炎链球菌、草绿色链球菌、脑膜炎奈瑟菌、淋病奈瑟菌、白喉棒状杆菌、炭疽芽孢杆菌及不产酶的金黄色葡萄球菌和表皮葡萄球菌；厌氧菌中的产气荚膜梭菌、破伤风梭菌等；梅毒螺旋体、钩端螺旋体及放线菌等。金黄色葡萄球菌、淋病奈瑟菌、肺炎链球菌、脑膜炎奈瑟菌易产生耐药。对阿米巴原虫、立克次体、真菌、病毒无效。

【抗菌特点】 ①属于繁殖期杀菌药,由于本品对已合成的细胞壁无影响,故对繁殖期细菌的作用较静止期强;②对革兰阳性菌作用强(黏肽含量多),对革兰阴性菌作用弱;③对人和动物毒性小,因哺乳动物细胞无细胞壁。

【临床用途】 由于其高效、低毒、价廉,目前仍为治疗敏感的革兰阳性球菌和杆菌、革兰阴性球菌及螺旋体所致感染的首选药。

1. 用于革兰阳性球菌感染 ①肺炎链球菌感染,如大叶性肺炎、急性支气管炎、支气管肺炎、脓胸等;②溶血性链球菌感染,如扁桃体炎、咽炎、中耳炎、丹毒、猩红热、蜂窝织炎等;③草绿色链球菌引起的心内膜炎;④敏感的金黄色葡萄球菌感染,如败血症、疖、痈、脓肿等。

2. 用于革兰阳性杆菌感染 如破伤风、气性坏疽、白喉等,治疗时应配合相应的抗毒素。

3. 用于革兰阴性球菌感染 淋病奈瑟菌引起的淋病;脑膜炎奈瑟菌引起的流行性脑脊髓膜炎。

4. 用于螺旋体感染 如钩端螺旋体病、梅毒、回归热等。治疗梅毒应大剂量应用,治疗钩端螺旋体病须早期应用。

5. 治疗放线菌病 治疗宜大剂量、长疗程。

【不良反应及防治措施】

1. 过敏反应 为青霉素最常见的不良反应。可出现药疹、药物热、血清病样反应等,严重者出现过敏性休克,若抢救不及时,可死于呼吸困难和循环衰竭,死亡率高达10%。为防止过敏反应的发生,应用青霉素时应采取以下措施:①详细询问患者用药过敏史,对青霉素有过敏史者禁用。有其他药物过敏史者应慎用。②凡初次应用或用药间隔 72 小时以上以及用药过程中更换不同批号者均需作皮肤过敏试验(皮试)。皮试阳性者应禁用。皮试阴性者注射青霉素后也偶可发生过敏性休克,故注射后须观察30 分钟,无反应者方可离去。③避免在饥饿状态下注射青霉素,避免滥用和局部用药。④一旦发生过敏性休克,必须及时抢救,立即皮下或肌内注射 0.1% 肾上腺素 0.5~1ml,临床症状无改善者,可重复用药。严重者可稀释后静脉注射或静脉滴注肾上腺素;视病情加用糖皮质激素、H_1 受体阻断药,以增强疗效;呼吸困难者给予吸氧或人工呼吸,必要时做气管切开。

2. 赫氏反应(Herxheimer reaction) 青霉素在治疗梅毒、炭疽、钩端螺旋体、鼠咬热等时,可使症状加剧,表现为全身不适、寒战、高热、咽痛、肌痛、心率加快等。可能与大量的病原体被杀灭后释放的物质刺激有关。

3. 青霉素脑病 静脉快速滴注大剂量青霉素时,可引起肌肉痉挛、抽搐、昏迷等反应,偶可引起精神失常,称为青霉素脑病。

4. 其他 肌内注射时可出现局部红肿、疼痛、硬结,甚至引起周围神经炎,钾盐尤甚;大剂量静脉给予青霉素钾盐和钠盐时,尤其在肾功能不全或心功能不全时,可引起高钾血症、高钠血症,甚至引起心脏功能抑制。

二、半合成青霉素

为了克服青霉素 G 抗菌谱窄、不耐酸(胃酸)、不耐酶(β-内酰胺酶)等缺点,在青霉素母核 6-APA 引入不同侧链,分别得到具有耐酸、耐酶、广谱、抗铜绿假单胞菌、抗革兰阴性菌等特点的半合成青霉素。其抗菌机制、不良反应与青霉素相同,并与青霉素具有交叉过敏反应,用药前需用青霉素做皮肤过敏试验。

1. 耐酸青霉素类　以青霉素Ⅴ(penicillin Ⅴ)为代表。抗菌谱与青霉素相似,但抗菌活性弱于青霉素;耐酸,口服吸收好,但不耐酶。可用于敏感菌的轻度感染、恢复期的巩固治疗和防止感染复发的预防用药。

2. 耐酶青霉素类　主要有苯唑西林(oxacillin,新青霉素Ⅱ)、甲氧西林(methicillin,新青霉素Ⅰ)、氯唑西林(cloxacillin,邻氯青霉素)、双氯西林(dicloxacillin,双氯青霉素)和氟氯西林(flucloxacillin)等。本类药物的特点是:①抗菌谱与青霉素相似,对革兰阳性菌作用不如青霉素,对革兰阴性菌无效;②耐酸,可口服,不易通过血脑屏障;③耐酶,对产青霉素酶的耐药金黄色葡萄球菌有效,主要用于耐青霉素的金黄色葡萄球菌感染,如肺炎、心内膜炎、败血症等。

3. 广谱青霉素类　主要有氨苄西林(ampicillin,氨苄青霉素)、阿莫西林(amoxicillin,羟氨苄青霉素)等。本类药物的特点是:①抗菌谱广,对革兰阳性菌、革兰阴性菌均有杀灭作用,但对铜绿假单胞菌无效;②耐酸,可以口服;③不耐酶,对青霉素耐药的金黄色葡萄球菌感染无效;④主要用于敏感菌所致的伤寒、副伤寒、呼吸道、泌尿道和胆道感染等。阿莫西林对幽门螺杆菌有效,常用于治疗消化性溃疡。

4. 抗铜绿假单胞菌青霉素类　包括羧苄西林(carbenicillin,羧苄青霉素)、磺苄西林(sulbenicillin,磺苄青霉素)、替卡西林(ticarcillin,羧噻吩青霉素)、呋苄西林(furbenicillin,呋苄青霉素)、哌拉西林(piperacillin,氧哌嗪青霉素)、阿洛西林(azlocillin)、美洛西林(mezlocillin)等。其特点是:①抗菌谱广,对革兰阳性和革兰阴性菌均有作用,对铜绿假单胞菌作用强;②不耐酸,均需注射给药;③不耐酶,对耐青霉素的金黄色葡萄球菌无效;④主要用于铜绿假单胞菌、奇异变形杆菌、大肠埃希菌及其他肠杆菌引起的感染,如腹腔感染、泌尿道感染、肺部感染及败血症等。

5. 抗革兰阴性菌青霉素类　包括美西林(mecillinam)、匹美西林(pivmecillinam)、替莫西林(temocillin)等。本类药物对革兰阴性菌产生的β-内酰胺酶稳定,主要用于革兰阴性菌所致的泌尿道感染、软组织感染等。

第二节　头孢菌素类抗生素

头孢菌素类抗生素是由母核7-氨基头孢烷酸(7-ACA)联接不同侧链而制成的半合成广谱抗生素。其化学结构中含有与青霉素相同的β-内酰胺环(图28-1)。抗菌机制与青霉素相同。

【抗菌作用】　本类药物具有抗菌谱广、杀菌力强、对β-内酰胺酶稳定及过敏反应少等优点。目前临床应用的头孢菌素类药物可分为四代(表28-1)。

细菌对头孢菌素可产生耐药性并与青霉素类有部分交叉耐药,耐药机制同青霉素类。

【不良反应与注意事项】

1. 过敏反应　可出现药物热、皮疹、荨麻疹等,严重者可发生过敏性休克,但发生率较青霉素低,约5%~10%与青霉素有交叉过敏现象,故对青霉素过敏者慎用或禁用,必要时做皮试,并密切观察。

表 28-1 头孢菌素类作用特点及临床用途比较表

名称	作用特点及临床用途
第一代 头孢噻吩(cefalotin,先锋霉素Ⅰ) 头孢氨苄(cefalexin,先锋霉素Ⅳ) 头孢唑林钠(cefazolin sodium,先锋霉素Ⅴ) 头孢拉定(cefradine,先锋霉素Ⅵ) 头孢羟氨苄(cefadroxil)	① 对革兰阳性菌(包括耐青霉素的金黄色葡萄球菌)作用强,对革兰阴性菌作用弱,对铜绿假单胞菌无效 ② 对 β- 内酰胺酶稳定,但不及第二、三、四代 ③ 肾毒性较第二、三、四代大 ④ 主要用于革兰阳性菌及耐青霉素的金黄色葡萄球菌引起的呼吸道、泌尿道及皮肤软组织感染
第二代 头孢孟多(cefamandole,头孢羟唑) 头孢呋辛钠(cefuroxime sodium,西力欣) 头孢克洛(cefaclor,头孢氯氨苄) 头孢替安(cefotiam) 头孢尼西(cefonicid) 头孢雷特(cefforanide)	① 对革兰阳性菌作用较第一代稍差,对革兰阴性菌作用较第一代强,部分药物对厌氧菌有效,但对铜绿假单胞菌无效 ② 对 β- 内酰胺酶比较稳定,但不及第三、四代 ③ 肾毒性较第一代小 ④ 主要用于敏感菌所致的呼吸道、胆道、皮肤等软组织感染、妇产科感染、泌尿道及耐青霉素的淋病奈瑟菌感染
第三代 头孢噻肟(cefotaxime) 头孢曲松钠(ceftriaxone sodium,菌必治) 头孢他啶(ceftazidime,复达欣) 头孢哌酮钠(cefoperazone sodium,先锋必) 头孢唑肟(ceftizoxime) 头孢克肟(cefixime)	① 对厌氧菌及革兰阴性菌作用较强(包括铜绿假单胞菌),对革兰阳性菌作用不及第一、二代 ② 对多种 β- 内酰胺酶更稳定 ③ 对肾基本无毒性 ④ 可用于严重耐药革兰阴性杆菌感染及兼有厌氧菌或革兰阳性菌的混合感染 ⑤ 头孢曲松钠与钙溶液配伍使用有导致新生儿、婴儿死亡的病例
第四代 头孢匹罗(cefpirome) 头孢吡肟(cefepime) 头孢利定(cefelidin)	① 抗菌谱和抗菌活性与第三代相似,但对葡萄球菌属等革兰阳性球菌的作用增强 ② 对 β- 内酰胺酶高度稳定 ③ 无肾毒性 ④ 药物 $t_{1/2}$ 延长 ⑤ 主要用于对第三代头孢菌素耐药的细菌感染

2. 肾毒性 大剂量应用第一代头孢菌素可损害肾近曲小管细胞,出现肾毒性,表现为蛋白尿、血尿、血中尿素氮升高,甚至肾衰竭。与其他有肾毒性的药物(如氨基苷类抗生素、强效利尿药等)联用时加重肾损害,故应避免同用。肾功能不全者禁用。

3. 胃肠道反应 口服可引起恶心、呕吐、食欲不振等胃肠道反应,饭后服可减轻。

4. 菌群失调症 长期应用第三、四代头孢菌素类可引起肠道菌群失调导致二重感染,如肠球菌、铜绿假单胞菌和念珠菌的增殖现象。

5. 其他 长期大量应用头孢哌酮钠、头孢孟多可致低凝血酶原血症,与抗凝血药、水杨酸制剂等合用时,可致出血倾向,可用维生素 K 防治;肌内注射局部有疼痛、硬结等,静脉滴注时可见静脉炎;与乙醇同时应用可产生"醉酒样"反应,故用本类药物期间或停药 3 天内应忌酒。

第三节 其他 β-内酰胺类抗生素

包括头霉素类、氧头孢烯类、碳青霉烯类、β-内酰胺酶抑制药和单环β-内酰胺类。

一、头霉素类

本类药物化学结构与头孢菌素类相似,但对β-内酰胺酶的稳定性较头孢菌素类高,包括头霉素(cephamycin)、头孢西丁(cefoxitin)等,目前临床广泛应用的是头孢西丁。本类药物抗菌谱与第二代头孢菌素类相似,对厌氧菌有高效,对耐青霉素的金黄色葡萄球菌及头孢菌素的耐药菌有较强活性。主要用于厌氧菌和需氧菌所致的盆腔、腹腔及妇科的混合感染。不良反应有皮疹、静脉炎、蛋白尿、嗜酸性粒细胞增多等。

二、氧头孢烯类

主要包括拉氧头孢(latamoxef)和氟氧头孢(flomoxef)。本类药物为广谱抗菌药,对革兰阳性球菌、革兰阴性杆菌、厌氧菌和脆弱类杆菌均有较强的抗菌活性,对β-内酰胺酶极敏感。临床主要用于敏感菌所致的泌尿道、呼吸道、胆道、妇科感染及脑膜炎、败血症。不良反应以皮疹多见,偶见低凝血酶原血症和出血症状,可用维生素 K 预防。忌与呋塞米合用,以免增加肾毒性。

三、碳青霉烯类

碳青霉烯类的化学结构与青霉素相似,具有广谱、强效、耐酶、低毒等特点。本类药物中常用的为亚胺培南(imipenem,亚胺硫霉素),该药可由特殊的外膜通道快速进入靶位,有强大的杀菌作用,作用机制与青霉素相似。亚胺培南在体内可被肾脱氢肽酶灭活而失效,故需与抑制肾脱氢肽酶的西司他汀钠(cilastatin sodium)(1∶1)联合应用才能发挥作用。适用于多重耐药菌引起的严重感染、医院内感染、严重需氧菌与厌氧菌混合感染。常见不良反应有恶心、呕吐、药疹、静脉炎、一过性转氨酶升高,大剂量应用可致惊厥、意识障碍等中枢神经系统反应及肾损害。

四、单环 β-内酰胺类

氨曲南(aztreonam)是人工合成的第一个用于临床的单环β-内酰胺类抗生素(图28-1)。其抗菌谱窄,主要对革兰阴性菌如大肠埃希菌、肺炎克雷伯菌、奇异变形菌、流感嗜血杆菌、铜绿假单胞菌、淋病奈瑟菌等具有强大抗菌活性,对革兰阳性菌和厌氧菌作用差,并具有耐酶、低毒、与青霉素无交叉过敏反应等优点,故可用于青霉素过敏的患者。临床常用于革兰阴性杆菌所致的下呼吸道、尿路、软组织感染及脑膜炎、败血症等,尤其是对常用药物耐药的菌株所致的各种感染。不良反应少而轻,主要为皮疹、转氨酶升高、胃肠道不适等。

五、β-内酰胺酶抑制药

本类药物包括克拉维酸钾(potassium clavulanic,棒酸钾)、舒巴坦(sulbactam,青霉烷砜钠)、他唑巴坦(tazobactam,三唑巴坦)等。其本身没有或只有很弱的抗菌活性,但与其他 β-内酰胺类联合应用,则可发挥抑酶增效作用。对 β-内酰胺酶不稳定的青霉素类和头孢菌素类与本类药物配伍,可扩大抗菌谱,增强抗菌作用。临床应用的 β-内酰胺类与酶抑制药的复方制剂有:舒他西林(sultamicillin,氨苄西林-舒巴坦)、阿莫西林-克拉维酸钾(augmentin,奥格门汀)、哌拉西林-三唑巴坦(tazocin,他巴星)等。

(侯 晞)

复习思考题

1. 头孢菌素类与青霉素类抗生素相比,有哪些优点?
2. 半合成青霉素类与天然青霉素相比有何优点?请分别举例说明。
3. 头孢菌素类主要有哪些不良反应?
4. 青霉素的主要不良反应是什么?如何防治?
5. 为什么革兰阴性菌对青霉素不敏感?
6. 对青霉素耐药的金黄色葡萄球菌感染可选用哪些 β-内酰胺类抗生素?

制剂与用法

青霉素钠盐或钾盐 注射剂:40 万 U、80 万 U、100 万 U。临用前配成溶液,肌内注射,每次 40 万~80 万 U,2 次/天;小儿每天 2.5 万~5 万 U/kg,分 2~4 次。严重感染肌内注射或静脉给药,4 次/天,静脉滴注时,160 万~400 万 U/d;小儿每天 5 万~20 万 U/kg。

青霉素 V 片剂:0.25g(相当于 40 万 U)。每次 0.5g,小儿每次 0.25g,3~4 次/天。

苯唑西林钠 胶囊剂:0.25g。每次 0.5~1g,4~6 次/天;小儿每天 50~100mg/kg,分 4~6 次服。宜在饭前 1 小时或饭后 2 小时服用,以免食物影响其吸收。注射剂:0.5g、1g。肌内注射,每次 1g,3~4 次/天;或每次 1~2g 溶于 100ml 注射液内静脉滴注 0.5~1 小时,3~4 次/天;小儿每天 50~100mg/kg,分 3~4 次滴注。

氯唑西林钠 胶囊剂:0.25g。每次 0.25~0.5g,2~3 次/天;小儿每天 30~60mg/kg,分 2~4 次服。注射剂:0.25g、0.5g。肌内注射或静脉滴注,每次 0.5~1g,3~4 次/天。

双氯西林钠 片剂:0.25g。每次 0.25~0.5g,4 次/天;小儿每天 30~50mg/kg,分 4~6 次服。

氟氯西林钠 胶囊剂:0.125g、0.25g。每次 0.125g,4 次/天;或每次 0.5~1.0g,3 次/天。

氨苄西林钠 片剂:0.25g。每次 0.25~0.5g,4 次/天;小儿每天 50~80mg/kg,分 4 次服。注射剂:0.5g、1g。肌内注射,每次 0.5~1g,4 次/天;或每次 1~2g 溶于 100ml 注射液中静脉滴注,3~4 次/天,必要时 1 次/4 小时。小儿每天 100~150mg/kg,分次给予。

阿莫西林钠 胶囊剂:0.25g。每次 0.5~1g,3~4 次/天;小儿每天 50~100mg/kg,分 3~4 次服。片剂的剂量、用法同胶囊剂。

羧苄西林钠 注射剂:0.5g、1g。肌内注射,每次 1g,4 次/天。严重铜绿假单胞菌感染时,静脉注射,10~20g/d。小儿每天 100mg/kg,分 4 次肌内注射或静脉注射,每天 100~400mg/kg。

磺苄西林钠 注射剂:1g、2g。4~8g/d,分 4 次肌内或静脉注射,亦可静脉滴注。肌内注射时需加利多卡因 3ml 以减轻疼痛。小儿每天 40~160mg/kg,分 4 次注射。

替卡西林钠 注射剂:0.5g、1g。肌内注射或静脉注射,剂量同羧苄西林。

呋苄西林钠 注射剂:0.5g。4~8g/d,小儿每天 50~150mg/kg,分 4 次静脉注射或静脉滴注。

哌拉西林钠　注射剂:1g、2g。4~5g/d,小儿每天 80~100mg/kg,分 3~4 次肌内注射,或 8~16g/d,小儿每天 100~300mg/kg,分 3~4 次静脉注射或静脉滴注。

阿洛西林钠　粉针剂:2g、3g、4g。每天 150~200mg/kg,重症感染每天 200~300mg/kg,小儿每天 50~150mg/kg,分 4 次肌内注射、静脉注射或静脉滴注。

美洛西林钠　粉针剂:1g。每天 50~100mg/kg,或每次 3g,4 次 / 天;重症感染每天 50~100mg/kg 或每次 3g,6 次 / 天,肌内注射、静脉注射或静脉滴注。

美西林钠　注射剂:0.5g、1g。1.6~2.4g/d,小儿每天 30~50mg/kg,分 4 次静脉注射或肌内注射。

匹美西林　片剂或胶囊剂:0.25g。轻症:每次 0.25g,2 次 / 天,必要时可用 4 次,重症加倍。

替莫西林钠　注射剂:0.5g、1g。肌内注射,每次 0.5~2g,2 次 / 天。为减轻疼痛,可用 0.25%~0.5% 利多卡因注射液作溶剂。

头孢噻吩钠　注射剂:0.5g、1g。肌内注射或静脉注射,每次 0.5~1g,4 次 / 天。严重感染时,2~6g/d,分 2~3 次稀释后静脉滴注。

头孢氨苄　片剂或胶囊剂:0.25g。1~2g/d,分 3~4 次服;小儿每天 25~50mg/kg,分 3~4 次服。

头孢唑林钠　注射剂:0.5g。肌内注射或静脉注射,每次 0.5~1g,3~4 次 / 天。小儿每天 20~40mg/kg,分 3~4 次给药。

头孢拉定　胶囊剂:0.25g、0.5g。1~2g/d,分 4 次服。小儿每天 25~50mg/kg,分 3~4 次服。注射剂:0.5g、1g。2~4g/d,分 4 次肌内注射、静脉注射或静脉滴注;小儿每天 50~100mg/kg,分 4 次注射。

头孢羟氨苄　胶囊剂:0.125g、0.25g。每次 1g,2 次 / 天;小儿每天 30~60mg/kg,分 2~3 次服。

头孢孟多　注射剂:0.5g、1g、2g。2~6g/d,小儿每天 50~100mg/kg,分 3~4 次肌内注射。严重感染时 8~12g/d,小儿每天 100~200mg/kg,分 2~4 次静脉注射或静脉滴注。

头孢呋辛钠　注射剂:0.25g、0.5g、0.75g、1.5g。肌内注射,每次 0.75g,3 次 / 天。小儿每天 30~60mg/kg,分 3~4 次肌内注射。严重感染时 4.5~6g/d,小儿每天 50~100mg/kg,分 2~4 次,静脉注射。

头孢克洛　胶囊剂:0.25g。2~4g/d,分 4 次服;小儿每天 20mg/kg,分 3 次服。

头孢噻肟钠　注射剂:0.5g、1g。2~6g/d,小儿每天 50~100mg/kg,分 3~4 次,肌内注射。或 2~8g/d,小儿每天 50~150mg/kg,分 2~4 次静脉注射。

头孢曲松钠　注射剂:0.5g、1g。每次 1g,1 次 / 天,溶于 1% 利多卡因溶液 3.5ml 中深部肌内注射,或 0.5~2g/d 溶于 0.9% 氯化钠注射液或 5% 葡萄糖注射液中静脉滴注,30 分钟内滴完。

头孢他啶　注射剂:0.5g、1g、2g。静脉注射或肌内注射,每次 0.5~2g,2~3 次 / 天,小儿每次 25~50mg/kg,2 次 / 天。静脉滴注时以 0.9% 氯化钠注射液 500ml 稀释后 30 分钟滴完,肌内注射一般溶于 1% 利多卡因溶液 0.5ml,深部注射。

头孢哌酮钠　注射剂:0.5g、1g、2g。肌内注射、静脉注射或静脉滴注,2~4g/d,小儿每天 50~150mg/kg。严重感染时,6~8g/d,分 2~3 次肌内注射或静脉注射。

头孢吡肟　肌内注射或静脉滴注,每次 1~2g,2 次 / 天。

头孢匹罗　肌内注射或静脉滴注,每次 1~2g,1~2 次 / 天。

头孢西丁钠　注射剂:1g。肌内注射或静脉注射,每次 1~2g,3~4 次 / 天。

亚胺培南-西司他汀钠　注射剂:0.25g、0.5g、1g(以亚胺培南计量,其中含有等量的西司他汀钠)。肌内注射或静脉滴注,每次 0.25~1g,2~4 次 / 天。

氨曲南　注射剂:0.5g、1g。1.5~6g/d,分 3 次肌内注射、静脉注射或静脉滴注,静脉滴注时加入 0.9% 氯化钠注射液 100ml 中,于 30 分钟内滴完。

拉氧头孢钠　注射剂:0.25g、0.5g、1g。肌内注射、静脉注射或静脉滴注,每次 0.5~1g,2 次 / 天,重症加倍。小儿每天 40~80mg/kg,分 2~4 次静脉注射或静脉滴注。

氟氧头孢钠　注射剂:0.5g、1g、2g。1~2g/d,小儿每天 60~80mg/kg,分 2 次静脉注射或静脉滴注;

重症 4g/d,小儿每天 150mg/kg,分 2~4 次静脉注射或静脉滴注。

舒他西林　片剂:0.375g。每次 0.375g,2~4 次 / 天,饭前 1 小时或饭后 2 小时服。注射剂:0.75g、1.5g。肌内注射,每次 0.75g,2~4 次 / 天,或静脉注射或静脉滴注,每次 1.5g,2~4 次 / 天。

奥格门汀　片剂:0.375g、0.625g。每次 0.375~0.625g,3~4 次 / 天。

第二十九章

大环内酯类抗生素

 学习要点

1. 大环内酯类抗生素第一、二代药物的作用特点、临床用途。
2. 红霉素的抗菌作用及作用机制、临床用途及主要不良反应。

本类药物系一类含有 14 元、15 元或 16 元大环内酯环的具有抗菌作用的抗生素。其疗效肯定,无严重不良反应,常用做需氧 G^+ 球菌、G^- 菌和厌氧球菌感染的首选药,对嗜肺军团菌、弯曲菌、支原体、衣原体、弓形虫、非典型分枝杆菌等也具有良好的作用,临床可用做 β- 内酰胺类抗生素过敏患者的替代品。

20 世纪 50 年代发现第一代药物红霉素,后因抗菌谱窄、不良反应大、耐药性等问题,20 世纪 70 年代起又陆续发展了第二代半合成大环内酯类抗生素,最具代表性的是阿奇霉素、罗红霉素和克拉霉素,由于具有良好的抗生素后效应(PAE),现已广泛用于治疗呼吸道感染。然而,由于细菌对大环内酯类的耐药性日益严重,促使人们加紧开发第三代大环内酯类,代表药有泰利霉素和喹红霉素。

第一节　第一代大环内酯类

第一代大环内酯类有天然品红霉素(erythromycin)、麦迪霉素(midecamycin)等,半合成品乙酰螺旋霉素(acetylspiramycin)、乙酰麦迪霉素(acetylmidecamycin)等,现耐药菌株增多,其特点为:①抗菌谱窄,主要作用于革兰阳性球菌、某些厌氧菌、军团菌、衣原体和支原体等;②对胃酸不稳定,口服生物利用度低,pH<4 时几乎无抗菌活性;③血药浓度较低,组织(如肺、痰、皮下组织、胆汁、前列腺等)中浓度相对较高,主要经胆汁排泄,对胆道感染效果好;④不良反应较多。

红 霉 素

红霉素(erythromycin)为碱性药物,不耐酸,主要用其肠溶胶囊,宜整粒吞服。生物利用度为 30%~65%,为获得较高的血药浓度,除酯化物外宜空腹服用。口服易吸收,胆汁中浓度为血药浓度的 30 倍,可通过胎盘和进入乳汁,不易通过血脑屏障。本类药物主要在肝脏代谢,从胆汁中排出,胆汁中浓度可为血药浓度的 10~40 倍,进行肠肝循环,粪中含量较高,极少被血液透析和腹膜透析清除,$t_{1/2}$ 约 2 小时。

知识链接

嗜肺军团菌与"空调病"

1976 年,美国费城退伍军人协会会员中曾暴发急性发热性呼吸道疾病,经研究,发现一种细菌命名为嗜肺军团菌。现已发现了超过 30 种军团杆菌,至少 19 种是人类肺炎的病原。其中最常见病原体为嗜肺军团菌(占病例的 85%~90%)。军团菌喜欢藏身于各种水源中,尤其在空调冷却水中和人工管道水中广泛存在。军团菌随空调制冷装置吹出浮游在空气中,被吸入人体。有些感染者症状比较温和,甚至无症状,而显性表现则有发热、畏寒及干咳或咳痰等表现,部分患者还有肌肉疼痛、头痛、疲劳、食欲不振及偶尔腹泻等症状。军团菌病在国际上被视为"现代生活文明病"。清洗空调有助于预防军团菌病。

【抗菌作用】 红霉素系静止期抑菌药,高浓度时表现杀菌作用。抗菌谱较窄,主要对大多数 G^+ 菌如厌氧菌、白喉棒状杆菌和包括奈瑟菌、嗜血杆菌在内的部分 G^- 菌有强大的抗菌活性,对嗜肺军团菌、弯曲菌、支原体、衣原体、弓形虫、非典型分枝杆菌等也具有良好的作用。对产生 β- 内酰胺酶的葡萄球菌和耐甲氧西林金黄色葡萄球菌有一定的抗菌活性。

【作用机制】 主要是抑制细菌蛋白质合成。其机制为不可逆地结合到细菌核糖体 50S 亚基的靶位上,阻断肽酰基 t-RNA 移位,选择性抑制细菌蛋白质合成。属于抑菌药。与 β- 内酰胺类等繁殖期杀菌药合用,可产生拮抗作用。

【耐药性】 细菌对红霉素易产生耐药性,故连用不宜超过 1 周,停药数月后可逐渐恢复敏感性。与其他大环内酯类抗生素之间有不完全交叉耐药性。

【临床用途】 主要用于对青霉素过敏患者或对青霉素耐药的革兰阳性菌如链球菌引起的扁桃体炎、猩红热、白喉带菌者、淋病、李斯特菌病、肺炎链球菌下呼吸道感染。对于军团菌肺炎和支原体肺炎,本品可作首选药应用。尚可用于流感杆菌引起的上呼吸道感染、金黄色葡萄球菌皮肤及软组织感染、梅毒、肠道阿米巴病等。

【不良反应】

1. 局部刺激性 可出现恶心、呕吐、腹痛、腹泻等胃肠道反应,饭后服或服用肠溶片可减轻;静脉给药可引起血栓性静脉炎,故静脉滴注速度宜慢。

2. 肝毒性 偶有肝功能异常(血清碱性磷酸酶、胆红素、氨基转移酶暂时性升高)的报道。酯化红霉素有一定的肝毒性,故只宜短期少量应用。

3. 过敏反应 偶见药物热、皮疹等。

半合成品的抗菌谱与红霉素相似,但作用较弱。耐酸,口服易吸收,组织中浓度较高。主要用于敏感菌引起的呼吸道、泌尿道及软组织感染。

第二节 第二代大环内酯类

第二代大环内酯类的特点为:①对胃酸稳定,口服生物利用度高;②血药浓度高,组织渗透性好;③ $t_{1/2}$ 较长,用药次数减少;④抗菌谱广,对革兰阴性菌抗菌活性增强。对金黄色葡萄球菌、化脓性链球菌具有良好的抗菌后效应,广泛用于治疗呼吸道感染;⑤不良反应较天然品少而轻。

罗 红 霉 素

罗红霉素(roxithromycin)又名罗希红霉素。为半合成 14 元环大环内酯类。耐酸而不受胃酸破坏,空腹服用吸收良好,药物吸收后在组织和体液中的分布比红霉素高。抗菌谱与红霉素相仿,体内抗菌作用比红霉素强 1~4 倍。本药对革兰阳性菌的作用比红霉素略差,对嗜肺军团菌的作用比红霉素强。对肺炎衣原体、肺炎支原体、溶脲脲原体的抗微生物作用与红霉素相仿或略强,$t_{1/2}$ 长达 12~14 小时。主要用于敏感菌所致的呼吸道、泌尿生殖系统、皮肤软组织及耳鼻咽喉部位的感染。不良反应以胃肠道反应为主,偶见皮疹、皮肤瘙痒、头痛、头晕等。

阿 奇 霉 素

阿奇霉素(azithromycin)为大环内酯类第二代半合成衍生物,15 元环。口服生物利用度为 40%,较红霉素高。口服宜空腹服用,注射剂不宜肌内注射,$t_{1/2}$ 长达 68~76 小时,每日仅需给药 1 次。抗革兰阳性菌活性比红霉素强 4~8 倍,对肺炎支原体的作用是大环内酯类中最强者。可作为治疗儿童肺炎支原体肺炎的首选药物,阿奇霉素具有半衰期长、用药次数少、胃肠道反应轻、生物利用度高及细胞内药物浓度高等特点,与红霉素相比,患者的依从性和耐受性更好,临床应用更有优势。不良反应发生率较红霉素低,主要为轻中度胃肠道反应,偶见肝功能异常及白细胞减少。肝功能不全、孕妇和哺乳期妇女慎用,对大环内酯类过敏者禁用。

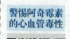

克 拉 霉 素

克拉霉素(clarithromycin)为 14 元环大环内酯类广谱抗生素,对胃酸较稳定。食物不影响本药的吸收,口服吸收迅速而完全,主要经肾排泄,$t_{1/2}$ 约 3.5~4.9 小时。对甲氧西林敏感的葡萄球菌和链球菌属的抗菌作用比红霉素略强。对嗜肺军团菌、沙眼衣原体及溶脲脲原体的作用也比红霉素强。对流感杆菌的抗菌活性比红霉素强 2~4 倍。主要用于流感嗜血杆菌、副流感嗜血杆菌、卡他莫拉菌及肺炎链球菌所致的慢性支气管炎急性细菌感染;流感嗜血杆菌、肺炎链球菌、肺炎支原体或肺炎衣原体所致的肺炎。主要不良反应为胃肠道反应,偶见头痛、皮疹及皮肤瘙痒等。

泰利霉素和喹红霉素

泰利霉素(telithromycin,替利霉素)和喹红霉素(cethromycin)属于第三代大环内酯类酮内酯类抗生素,克服了前两代大环内酯类抗生素会诱导细菌产生耐药性的问题,但保留了对非耐药菌的良好抗菌活性,同时对耐大环内酯类抗生素的肺炎链球菌以及金黄色葡萄球菌、粪肠球菌和流感嗜血杆菌等也显示有较强的抗菌活性。但仍存在对本药耐药的金黄色葡萄球菌。主要用于治疗肺炎链球菌(包括多重耐药株)、流感嗜血杆菌、卡他莫拉菌、肺炎衣原体、嗜肺军团菌、肺炎支原体、金黄色葡萄球菌引起的轻至中度社区获得性肺炎等。$t_{1/2}$ 为 7.2~10.6 小时。不良反应较轻,常见有腹泻、呕吐、头晕等。

(张富东)

扫一扫
测一测

复习思考题

1. 半合成大环内酯类和天然大环内酯类抗生素相比有哪些优点?
2. 红霉素主要用于哪些感染性疾病?
3. 红霉素与罗红霉素的作用特点有哪些不同?

制剂与用法

红霉素　肠溶片剂:0.125g、0.25g。每次 0.25~0.5g,3~4 次/天,小儿每天 30~50mg/kg,分 3~4 次服。注射剂(乳糖酸盐):0.25g、0.3g。1~2g/d,小儿每天 30~50mg/kg,分 3~4 次静脉滴注。

依托红霉素(无味红霉素)　片剂:0.125g(按红霉素计)。胶囊剂:0.05g、0.125g(按红霉素计)。颗粒剂:0.075g。1~2g/d,小儿每天 30~50mg/kg,分 3~4 次服。

琥乙红霉素　片剂:0.1g、0.125g(按红霉素计)。每次 0.25~0.5g,4 次/天。小儿每天 30~40mg/kg,分 3~4 次服。

乙酰螺旋霉素　片剂或胶囊剂:0.1g、0.2g。每次 0.2~0.3g,4 次/天;小儿每天 20~30mg/kg,分 4 次服。

罗红霉素　片剂:0.15g。每次 0.15g,2 次/天,餐前服。颗粒剂、悬浮剂:0.05g。每次 0.15g,2 次/天;小儿每次 2.5~5mg/kg,2 次/天。

阿奇霉素　片剂:125mg、250mg。每次 0.5g,1 次/天,小儿每次 10mg/kg,1 次/天。

克拉霉素　片剂:0.2g。0.25~0.5g/d,小儿每天 7.5mg/kg,分 2 次服。

泰利霉素　片剂:400mg。每次 800mg,1 次/天,疗程 5~10 天。

第三十章

课件
30章PPT

氨基苷类抗生素

 学习要点

1. 氨基苷类抗生素的共性。
2. 常用氨基苷类抗生素的作用特点、临床用途。

扫一扫
知重点

　　氨基苷类抗生素为临床常用的抗生素,虽然来源不同,但在其分子结构中都有一个氨基醇环和一个或多个氨基糖分子,由配糖键相连接。本类药物水溶性好,性质稳定,胃肠道吸收差,肌内注射后大部分经肾脏以原形排出,对泌尿系统感染疗效较好。常用药物有链霉素、庆大霉素、妥布霉素、卡那霉素、大观霉素及半合成品阿米卡星、奈替米星等。

第一节　氨基苷类抗生素的共性

大肠埃希菌

　　【抗菌作用】　本类药物对革兰阴性杆菌如大肠埃希菌、克雷伯菌属、肠杆菌属、变形杆菌属、沙雷菌属、产碱杆菌属、不动杆菌、志贺菌属、沙门菌属、枸橼酸杆菌等具有强大的抗菌作用,对奈瑟菌属的抗菌作用较弱,对链球菌属和厌氧菌常无效。此外,有的品种对铜绿假单胞菌或金黄色葡萄球菌,以及结核杆菌等也有抗菌作用。

　　【作用机制】　主要是抑制细菌蛋白质合成的各阶段,包括:①抑制 30S 和 70S 亚基始动复合物的形成;②能选择性地与 30S 亚基上的靶蛋白结合,使 A 位扭曲,造成 mRNA 上的密码错译,生成异常的无功能的蛋白质;③阻止肽链释放因子进入 A 位,使已形成的肽链不能释放,阻止菌体内 70S 亚基解离,导致核糖体的耗竭;同时,氨基苷类还能抑制细菌胞浆膜蛋白质的合成,增加胞浆膜的通透性,使药物易于进入胞浆,导致胞浆内容物外渗而死亡,属于静止期杀菌药,与 β- 内酰胺类药物合用有协同作用。

　　【耐药性】　细菌对本类药物的耐药性主要是通过质粒转导产生钝化酶而形成的,各品种间有交叉耐药。已知的钝化酶有乙酰转移酶、核苷转移酶和磷酸转移酶,分别作用于相关的碳原子上的—NH_2 或—OH 基团,使之生成无效物(个别代谢产物仍具一定的抗菌活性)。一种药物能被一种或多种酶所钝化,而几种氨基苷类药物也能被同一种酶所钝化。因此,在不同的氨基苷类药物间存在着不完全的交叉耐药性。

产生钝化酶的质粒(或 DNA 片段)可通过结合方式在细菌细胞间转移,使原来不耐药的细菌产生耐药性。

【不良反应与注意事项】

药物性耳聋的预防

1. **耳毒性**　包括前庭功能障碍和耳蜗听神经损害。主要表现为眩晕、耳鸣、进行性听力减退,重者引起耳聋。链霉菌产生的品种耳毒性大多比小单胞菌产生的品种发生率高,其中新霉素耳毒性最严重,临床禁止全身应用。前庭功能失调多见于卡那霉素、链霉素、庆大霉素;蜗神经损害多见于卡那霉素、阿米卡星。其他品种也均可引起。妊娠期妇女注射本类药物可致新生儿听觉受损,应禁用。

2. **肾毒性**　由于药物主要经肾排泄,肾皮质组织浓度很高,主要损害近端肾曲管,导致肾小管肿胀坏死,可出现蛋白尿、管型尿、尿中出现红细胞、尿量减少或增多,进而发生氮质血症、肾功能减退、排钾增多等。药物致肾毒性的大小次序为卡那霉素 = 西索米星 > 庆大霉素 = 阿米卡星 > 妥布霉素 > 链霉素。肾功能损害时,应按说明书规定根据肌酐清除率水平调整给药剂量,延长给药间隔时间。避免合用有肾毒性的药物如磺胺类、强效利尿药、顺铂、第一代头孢菌素类、万古霉素等。老年人及肾功能不全者禁用。

3. **过敏反应**　可引起皮疹、发热、嗜酸性粒细胞增多等过敏症状,链霉素也可致过敏性休克,发生率较青霉素低,但死亡率高。故注射前应询问用药过敏史,并作皮试,但皮肤敏感性试验阳性率不高,应高度警惕。一旦发生过敏性休克,可皮下或肌内注射肾上腺素并静脉注射葡萄糖酸钙抢救。

4. **阻滞神经肌肉接头**　氨基苷类不宜静脉推注,静脉滴注时滴速不应过快,以防止本类药物大量进入血液与钙结合,突然发生神经肌肉接头传递阻滞引起呼吸肌麻痹。临床表现类似于过敏性休克,可用新斯的明和钙剂(静脉注射)抢救。本类反应以链霉素和卡那霉素较多发生。患者原有肌无力症或使用肌肉松弛药者更易发生,应禁用。

第二节　常用的氨基苷类抗生素

阿 米 卡 星

阿米卡星(amikacin)又名丁胺卡那霉素。常用其硫酸盐,水中极易溶解。口服不吸收,肌内注射后迅速被吸收,45~90 分钟血药浓度达峰值,静脉滴注 15~30 分钟达峰值,蛋白结合率低(约 4%)。在体内不被代谢,用药后 24 小时内有 94%~98% 的药物在尿中以原形排泄,$t_{1/2}$ 为 2~2.5 小时。

本品抗菌谱与庆大霉素相似,其最大特点为细菌所产生的多数钝化酶稳定。对许多肠道革兰阴性杆菌和铜绿假单胞菌所产生的乙酰转移酶、磷酸转移酶和核苷转移酶等稳定,与半合成青霉素类或头孢菌素类联合常可获协同作用,与羧苄西林或哌拉西林联合时对铜绿假单胞菌有协同作用,与头孢菌素类联合对肺炎克雷伯菌有协同作用,与阿洛西林或头孢噻吩联合时对铜绿假单胞菌、大肠埃希菌、肺炎克雷伯菌及金黄色葡萄球菌均有协同作用。

临床主要用于对卡那霉素或庆大霉素耐药的革兰阴性杆菌所致的尿路、下呼吸道、腹腔、软组织、骨和关节、生殖系统等部位的感染以及败血症等,注意肾功能不全者须调整给药剂量。

不良反应以听力损害较常见,肾毒性较庆大霉素低,偶见过敏反应。

庆　大　霉　素

　　庆大霉素(gentamycin)常用其硫酸盐。口服吸收很少,肌内注射后吸收迅速而完全,局部冲洗或局部应用后亦可少量吸收。血清蛋白结合率为 0~25%。注射后 24 小时内有 40%~65% 的药物以原形自尿排泄,$t_{1/2}$ 为 4 小时,肾功能不全时可明显延长。

　　抗菌谱广,对多数革兰阴性菌尤其是铜绿假单胞菌作用较强;对革兰阳性菌如耐青霉素的金黄色葡萄球菌及肺炎支原体也有效。对链球菌感染无效。耐药性产生较慢,停药后可恢复敏感性。

　　临床应用:①主要用于大肠埃希菌、痢疾杆菌、克雷伯肺炎杆菌等革兰阴性菌引起的感染;②用于铜绿假单胞菌感染,与头孢他啶合用可增强疗效,但两药不能混合注射或同时静脉滴注,以免降低疗效;③用于耐青霉素的金黄色葡萄球菌感染;④肌内注射并联用克林霉素或甲硝唑可用于减少结肠手术后感染发生率。

　　肾毒性较多见;也易造成前庭功能损害,甚至出现不可逆性耳聋;偶见过敏反应,甚至过敏性休克。老年患者和肾功能不全者慎用。

链　霉　素

　　链霉素(streptomycin)由链丝菌培养液中提出,由于耳毒性和肾毒性发生率高、耐药菌株多,且新型青霉素类及头孢菌素类等的应用,其应用范围日渐缩小。目前临床主要用于:①结核病:链霉素对结核分枝杆菌有强大的抗菌作用,其最低抑菌浓度一般为 $0.5\mu g/ml$。故目前主要用于结核病初治病例,与异烟肼、利福平等联合应用,以增强疗效,延缓耐药性的产生。②鼠疫和兔热病:为首选药。与四环素联用对鼠疫最有效。③心内膜炎:与青霉素配伍用于治疗溶血性链球菌、草绿色链球菌及肠球菌等所致的心内膜炎。对链霉素耐药者,可改用庆大霉素等。④布鲁菌病:与四环素合用疗效较好。⑤脑膜炎奈瑟菌和淋病奈瑟菌亦对本品敏感。对葡萄球菌属及其他革兰阳性球菌的作用差。各组链球菌、铜绿假单胞菌和厌氧菌对本品耐药。不良反应多见且严重。可损害前庭功能,但系可逆性的,也可出现迟发性蜗神经损害,表现为听力下降,甚至永久性耳聋;肾毒性少见而轻;可阻滞神经肌肉接头引起麻痹;易引起过敏反应,出现皮疹、荨麻疹、血管神经性水肿,甚至过敏性休克。

妥布霉素

妥布霉素(tobramycin)主要分布在细胞外液,胆汁中药物浓度较低。对多数革兰阴性杆菌的抗菌活性与庆大霉素相似,对金黄色葡萄球菌有抗菌作用,对链球菌无效。对铜绿假单胞菌的抗菌作用较庆大霉素强3~5倍。主要用于治疗铜绿假单胞菌感染,如烧伤、败血症等。有肾毒性;耳毒性比庆大霉素轻,以前庭神经损害多见。

奈替米星

奈替米星(netilmicin)又名奈替霉素。口服吸收差,肌内注射吸收迅速。对金黄色葡萄球菌及其他革兰阳性球菌的作用较强,但对铜绿假单胞菌的作用则较差。与苯唑西林或氯唑西林联用对金黄色葡萄球菌有协同抗菌作用。对氨基苷类灭活酶比庆大霉素、卡那霉素、妥布霉素稳定,不易产生耐药性。主要用于大肠埃希菌、克雷伯杆菌、变形杆菌等革兰阴性菌所致的呼吸道、消化道、泌尿生殖等部位感染,也适用于败血症。本品的肾毒性、耳毒性在氨基苷类抗生素中最轻,但仍需注意,偶可引起头痛、视物模糊、恶心、呕吐、皮疹等。孕妇禁用,哺乳期妇女用药期间应停止哺乳。

大观霉素

大观霉素(spectinomycin)又名淋必治。是链霉菌产生的氨基环醇类抗生素,因作用机制与氨基苷类相似而列入本类。仅对淋病奈瑟菌有强大的杀灭作用,且对耐青霉素的淋病奈瑟菌也敏感。由于容易产生耐药性,仅限用于对青霉素耐药或过敏的淋病患者。

不良反应很少,个别患者可出现暂时眩晕、发热、头痛等症状。孕妇、新生儿、肾功能不全者禁用。

(张富东)

复习思考题

1. 氨基苷类抗生素的共同特点有哪些?
2. 链霉素为何在临床上趋于少用?
3. 氨基苷类抗生素如庆大霉素与β-内酰胺类抗生素如羧苄西林合用产生协同作用的意义和药理学基础是什么?

制剂与用法

硫酸链霉素　片剂:0.1g、0.5g。每次0.25~0.5g,3~4次/天。小儿每天60~80mg/kg,分3~4次服。注射剂:0.5g、0.75g。每次0.5g~0.75g,2次/天,1次/天。小儿每天15~25mg/kg,分2次肌内注射。

硫酸庆大霉素　片剂:2万U、4万U。每次8万~16万U,3~4次/天。注射剂:2万U、4万U、8万U。16万~24万U/d,小儿每天3000~5000U/kg,分2~3次肌内注射。静脉滴注剂量同上。滴眼剂:4万U/8ml。滴眼,每次1~2滴,3~4次/天。

硫酸阿米卡星　注射剂:0.1g、0.2g。0.2~0.4g/d,小儿每天4~8mg/kg,分1~2次肌内注射,静脉滴注剂量同肌内注射,不可静脉注射。

硫酸妥布霉素　注射剂:40mg、80mg。成人或小儿每次1.5mg/kg,1次/8小时,肌内注射或静脉滴注,疗程一般不超过7~10天。

硫酸奈替米星 注射剂：150mg。每天 3~6.5mg/kg，分 2 次肌内注射。小儿每天 5~8mg/kg，分 2~3 次肌内注射。

大观霉素 注射剂：2g。每次 2g，溶于 0.9% 苯甲醇溶液 3.2ml 中，深部肌内注射，1~2 次 / 天，总量 4g。

第三十一章

四环素类和氯霉素类抗生素

学习要点

1. 四环素类抗生素药动学特点、临床用途及主要不良反应。
2. 氯霉素的作用特点、临床用途及主要不良反应。

第一节　四环素类抗生素

是由链霉菌属发酵分离获得的一类酸碱两性的广谱抗生素。四环素类药物分为天然品和半合成品两类。天然品有四环素（tetracycline）、土霉素（oxytetracycline），以四环素常用。半合成品有多西环素（doxycycline，盐酸强力霉素）和米诺环素（minocycline，二甲胺四环素）等，以多西环素常用。

【体内过程】　天然品口服易吸收但不完全，同服牛奶、奶制品及含多价阳离子如Mg^{2+}、Ca^{2+}、Fe^{2+}、Al^{3+}的食物，可使药物吸收减少。酸性药物如维生素 C 可促进四环素吸收，碱性药、H_2受体阻断药或抗酸药可降低药物溶解度而影响吸收。吸收后广泛分布于各组织和体液中，但不易通过血脑屏障，可沉积于骨及牙组织内，口服给药时，大部分以原形由肾排泄。半合成品脂溶性高，抗菌活性高于四环素，口服吸收快而完全，受食物影响小。多西环素主要经胆汁排泄，二重感染发生率低。

【抗菌作用】　四环素类抗菌药物对革兰阳性菌的活性比革兰阴性菌强，但对革兰阳性菌的活性不及青霉素类和头孢菌素类，对革兰阴性菌的抗菌活性不如氨基苷类及氯霉素。可首选治疗立克次体感染（斑疹伤寒、Q 热和羔虫病等）、支原体感染（支原体肺炎等）、衣原体感染以及某些螺旋体等感染。抗菌作用的强弱依次为：米诺环素 > 多西环素 > 四环素 > 土霉素。

【作用机制】　本类药物能与细菌核糖体 30S 亚基的 A 位特异性结合，阻止氨基酰 tRNA 进入 A 位，抑制肽链延长和蛋白质合成；还可改变细菌细胞膜的通透性，使胞内重要成分外漏，从而抑制 DNA 的复制，产生抗菌作用。

【耐药性】　细菌对四环素类的耐药性逐年增高，耐药菌株日渐增多，如金黄色葡萄球菌、肺炎链球菌、大肠埃希菌、志贺菌属等。四环素、土霉素、金霉素之间存在完全交叉耐药，但对天然四环素耐药的细菌对半合成四环素仍敏感。

【临床用途】 由于耐药性和不良反应，目前临床应用已明显减少，现主要用于：①立克次体（斑疹伤寒、恙虫病）及支原体肺炎，疗效显著，为首选药；②布鲁菌病、鼠疫及霍乱，疗效明显，可作为首选；③鹦鹉热、性病淋巴肉芽肿、沙眼、非特异性尿道炎等衣原体感染，多西环素为首选；④可用于螺旋体感染及其他敏感菌引起的呼吸道、泌尿道及皮肤软组织等部位的感染。

【不良反应与注意事项】

1. 胃肠道反应 恶心、呕吐、腹痛、腹泻，严重时可引起假膜性肠炎。以金霉素为最显著，其次为四环素，土霉素反应较轻。常可发生食管溃疡。本类药物不宜与牛奶、奶制品同服，与抗酸药同服，应至少间隔2~3小时为宜。

2. 二重感染（菌群交替症） 发生率较高，其中以抗生素相关性肠炎、真菌性肠炎最为多见。一旦发生，立即停药，并选用万古霉素或甲硝唑口服治疗。为避免二重感染，对年老、体弱、免疫功能低下、合用糖皮质激素者慎用。

3. 影响骨、牙生长 四环素类能与新形成的骨、牙中所沉积的钙结合，从而影响牙齿发育和骨骼的生长。在牙发育矿化期，服用的四环素类药物，可被结合到牙组织内，使牙着色，也可合并牙釉质发育不全，俗称"四环素牙"。还可抑制胎儿、婴幼儿骨骼发育。

4. 其他 长期大剂量应用，可引起肝、肾损害；偶见皮疹、药物热、血管神经性水肿等过敏反应。

【禁忌证】 孕妇、哺乳期妇女及8岁以下小儿禁用。肝、肾功能不全者禁用。

"梅花 K"
事件

第二节 氯霉素类抗生素

氯 霉 素

氯霉素（chloramphenicol）口服吸收快而完全，可广泛分布于全身各组织和体液中，易通过血脑屏障，脑脊液中浓度较其他抗生素高，主要在肝代谢，经肾排泄，$t_{1/2}$为1.5~3.5小时。

知识链接

灰婴综合征

灰婴综合征是氯霉素的严重不良反应之一。早产儿或新生儿大剂量（每日100mg/kg以上）使用氯霉素可致药物中毒，表现为呼吸困难、进行性血压下降、循环衰竭、皮肤苍白和发绀，称灰婴综合征。一般发生于治疗的第2~9天，停药后可恢复。症状出现2天内的死亡率可高达40%，有时儿童和成人也可发生类似的症状。灰婴综合征产生的原因是早产儿或新生儿肝脏内葡萄糖醛酸基转移酶缺乏，使氯霉素在肝脏内代谢障碍，而早产和及新生儿的肾脏排泄功能也不完善，造成氯霉素在体内的蓄积而引起中毒。

【抗菌作用】 抗菌谱广，对革兰阳性菌和革兰阴性菌均有抑制作用，对后者作用较前者强，尤其对伤寒沙门菌、流感嗜血杆菌作用最强，在高浓度时有杀菌作用；对厌氧菌（脆弱类杆菌）、百日咳杆菌、布鲁杆菌作用较强；对立克次体和沙眼衣原体、肺炎衣原体等也有效。对结核分枝杆菌、真菌、原虫无效。

【作用机制】　氯霉素可与敏感菌核糖体 50S 亚基结合，抑制转肽酶，使肽链的延伸受阻，从而抑制细菌蛋白质合成，属于速效抑菌药。

【耐药性】　细菌可通过产生特异的乙酰转移酶或降低对药物的通透性而产生耐药性，其中，以大肠埃希菌、痢疾志贺菌和变形杆菌等较为多见，伤寒沙门菌及葡萄球菌少见。

【临床用途】　因毒性反应严重，现已少用。

1. 全身应用　对敏感菌株所致的伤寒、副伤寒疗效好，曾为首选药。现伤寒首选氟喹诺酮类或第三代头孢菌素类，具有速效、低毒、复发少和愈后不带菌等特点；也可用于其他敏感菌所致的严重感染，如细菌性脑膜炎、脑脓肿等；对立克次体感染如 Q 热疗效较好。

2. 局部滴眼　可用于各种敏感菌所致的眼内感染、全眼球感染、沙眼和结膜炎。

【不良反应】

1. 抑制骨髓造血功能　为氯霉素最严重的毒性反应，表现为红细胞、粒细胞及血小板减少。有两种类型：一是可逆性抑制，表现为白细胞和血小板减少，并伴有贫血，与剂量和疗程有关，发生，如立即停药，可逐渐恢复；二是不可逆的再生障碍性贫血，与剂量和疗程无直接关系，发生率低，一旦发生常难逆转，死亡率高，故应严格掌握用药指征，避免滥用。

2. 其他　新生儿、早产儿用药可致灰婴综合征；也可发生胃肠道反应、二重感染、中毒性精神病、皮疹、药物热等。应用时，应监护血象，发生异常立即停药。

【禁忌证】　有精神病史者、新生儿尤其是早产儿、妊娠末期、产后 1 个月的哺乳期妇女及肝功能不全者禁用。

（张富东）

 复习思考题

1. 哪些原因限制了四环素类抗生素在临床上的应用？
2. 简述氯霉素在临床上少用的原因。
3. 四环素类抗生素常作为哪些感染性疾病的首选药？其主要不良反应有哪些？

制剂与用法

盐酸四环素　片剂或胶囊剂：0.25g。每次 0.5g，3~4 次 / 天。软膏剂：5g。眼膏剂：2.5g、10g。涂患处。

土霉素　片剂：0.125g、0.25g。每次 0.5g，3~4 次 / 天。

多西环素　片剂或胶囊剂：0.1g。首次 0.2g，以后 0.1~0.2g/d，分 1~2 次服。8 岁以上小儿首剂 4mg/kg，以后每次 2~4mg/kg，1~2 次 / 天。

米诺环素　片剂：0.1g。每次 0.1g，2 次 / 天，首剂加倍。

氯霉素　片剂或胶囊剂：0.25g。每次 0.25~0.5g，3~4 次 / 天。眼药水：外用滴眼，滴于眼睑内，每次 1~2 滴，3~5 次 / 天。

第三十二章

其他类抗生素

 学习要点

> 林可霉素类、多肽类抗生素的抗菌特点、临床用途及主要不良反应。

第一节 林可霉素类抗生素

本类药物包括林可霉素(lincomycin,洁霉素)和克林霉素(clindamycin,氯洁霉素)。林可霉素由链丝菌产生,克林霉素是林可霉素分子中第 7 位的羟基以氯离子取代的半合成品。两药具有相同的抗菌谱和抗菌机制,但由于克林霉素的口服吸收、抗菌活性、毒性和临床疗效均优于林可霉素,故临床常用。

【抗菌作用】 克林霉素的抗菌活性比林可霉素强 4~8 倍。最主要的特点是对各类厌氧菌有强大的抗菌作用,对需氧 G^+ 菌有显著活性,对部分需氧 G^- 球菌、人类支原体和沙眼衣原体也有抑制作用。但肠球菌、G^- 杆菌、MRSA(耐甲氧西林金黄色葡萄球菌)、肺炎支原体对本类药物不敏感。

【作用机制】 本类药物能与细菌核糖体 50S 亚基结合,阻止肽链延伸,抑制蛋白质合成。因与红霉素、氯霉素竞争同一结合位点而产生拮抗作用,故不宜合用。两药之间有完全交叉耐药性;作用机制与大环内酯类相同,与大环内酯类也存在交叉耐药。

【临床用途】 本类药物主要用于厌氧菌,包括脆弱类杆菌、产气荚膜梭菌、放线杆菌等引起的口腔、腹腔和妇科感染。治疗需氧 G^+ 球菌引起的呼吸道、骨及软组织、胆道感染及败血症、心内膜炎等。因对骨组织穿透力强,故作为治疗金黄色葡萄球菌引起的骨髓炎的首选药。

【不良反应】 可产生胃肠道反应,表现为恶心、呕吐、腹痛、腹泻等,克林霉素长时间用药可发生严重的伪膜性肠炎,腹泻、肠炎和假膜性肠炎可发生在用药初期,也可发生在停药后数周。盐酸克林霉素注射剂可引起肾功能损害和血尿,极少数严重患者出现过敏性休克、抽搐、肝功能异常、高热、低血压和听力下降等。

第二节 多肽类抗生素

一、万古霉素类

糖肽类抗生素是一组从放线菌中提取的,以高度修饰的线状七肽为核心,侧链连接糖基的抗生素。代表药物有万古霉素(vancomycin)、去甲万古霉素(norvancomycin)、替考拉宁(teicoplanin)。口服不吸收,肌内注射可引起剧烈疼痛及组织坏死,故宜静脉注射。在体内分布广泛,可进入各组织、体液,但不易通过血脑屏障,主要由肾排泄,$t_{1/2}$ 为 6 小时。

知识链接

耐甲氧西林金黄色葡萄球菌

耐甲氧西林金黄色葡萄球菌(MRSA)是临床上常见的毒性较强的细菌,自从 20 世纪 40 年代青霉素问世后,金黄色葡萄球菌引起的感染性疾病受到较大的控制。但随着青霉素的广泛使用,有些金黄色葡萄球菌可产生青霉素酶,能水解 β- 内酰胺环,表现为对青霉素的耐药。科学家研究出一种新的能耐青霉素酶的半合成青霉素,即甲氧西林(methicillin)。1959 年应用于临床后曾有效地控制了金黄色葡萄球菌产酶株的感染,但英国的 Jevons 首次发现耐甲氧西林金黄色葡萄球菌(MRSA),MRSA 引起的感染从发现至今几乎遍及全球,已成为院内和社区感染的重要病原菌之一。

【抗菌作用】 对金黄色葡萄球菌、表皮葡萄球菌(包括对甲氧西林耐药的菌株)、化脓性链球菌、肺炎链球菌(包括对青霉素耐药的菌株)等革兰阳性菌有较强的抗菌活性,对厌氧链球菌、难辨梭状芽孢杆菌、炭疽杆菌、放线菌、白喉杆菌、淋球菌、草绿色链球菌等也有一定的抗菌作用,对多数革兰阴性菌、分枝杆菌属、立克次体属、衣原体属或真菌均无效,革兰阴性菌中,除少数细菌(如奈瑟菌)外,一般均对糖肽类抗生素耐药。

【作用机制】 糖肽类抗生素对革兰阳性菌有强大的杀菌作用,主要通过与细菌细胞壁前体肽聚糖结合,阻断细胞壁合成受阻,造成细胞壁缺陷而杀菌,且不与青霉素类竞争结合部位。

【临床用途】 糖肽类抗生素因能杀灭耐甲氧西林金黄色葡萄球菌(MRSA)和耐甲氧西林表皮葡萄球菌(MRSE),目前广泛用于临床。临床应用于严重的革兰阳性菌感染,特别是 MRSA、MRSE 和肠球菌所致的感染,如败血症、心内膜炎、骨髓炎、呼吸道感染等。

【不良反应】 毒性较大,主要有:

1. 耳毒性 较大剂量应用可出现耳鸣、听力减退、甚至耳聋,用药期间注意检测听觉功能,一旦出现耳鸣应停药,老年人、孕妇、哺乳期妇女、听力障碍和肾功能不全者慎用。

2. 肾毒性 可损伤肾小管,出现蛋白尿、管型尿、少尿、血尿等,避免与氨基苷类抗生素、强效利尿药、多黏菌素等合用,以免增加耳毒性、肾毒性。

3. 过敏反应 偶可引起皮疹和过敏性休克,部分患者静脉滴注过快或浓度过高时可出现"红人综合征"。

4. 口服给药可引起恶心、呕吐等胃肠道症状。也可出现黄疸、肝功能异常,偶有假膜性结肠炎。

知识链接

"红人"综合征

使用万古霉素、去甲万古霉素、替考拉宁、利福平等时,若静脉滴注过快或浓度过高,部分患者可出现颈部、上肢和上身皮肤潮红、瘙痒和血压下降,皮肤黏膜呈红色或橙色,称为"红人综合征"。其产生机制为:药物原形及代谢产物呈橘红色,在机体内使组胺释放,可能导致尿、粪便、唾液、泪液、汗液、痰染成橘红色或红色。

二、多黏菌素类

多黏菌素类是从多黏杆菌培养液中提取的碱性多肽类化合物,临床应用的是黏菌素(colistin,多黏菌素 E)和多黏菌素 B(polymyxin B)。

【抗菌作用】 对大多数革兰阴性杆菌如铜绿假单胞菌、大肠埃希菌、克雷伯杆菌属、肠杆菌属对其非常敏感,对嗜血流感杆菌、百日咳杆菌、沙门菌属、志贺菌属有较好的抗菌作用,对变形杆菌属、沙雷杆菌则相对耐药,奈瑟尔菌属、布鲁斯杆菌属对其不敏感。对革兰阳性菌无效,厌氧菌中除脆弱拟杆菌外,其他拟杆菌和梭形杆菌等均敏感。多黏菌素 B 的抗菌作用较多黏菌素 E 略高。本类药物可作用于细菌胞浆膜,使膜的通透性增加,菌体内重要成分外漏,导致细菌死亡。属慢效窄谱杀菌药,对繁殖期和静止期细菌均有作用。

【临床用途】 主要用于对其他抗生素耐药而难控制,但仍对本药敏感的铜绿假单胞菌感染,口服用于治疗肠炎和肠道手术前准备,局部用于敏感铜绿假单胞菌所致的皮肤、黏膜感染及烧伤感染。由于其对肾脏和神经系统的毒性较大,故临床应用较少。

【不良反应】 主要为肾损害及神经系统毒性。肾损害表现为蛋白尿、血尿等,发生率为 2%,肾功能不全者应减量或禁用;神经系统的毒性为眩晕、手足麻木、共济失调等,但停药后可消失。也可出现瘙痒、皮疹、药物热等;偶可诱发粒细胞减少和肝毒性。

(张富东)

 复习思考题

1. 简述多黏菌素类抗生素的抗菌机制。
2. 克林霉素为何不能与红霉素合用?
3. 简述万古霉素类抗生素的主要用途。

扫一扫
测一测

制剂与用法

盐酸林可霉素　片剂或胶囊剂:0.25g、0.5g。每次 0.5g,3~4 次 / 天,饭后服;小儿每天 30~60mg/kg,分 3~4 次服。注射剂:0.2g、0.6g。肌内注射,每次 0.6g,2~3 次 / 天,或每次 0.6g 溶于 100~200ml 注射液中缓慢静脉滴注,2~3 次 / 天。小儿每天 15~40mg/kg,分 2~3 次肌内注射或静脉滴注。

盐酸克林霉素　胶囊剂:0.075g、0.15g。每次 0.15~0.3g,3~4 次 / 天;小儿每天 10~20mg/kg,分 3~4 次服。注射剂:0.15g。0.6~1.8g/d,分 2~4 次肌内注射或静脉滴注。

万古霉素　粉针剂:0.5g。1~2g/d,分 3~4 次静脉注射或静脉滴注,每日量不超过 4g;小儿每天 40mg/kg,分 3~4 次静脉注射或静脉滴注。静脉注射速度宜慢,持续时间不少于 1 小时。

盐酸去甲万古霉素　粉针剂:0.4g。0.8~1.6g/d,1 次或分次静脉滴注;小儿每天 16~24mg/kg,1 次或分次静脉滴注。静脉注射速度宜慢。

硫酸黏菌素　片剂:50 万 U、100 万 U、300 万 U。150 万 ~300 万 U/d,分 3~4 次服。

多黏菌素 B　注射剂:50 万 U、100 万 U(含丁卡因者供肌内注射,不含丁卡因者供静脉滴注用)。100 万 ~150 万 U/d,小儿每天 1.5 万 ~2.5 万 U/kg,分 2~3 次肌内注射。静脉滴注,50 万 ~100 万 U/d,分 2 次,小儿每天 1.5 万 ~2.5 万 U/kg,分 1~2 次。

第三十三章

人工合成抗菌药

学习要点

1. 喹诺酮类抗菌药的共性。
2. 常用喹诺酮类抗菌药的作用特点、临床用途。
3. 磺胺类药物的抗菌作用、作用机制、临床用途及主要不良反应。

第一节　喹诺酮类抗菌药

一、喹诺酮类抗菌药的共同特性

喹诺酮类是具有 4- 喹诺酮母核基本结构的合成抗菌药。按照药物的化学结构、抗菌作用和体内过程等特点，可分为四代。萘啶酸（nalidixic acid）于 1962 年问世，为第一代产品，只对大肠埃希菌等少数革兰阴性菌有效，因疗效不佳，现已淘汰。吡哌酸（pipemidic acid，PPA）于 1974 年问世，为第二代产品，抗菌谱较第一代有所扩大，抗菌作用较强，但只对革兰阴性菌有抗菌作用，主要用于急慢性泌尿道和肠道感染。20 世纪 70 年代末陆续出现了抗菌谱广、抗菌作用强的一系列含氟的喹诺酮类药物，如氧氟沙星、环丙沙星、左氧氟沙星等，为第三代产品。20 世纪 90 年代后至今新研制的氟喹诺酮类药莫西沙星、加替沙星和加雷沙星等，为第四代产品，抗菌谱进一步扩大，增加了抗厌氧菌的活性。

【抗菌作用】　氟喹诺酮类具有口服吸收好、组织浓度高、与其他抗菌药无交叉耐药性、不良反应少等特点。对革兰阴性菌如大肠埃希菌、痢疾志贺菌、铜绿假单胞菌、伤寒沙门菌、流感嗜血杆菌及淋病奈瑟菌等均有强大的抗菌作用；对革兰阳性菌如金黄色葡萄球菌、肺炎链球菌、溶血性链球菌等也有效。某些品种对厌氧菌、结核分枝杆菌、支原体、衣原体及军团菌也有作用。

【作用机制】　喹诺酮类药物可抑制细菌 DNA 回旋酶，阻碍 DNA 的复制，导致细菌死亡，属于杀菌药。

【耐药性】　耐药菌株呈增长趋势，以金黄色葡萄球菌、表皮葡萄球菌、肺炎球菌、大肠埃希菌、铜绿假单胞菌等耐药菌株相对多见。产生耐药性的原因主要是细菌

DNA回旋酶基因突变,使其功能改变;另外,细菌细胞膜孔蛋白通道改变或缺失,药物无法进入菌体,导致耐药。本类药物之间有交叉耐药性,但与其他抗菌药之间无交叉耐药性。

【不良反应】

1. 消化道反应 表现为恶心、呕吐、食欲减退、腹痛、腹泻及便秘等。

2. 神经系统反应 表现为头痛、失眠、眩晕及情绪不安等,严重时可发生复视、惊厥等中枢神经系统症状和幻觉、幻视等精神系统反应。

3. 过敏反应 可出现药疹、瘙痒、红斑、血管神经性水肿等,个别患者出现光敏性皮炎。

4. 其他 少数患者有肌无力、肌肉疼痛及严重的关节疼痛和炎症等,已在未成年动物发现可影响软骨发育及关节痛;大剂量或长期应用易致肝脏损害;静脉注射给药可引起局部刺激、脉管炎等。

【禁忌证】 有精神病或癫痫病史者不宜用。小儿和孕妇禁用,喹诺酮类过敏者禁用。肾功能不全者应适当减少用量。

【药物相互作用】 氟喹诺酮类易与抗酸药络合而减少其从肠道吸收,应避免同服;可抑制咖啡因、华法林和茶碱在肝中代谢,同服可增加后者的血药浓度而引起不良反应;不宜与 H_2 受体阻断药合用。

二、常用的氟喹诺酮类药物

诺氟沙星

诺氟沙星(norfloxacin)又名氟哌酸。食物影响其吸收,空腹比饭后服药的血药浓度高2~3倍,广泛分布于全身各组织,大部分以原形经肾排出。对革兰阴性菌(如铜绿假单胞菌、大肠埃希菌、肺炎克雷伯菌、奇异变形菌、沙门菌属、淋病奈瑟菌等)和革兰阳性菌(如金黄色葡萄球菌)均有较强的杀灭作用。临床主要用于敏感菌所致的泌尿生殖道、肠道、呼吸道感染及淋病等。大多数厌氧菌对其耐药。

氧氟沙星

氧氟沙星(ofloxacin)又名氟嗪酸。口服吸收快而完全,血药浓度高,体内分布广泛,脑脊液、胆汁、前列腺、肺、骨、耳鼻喉及痰液均能达到有效治疗浓度,约80%以原形由尿液排泄。对革兰阳性菌和革兰阴性菌如铜绿假单胞菌、耐药金黄色葡萄球菌、厌氧菌、奈瑟菌属及结核分枝杆菌等均有较强的抗菌作用。主要用于敏感菌所致的泌尿生殖道、呼吸道、肠道、胆道、皮肤软组织、盆腔感染和耳鼻咽喉及眼睛等部位的感染,也可与异烟肼、利福平合用于结核病。不良反应少见且较轻,主要是胃肠道反应,偶见神经系统症状和转氨酶升高等,长期大量应用可出现轻微精神功能障碍。

左氧氟沙星

左氧氟沙星(levofloxacin)又名利复星。口服易吸收,生物利用度接近100%,其抗菌活性比氧氟沙星强2倍,对表皮葡萄球菌、链球菌和肠球菌、厌氧菌、衣原体、支原体及军团菌有强大的杀灭作用。可用于敏感菌引起的各种急慢性感染、难治性感染,效果良好。其突出特点是不良反应在目前已上市的氟喹诺酮类中最小,主要是胃肠道反应。

环丙沙星

环丙沙星(ciprofloxacin)又名环丙氟哌酸。口服生物利用度约50%,血药浓度较低,可采用静脉滴注弥补此缺点。该药抗菌谱广,对革兰阴性杆菌的体外抗菌活性是目前临床常用氟喹诺酮类中最高者,其次对铜绿假单胞菌、军团菌、葡萄球菌、肠球菌、肺炎链球菌、流感嗜血杆菌、淋病奈瑟菌的抗菌活性也高于其他同类药物;甚至对某些耐氨基苷类及第三代头孢菌素的耐药菌株仍有抗菌活性。主要用于呼吸道、泌尿道、肠道、胆道、腹腔、皮肤软组织、骨、关节以及眼、耳、咽喉等部位感染。

氟罗沙星

氟罗沙星(fleroxacin)口服生物利用度接近100%,具有广谱、高效和长效的特点。临床主要用于敏感菌所致的呼吸道、泌尿生殖系统、妇科感染等。

莫西沙星和加替沙星

莫西沙星(moxifloxacin)、加替沙星(gatifloxacin)对革兰阳性菌的作用比环丙沙星强4倍,对厌氧菌、军团菌、衣原体、支原体等有效,莫西沙星对结核分枝杆菌作用较强。

人工合成型抗菌肽

第二节 磺胺类药和甲氧苄啶

一、磺胺类药

磺胺类药是最早用于防治全身性感染的合成抗菌药,由于耐药菌株的出现和高效、低毒抗菌药的问世,磺胺类药的应用一度减少,20世纪70年代中期,由于磺胺类药与甲氧苄啶的协同作用被发现,使得磺胺类药仍有应用。

磺胺药的发现

【抗菌作用】 抗菌谱较广,对大多数革兰阳性球菌和阴性菌均有抑制作用,其中对溶血性链球菌、脑膜炎奈瑟菌、痢疾志贺菌较为敏感;对葡萄球菌、鼠疫耶尔森菌、肺炎链球菌、大肠埃希菌、流感嗜血杆菌、沙眼衣原体及放线菌也有效。此外,磺胺甲噁唑对伤寒沙门菌,磺胺嘧啶银和磺胺米隆对铜绿假单胞菌也有较强的抑制作用。

【作用机制】 本类药物能与对氨基苯甲酸(PABA)竞争二氢叶酸合成酶,妨碍二氢叶酸的合成,进而影响核酸的生成,抑制细菌的生长繁殖(图33-1)。属于慢效抑菌药。人和哺乳动物能直接利用外源性叶酸,故不受影响。

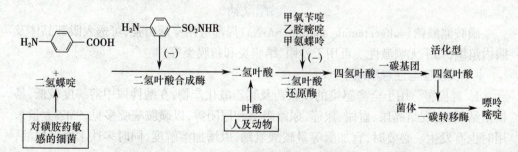

图33-1 磺胺类药和甲氧苄啶抗菌机制示意图

【耐药性】 细菌对磺胺类药易产生耐药性,尤其在用量不足时更易发生。脓液、坏死组织、普鲁卡因等含有或产生大量的PABA,可降低磺胺类药的疗效。本类药物之间有交叉耐药性。

【常用的磺胺类药】 根据药物被肠道吸收的程度和临床应用,通常将磺胺类药分为三类:

(一) 用于全身感染的磺胺类药

本类药物口服易吸收,根据 $t_{1/2}$ 又分为三类:①短效类($t_{1/2}<10$ 小时):如磺胺异噁唑;②中效类($t_{1/2}$ 在 10~24 小时):如磺胺甲噁唑、磺胺嘧啶;③长效类($t_{1/2}>24$ 小时):如磺胺间甲氧嘧啶和磺胺多辛等。

磺胺甲噁唑

磺胺甲噁唑(sulfamethoxazole,SMZ)又名新诺明。口服易吸收,$t_{1/2}$10~12 小时,抗菌作用较强,尿中浓度较高,常与甲氧苄啶合用治疗呼吸道、消化道和泌尿道感染。

磺 胺 嘧 啶

磺胺嘧啶(sulfadiazine,SD)抗菌谱较广,对多种革兰阳性菌和阴性菌都有较强的抑制作用,易通过血脑屏障。主要用于流行性脑脊髓膜炎,可作为首选药。

(二) 用于肠道感染的磺胺类药

柳氮磺吡啶

柳氮磺吡啶(sulfasalazine,SASP)又名水杨酸偶氮磺胺吡啶。口服吸收很少,大部分药物进入远端小肠和结肠,在肠道碱性条件和局部微生物作用下,分解为磺胺吡啶和 5- 氨基水杨酸,前者有微弱的抗菌作用,后者有抗炎、抗免疫作用。可用于溃疡性结肠炎和直肠炎;与甲氨蝶呤合用治疗类风湿关节炎,有较好疗效。

(三) 外用磺胺类药

磺 胺 米 隆

磺胺米隆(sulfamylon,SML)又名甲磺灭脓。抗菌谱广,对铜绿假单胞菌、金黄色葡萄球菌和破伤风芽孢梭菌有效,抗菌作用不受脓液和坏死组织的影响,且能迅速渗入创面及焦痂中。适用于烧伤和大面积创伤后创面的感染并提高植皮的成功率。

磺胺嘧啶银

磺胺嘧啶银(sulfadiazine silver,SD-Ag)又名烧伤宁。可发挥 SD 及硝酸银两者的作用,抗菌谱广,对铜绿假单胞菌作用强大,且银盐有收敛作用,可促进创面的愈合。适用于烧伤、烫伤的创面感染。

磺胺醋酰钠

磺胺醋酰钠(sulfacetamide sodium,SA-Na)局部应用穿透力强,可透入眼部晶体及眼内组织,几乎无刺激性。可用于沙眼、结膜炎和角膜炎等。

【不良反应与注意事项】

1. 肾损害 用于全身感染的磺胺药及其乙酰化产物,在酸性尿中溶解度较低,易析出结晶,出现结晶尿、血尿、尿痛、尿路阻塞和尿闭等,以磺胺嘧啶多见,SMZ 大量久用时也有发生。必要时,宜加服等量碳酸氢钠,以增加溶解度,同时多饮水稀释尿液,降低尿中药物浓度。

2. 过敏反应 可出现药物热、皮疹等,偶见剥脱性皮炎和多形性红斑等。用药前应询问有无药物过敏史,用药期间若发现过敏反应须立即停药,并给予抗过敏治疗。

3. 对血液和造血系统的影响 可引起白细胞减少,偶见粒细胞缺乏、再生障碍性贫血及血小板减少症。对葡萄糖 -6- 磷酸脱氢酶缺乏的患者可致溶血性贫血,应禁用。

4. 中枢神经系统反应 少数人出现头晕、头痛、乏力、精神不振等。高空作业、驾驶员工作期间慎用。

5. 其他 尚可引起恶心、呕吐等消化道反应,餐后服或同服碳酸氢钠可减轻。可致肝损害甚至肝坏死,肝功能受损者避免使用。新生儿可引起核黄疸和溶血,药物也可透入乳汁中,故新生儿、临产妇及哺乳期妇女禁用。

二、甲氧苄啶

甲氧苄啶(trimethoprim,TMP)又名磺胺增效剂。口服易吸收,可迅速分布于全身组织和体液。抗菌谱与磺胺类药相似,抗菌作用强,抗菌机制是抑制二氢叶酸还原酶,使二氢叶酸不能还原为四氢叶酸,从而阻止细菌核酸的合成(图 33-1)。单用易产生耐药性,与磺胺类药合用,可使细菌叶酸代谢受到双重阻断,使磺胺药的抗菌作用增强数倍至数十倍,甚至呈现杀菌作用,且可延缓细菌耐药性的产生,常用 TMP 和 SMZ 组成复方制剂,即复方磺胺甲噁唑(复方新诺明)。可用于呼吸道、泌尿道及肠道感染、伤寒和其他沙门菌感染以及流行性脑脊髓膜炎的预防用药。此外,TMP 对其他抗生素(如四环素和庆大霉素)也有增效作用,故又称抗菌增效剂。

本品毒性较小。长期大剂量应用,可影响人体叶酸代谢,导致巨幼红细胞性贫血、白细胞减少及血小板减少等,故用药期间应注意检查血象,必要时可用亚叶酸钙治疗。可致畸,故孕妇禁用。早产儿、新生儿、哺乳期妇女、骨髓造血功能不全及严重肝、肾功能不全者禁用。

第三节 硝基呋喃类

本类药物抗菌谱广,对革兰阳性菌和革兰阴性菌均有杀菌作用,抗菌机制是抑制乙酰辅酶 A,干扰菌体糖代谢而呈现作用。细菌不易产生耐药性,与其他抗菌药之间无交叉耐药性。因本类药物毒性较大,血中浓度低,不适用于全身性感染。常用药物有呋喃妥因、呋喃唑酮。

呋 喃 妥 因

呋喃妥因(nitrofurantoin)又名呋喃坦啶。口服吸收迅速,血药浓度低,尿药浓度高,适用于泌尿道感染,尤其在酸性尿中抗菌活性增强。主要不良反应有恶心、呕吐、皮疹、药物热等;也可出现周围神经炎;长期服药者可发生间质性肺炎和肺纤维化;先天性葡萄糖 -6- 磷酸脱氢酶缺乏者可发生溶血性贫血。肾功能不全者慎用。

呋 喃 唑 酮

呋喃唑酮(furazolidone)又名痢特灵。口服吸收少,肠腔浓度高,主要用于肠炎、细菌性痢疾、霍乱等肠道感染。本品治疗幽门螺杆菌所致的胃窦炎、胃和十二指肠溃疡病也有较好的疗效。不良反应与呋喃妥因相似,但较轻。

(张 兴)

扫一扫
测一测

复习思考题

1. 试述氟喹诺酮类的抗菌谱、抗菌机制及抗菌特点。

2. 比较诺氟沙星、氧氟沙星、左氧氟沙星、环丙沙星的作用、用途及药动学特点。

3. 简述复方新诺明的组方依据及其优越性。

制剂与用法

吡哌酸　片剂或胶囊剂:0.25g、0.5g。每次 0.5g,3~4 次 / 天。小儿每天 15mg/kg,分 2 次服。

诺氟沙星　片剂或胶囊剂:0.1g。每次 0.1~0.2g,3~4 次 / 天。1% 软膏剂:每支 10g。外用。0.3% 眼药水:每支 8ml。滴眼。

氧氟沙星　片剂:0.1g。0.2~0.6g/d,分 2 次服。注射剂:0.4g。静脉滴注,每次 0.4g,2 次 / 天。

左氧氟沙星　片剂:0.1g。每次 0.1g,3 次 / 天。

环丙沙星　片剂:0.25g、0.5g、0.75g。每次 0.25~0.5g,2 次 / 天。注射剂:0.1g、0.2g。每次 0.1~0.2g,溶于 0.9% 氯化钠注射液或 5% 葡萄糖注射液中静脉滴注,静脉滴注时间不少于 30 分钟,2 次 / 天。

氟罗沙星　胶囊剂:0.2g、0.4g。每次 0.4g,1 次 / 天。

磺胺甲噁唑　片剂:0.5g。每次 0.5~1g,2 次 / 天,首剂加倍。大剂量长期应用时,需同服等量的碳酸氢钠。小儿每次 25mg/kg,2 次 / 天。

磺胺嘧啶　片剂:0.5g。每次 1g,2g/d。治疗脑膜炎,每次 1g,4g/d。注射剂:0.4g、1g。每次 1~1.5g,3~4.5g/d。小儿一般感染每天 50~75mg/kg,分 2 次用;流行性脑脊髓膜炎时按每天 100~150mg/kg 用。

柳氮磺吡啶　片剂:0.25g。每次 1~1.5g,3~4 次 / 天,症状好转后改为每次 0.5g。栓剂:0.5g。每次 0.5g,1~1.5g/d,直肠给药。

磺胺嘧啶银　1% 软膏(乳膏):涂敷创面或用软膏油纱布包扎创面。粉剂可直接撒布于创面。

磺胺米隆　5%~10% 软膏:外用。5%~10% 溶液湿敷。

磺胺醋酰钠　15% 眼药水:5ml、10ml。滴眼,每次 1~2 滴,3~5 次 / 天。6% 眼膏:4g。涂于眼睑内。

复方磺胺甲噁唑(复方新诺明)　片剂:每片含 SMZ 0.4g、TMP 0.08g。每次 2 片,2 次 / 天,首剂 2~4 片;儿童用片:每片含 SMZ 0.1g、TMP 0.02g,2~6 岁,每次 1~2 片;6~12 岁,每次 2~4 片,2 次 / 天,服药期间多饮水。

呋喃妥因　片剂:0.05g、0.1g。每次 0.05~0.1g,4 次 / 天;小儿每天 5~10mg/kg,分 4 次服,连续服用不宜超过 2 周。

呋喃唑酮　片剂:0.1g。每次 0.01g,3~4 次 / 天;小儿每天 5~10mg/kg,分 4 次服,5~7 天为 1 个疗程。

第三十四章

课件
34章PPT

抗 真 菌 药

扫一扫
知重点

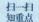

学习要点

1. 多烯类抗真菌药的作用特点、临床用途及主要不良反应。
2. 唑类抗真菌药的作用特点、临床用途及主要不良反应。

我国医院真菌
感染概况

真菌感染可分为浅部感染和深部感染两类。浅部真菌感染较多见,常侵犯皮肤、毛发、指(趾)甲、口腔或阴道黏膜等,发病率高,常引起各种癣症,治疗药物有制霉菌素、局部应用的咪康唑和克霉唑等。深部真菌感染常见致病菌为白色念珠菌和新型隐球菌,主要侵犯内脏器官和深部组织,发病率低,但危害性大,近年来深部真菌感染的发病率呈上升趋势,这可能与广谱抗生素、免疫抑制剂、肾上腺糖皮质激素等广泛应用有关。治疗药物有两性霉素 B 和咪唑类抗真菌药。

一、多烯类抗真菌药

两性霉素 B

两性霉素 B(amphotericin B)又名庐山霉素,属多烯类抗深部真菌药。因口服和肌内注射均难吸收,一般采用缓慢静脉滴注。不易通过血脑屏障,脑膜炎时需配合鞘内注射。

【作用机制】 本品能选择性与真菌细胞膜的麦角固醇结合,使膜的通透性增加,菌体内物质(如氨基酸、甘氨酸等)外漏,导致真菌生长停止或死亡。因细菌细胞膜不含固醇,故对细菌无效。

【临床用途】 两性霉素 B 对多种深部真菌如新型隐球菌、荚膜组织胞浆菌、粗球孢子菌及白色念珠菌等均有强大抗菌作用,是治疗深部真菌感染的首选药。静脉滴注可治疗各种真菌性肺炎、心内膜炎、脑膜炎、败血症及尿道感染等;口服仅用于肠道真菌感染;局部应用治疗眼科、皮肤科及妇科真菌病。真菌性脑膜炎还需鞘内注射。新型制剂如脂质体剂型、脂质体复合物、胶样分散剂型等可提高疗效,降低毒性。

【不良反应与注意事项】 毒性较大,静脉滴注时可出现寒战、高热、头痛、恶心和呕吐,有时可出现血压下降、眩晕等,滴注过快可致心室颤动和心脏骤停。此外尚有肾损害、低钾血症和贫血,偶见过敏反应。为减轻反应,静脉滴注液应新鲜配制,浓度不宜超过 0.1mg/ml,滴注前预防性服用解热镇痛药和抗组胺药。可减轻发热、寒战反应。用药期间应定期进行血钾、尿常规、肝肾功能和心电图检查。

制霉菌素

制霉菌素(nystatin)属多烯类抗真菌药。体内过程和抗真菌作用与两性霉素 B 基本相同,但对念珠菌属抗菌活性较高,毒性更大,不能注射。口服难吸收,可用于防治消化道念珠菌病,局部用药可治疗口腔、皮肤及阴道念珠菌感染。大剂量口服可有恶心、呕吐、腹泻等胃肠道反应,阴道用药可致白带增多。

二、唑类抗真菌药

唑类(azoles)药物包括咪唑类(imidazoles),如克霉唑、咪康唑、酮康唑等和三唑类(triazoles),如氟康唑、伊曲康唑,均为人工合成的广谱抗真菌药,作用机制是抑制真菌细胞膜麦角固醇的生物合成,使真菌细胞膜通透性增加,胞内重要物质外漏而使真菌抑制或死亡。

克霉唑

克霉唑(clotrimazole)又名三苯甲咪唑。对皮肤真菌作用较强,但对头癣无效;对深部真菌作用不及两性霉素 B。主要供外用治疗体癣、手足癣和耳道、阴道真菌感染。因毒性较大,仅局部用药,故无明显不良反应。

咪康唑和益康唑

咪康唑(miconazole,霉可唑)和益康唑(econazole,氯苯咪唑),两药均具有广谱抗真菌活性,对隐球菌属、念珠菌属、球孢子菌属均敏感。口服难吸收,而静脉注射给药不良反应较多。故目前临床主要局部用于治疗阴道、皮肤或指甲的真菌感染。本品口服可引起恶心、呕吐及过敏反应等,静脉给药可出现畏寒、发热、静脉炎、贫血等症状。

酮康唑

酮康唑(ketoconazole)为广谱抗真菌药。口服易吸收,分布广,不易通过血脑屏障。对多种深部真菌和浅部真菌均有强大抗真菌活性,疗效相当或优于两性霉素 B。主要用于白色念珠菌病,也可治疗皮肤癣菌感染。口服酮康唑不良反应较多,常见有恶心、呕吐等胃肠道反应,以及皮疹、头晕、嗜睡、畏光等,也可出现肝毒性,表现为转氨酶升高,应慎用。

氟康唑

氟康唑(fluconazole)口服易吸收,体内分布较广,可通过血脑屏障,主要以原形经肾排泄,肾功能减退者需调整剂量。本品为广谱抗真菌药,体内抗真菌活性比酮康唑强 5~20 倍。对浅部、深部真菌均有抗菌作用,尤其对白色念珠菌、新型隐球菌作用强。是目前治疗艾滋病患者隐球菌性脑膜炎的首选药。主要用于:①白色念珠菌感染、球孢子菌感染和新型隐球菌性脑膜炎;②各种皮肤癣及甲癣的治疗;③预防器官移植、白血病、白细胞减少等患者发生真菌感染。不良反应在本类药物中最低,可见轻度消化道反应、皮疹及无症状的转氨酶升高。过敏者禁用;因可致胎儿缺陷,故孕妇禁用。肾功能不全者应减量。

伊曲康唑

伊曲康唑(itraconazole)的抗菌谱及作用与氟康唑相似,主要用于隐球菌病、全身性念珠菌病、急性或复发性阴道念珠菌病及免疫功能低下者预防真菌感染。是治疗罕见真菌如组织胞浆菌感染和芽生菌感染的首选药。不良反应较轻,可出现消化道反应,少见头痛、头晕、红斑、瘙痒、血管神经性水肿等,偶有一过性转氨酶升高。肝炎、心、肾功能不全者及孕妇禁用。

三、嘧啶类抗真菌药

氟 胞 嘧 啶

氟胞嘧啶(flucytosin)为人工合成的嘧啶类抗深部真菌药。作用机制是影响真菌的 DNA 和蛋白质合成,但对人体组织细胞代谢无影响。对隐球菌属、念珠菌属和球拟酵母菌等具有较高的抗菌活性,对着色真菌、少数曲霉菌属有一定抗菌活性,对其他真菌抗菌活性差。主要用于隐球菌、念珠菌和着色霉菌感染,疗效不如两性霉素 B。由于易通过血脑屏障,对隐球菌性脑膜炎疗效较好。因易产生耐药性,故不主张单用,常与两性霉素 B 合用。不良反应较少,可出现胃肠道反应、皮疹、发热等,剂量过大时可致肝损害及骨髓抑制,并引起脱发。孕妇慎用。

（张　兴）

复习思考题

1. 常见浅部真菌感染应选用何药。
2. 常见深部真菌感染应选用何药。
3. 克霉唑、咪康唑、酮康唑、氟康唑和伊曲康唑的作用特点和用途有何不同?

制剂与用法

两性霉素 B　注射剂:5mg、25mg、50mg。静脉滴注时先用注射用水溶解后加入 5% 葡萄糖注射液中,稀释成 0.1mg/ml,从每天 0.1mg/kg 开始渐增至每天 1mg/kg,药液宜避光缓慢滴入。鞘内注射:首剂 0.05~0.1mg,渐增至每次 0.5mg,浓度不超过 0.3mg/ml,应与地塞米松合用。

制霉菌素　片剂:25 万 U、50 万 U。每次 50 万 ~100 万 U,3 次 / 天,7 天为 1 个疗程;小儿每天 5 万 ~10 万 U/kg,分 3~4 次服。软膏剂:10 万 U/g;阴道栓剂:10 万 U。混悬剂:10 万 U/ml。供局部外用。

克霉唑　软膏:1%、3%。涂患处。口腔药膜:4mg。每次 4mg,3 次 / 天,贴于口腔。栓剂:0.15g,每次 0.15g,1 次 / 天,阴道给药。溶液剂:1.5%。涂患处,2~3 次 / 天。

咪康唑　注射剂:0.2g。静脉滴注,每次 0.2~0.4g,3 次 / 天,最大量为 2g/d,用 0.9% 氯化钠注射液或 5% 葡萄糖注射液稀释成 200ml 于 30~60 分钟滴完。霜剂:2%。涂患处。栓剂:0.1g。阴道用。

酮康唑　片剂:0.2g。每次 0.2~0.4g,1 次 / 天。深部真菌感染,连服 1~6 天;浅部真菌感染连服 1~6 周。栓剂:0.1g、0.2g。涂患处。

氟康唑　片剂或胶囊剂:50mg、100mg、150mg、200mg。每次 50~100mg,1 次 / 天,必要时 150~300mg/d。注射剂:100mg/5ml、200mg/10ml。剂量同口服,静脉滴注。

伊曲康唑　胶囊剂:100mg。100~200mg/d,1 次 / 天。

氟胞嘧啶　片剂:250mg、500mg。4~6g/d,分 4 次服,疗程数周至数月。注射剂:2.5g/250ml。静脉滴注,每天 50~150mg/kg,分 2~3 次,静脉滴注 4~10ml/min。

课件
35章PPT

扫一扫
知重点

第三十五章

抗 病 毒 药

🔍 **学习要点**

1. 抗病毒药的作用环节。
2. 常用抗病毒药的作用特点、临床用途。

病毒包括 DNA 和 RNA 病毒,它具有吸附并传入宿主细胞内寄生的特性,必须借助宿主细胞的代谢系统进行增殖复制。抗病毒药可通过干扰病毒吸附、阻止病毒穿入和脱壳、阻碍病毒在细胞内复制、抑制病毒释放或增强宿主抗病毒能力等方式呈现作用。理想的抗病毒药应既能抑制病毒复制又不损害宿主细胞的功能,但因为病毒在宿主细胞内不断的复制过程中易产生错误而形成变异,因此理想抗病毒药物的发展速度相对缓慢。

一、抗疱疹病毒药

阿昔洛韦和伐昔洛韦

阿昔洛韦(aciclovir,ACV)又名无环鸟苷,为人工合成核苷类抗 DNA 病毒药。作用机制是对病毒 DNA 多聚酶呈现强大的抑制作用,阻滞病毒 DNA 合成。具有广谱、高效抗疱疹病毒作用,对单纯疱疹病毒(HSV)、水痘带状疱疹病毒(VZV)和 EB 病毒(EBV)等其他疱疹病毒均有效。为治疗单纯疱疹病毒感染的首选药;局部应用可治疗疱疹性角膜炎、单纯疱疹和带状疱疹;口服或静脉滴注可治疗单纯疱疹脑炎、生殖器疱疹、免疫缺陷患者单纯疱疹感染等。

伐昔洛韦(valaciclovir)为阿昔洛韦的前体药,在体内水解成阿昔洛韦发挥作用,其特点为体内持续时间长,可减少服药次数。用于治疗原发性或复发性生殖器疱疹、带状疱疹等。

不良反应较少,可见皮疹、恶心、厌食等,静脉给药者可见静脉炎。肾功能不全、小儿及哺乳期妇女慎用,孕妇禁用。

碘 苷

碘苷(idoxuridine)又名疱疹净。可竞争性抑制 DNA 合成酶,从而抑制病毒生长,对 RNA 病毒无效。可出现局部瘙痒、疼痛、水肿。临床仅限于局部用药,治疗单纯疱疹病毒引起的急性疱疹性角膜炎及其他疱疹性眼病,对慢性溃疡性实质层疱疹性角膜炎疗效较差,对疱疹性角膜虹膜炎无效。长期用药可出现角膜混浊或染色小点。偶见过敏反应。

阿糖腺苷

阿糖腺苷(vidarabine)为嘌呤类衍生物,对多种病毒均有抑制作用。主要用于单纯疱疹病毒引起的感染、免疫缺陷合并带状疱疹感染及慢性乙型病毒性肝炎。局部应用可以有效治疗疱疹性角膜炎、结膜炎。静脉注射可有效治疗单纯疱疹病毒性脑炎、新生儿疱疹。不良反应有恶心、呕吐、腹泻、眩晕和体重减轻,也可致白细胞减少、血小板减少等,肝、肾功能不全及孕妇禁用。

二、抗流感病毒药

金刚烷胺

金刚烷胺(amantadine)能特异性抑制甲型流感病毒,干扰 RNA 病毒穿入宿主细胞,且可抑制病毒脱壳及核酸的释放。主要用于防治甲型流感病毒感染,早期给药有明显退热效果,并可缩短病程;也可用于震颤麻痹。少数患者服用后可有嗜睡、眩晕、厌食、恶心等,剂量过大可出现失眠、不安、共济失调等。老年患者出现幻觉,可诱发癫痫,应慎用。孕妇及哺乳期妇女禁用。

利巴韦林

利巴韦林(ribavirin)又名病毒唑、三氮唑核苷。为广谱抗病毒药,对流感病毒、呼吸道合胞病毒、腺病毒、疱疹病毒和肝炎病毒等均有抑制作用。临床主要用于甲型流感、乙型流感、呼吸道合胞病毒肺炎和支气管炎、疱疹、腺病毒肺炎;对甲型肝炎、丙型肝炎也有一定的疗效。治疗呼吸道合胞病毒肺炎和支气管炎效果最佳,以小颗粒气雾剂方式给药。口服可引起食欲不振、呕吐、腹泻等,用量过大可致心脏损害。有较强的致畸作用,孕妇禁用。

三、抗肝炎病毒药

干　扰　素

干扰素(interferon,IFN)是机体细胞在病毒感染或其他诱导剂刺激下产生的一类具有生物活性的糖蛋白,临床常用的是重组干扰素。

干扰素具有广谱抗病毒作用,通过使未受感染的细胞产生抗病毒蛋白而干扰病毒的复制和增殖,对 RNA 和 DNA 病毒均有效,此外,还有免疫调节和抗恶性肿瘤作用。主要用于治疗急性病毒感染性疾病如流感及其他呼吸道感染性疾病、病毒性心肌炎、流行性腮腺炎、乙型脑炎等和慢性病毒性感染如慢性活动性肝炎等。

不良反应少,常见倦怠、头痛、肌痛、全身不适;少见白细胞和血小板减少,停药可恢复;大剂量可出现共济失调、精神失常等。

聚肌苷酸 - 聚胞苷酸

聚肌苷酸-聚胞苷酸(polyinosinic acid-polycytidylic acid,聚肌胞)为干扰素诱导剂,在体内诱导生成内源性干扰素而发挥抗病毒和免疫调节作用,并具有广谱抗病毒作用。肌内注射治疗乙型迁延性和活动性肝炎。此外,聚肌胞对流行性出血热、乙型脑炎、鼻咽癌及妇科肿瘤等也有一定的疗效。局部用于治疗疱疹性角膜炎、带状疱疹性皮肤感染和扁平苔藓;滴鼻用于预防流感。因具有抗原性,可致过敏反应。孕妇禁用。

对本品过敏者慎用。

四、抗HIV药

齐多夫定

齐多夫定(zidovudine)又名叠氮胸苷(azidothymidine,AZT)。为脱氧胸苷衍生物，1987年被美国FDA第一个批准为抗人类免疫缺陷病毒(HIV)感染药。可抑制HIV逆转录过程，从而抑制HIV复制，产生抗病毒作用。该药为治疗艾滋病的首选药，可降低HIV感染患者的发生率，并延长其存活期，减轻或缓解艾滋病和艾滋病相关综合征。不良反应主要为骨髓抑制，发生率与剂量和疗程有关；也可出现喉痛、无力、发热、恶心、头痛、皮疹、失眠、肝功能异常及味觉改变等。

司他夫定

司他夫定(stavudine)为脱氧胸苷衍生物，对HIV-1和HIV-2均有抗病毒活性，常用于不能耐受齐多夫定或齐多夫定治疗无效的患者，但不能与齐多夫定合用。主要不良反应为外周神经炎，也可见胰腺炎、关节痛和转氨酶升高等。

(张 兴)

复习思考题

1. 简述抗病毒药的作用机制。
2. 阿昔洛韦、聚肌胞分别主要用于哪些病毒感染？
3. 艾滋病的首选药是什么？

制剂与用法

阿昔洛韦 片剂或胶囊剂：0.2g。每次0.2g，1次/4小时或1g/d，分5次服。注射剂：0.5g。每次5mg/kg，3次/天，7天为1个疗程，先用注射用水配成2%的溶液后加入输液中静脉滴注。滴眼液：0.1% 8ml。眼膏剂：3% 3g。霜剂和软膏剂：3% 10g，供局部应用。

伐昔洛韦 片剂：0.3g。0.2g/d，分2次服，7~10天为1个疗程。

金刚烷胺 片剂：0.1g。每次0.1g，2次/天；小儿每天3mg/kg。

利巴韦林 片剂：0.1g、0.2g。0.8~1g/d，分3~4次服。注射剂：0.1g。每天10~15mg/kg，分2次肌内注射或静脉注射。

阿糖腺苷 注射剂：1g。每天10~15mg/kg，加入注射液中静脉滴注。眼膏剂：3%。涂于眼睑内。

干扰素 注射剂：100万U、300万U。肌内注射，每次100万~300万U，1次/天，5~10天为1个疗程，疗程间隔2~3天。或肌内注射1~2次/周。

聚肌胞 注射剂：1mg、2mg。肌内注射，每次1~2mg，1次/2~3天。治疗肝炎：肌内注射，每周2次，2~3个月为1个疗程。滴眼液：0.1%。8~14次/天。滴鼻液：0.1%。3~5次/天，用于预防流感。

碘苷 滴眼液：0.1%。滴眼，1次/2小时。

齐多夫定 片剂：0.1g。每次200mg，1次/4小时。注射剂：50mg。静脉滴注，每次50~200mg，3次/天。

司他夫定 胶囊剂：20mg。每次30~40mg，2次/天。

第三十六章

课件
36章PPT

抗结核病药

1. 异烟肼、利福平等一线抗结核病药的作用特点、临床用途及主要不良反应。
2. 抗结核病药的合理应用原则。

扫一扫
知重点

结核病是由结核分枝杆菌感染引起的一种慢性传染病,可侵及多个脏器,以肺部受累多见。抗结核病药种类很多,临床将疗效较高、不良反应较少、患者较易接受的称为一线抗结核病药,包括异烟肼、利福平、乙胺丁醇、吡嗪酰胺和链霉素等;而将毒性较大、疗效较差,主要用于对一线抗结核病药产生耐药性或与其他抗结核病药配伍使用的称为二线抗结核病药,包括对氨基水杨酸钠、丙硫异烟胺、乙硫异烟胺、卡那霉素、氨硫脲等。此外,近几年又开发研制出疗效好、毒副作用相对较小的新一代抗结核病药,如利福喷丁、利福定和氧氟沙星等。

全球结核病现状

第一节　常用抗结核病药物

异　烟　肼

异烟肼(isoniazid,INH)又名雷米封(rimifon)。

【体内过程】　口服吸收快且完全,血浆蛋白结合率低,分布广,穿透力强,易通过血脑屏障和浆膜腔,也可透入巨噬细胞、纤维化或干酪样病灶中。主要在肝内被乙酰化而灭活,代谢产物及部分原形药物经肾排泄。人体对异烟肼乙酰化的速度有明显的种族和个体差异,分快代谢型和慢代谢型。后者系肝内乙酰化酶缺乏所致,服药后血药浓度较高、显效快,但易发生神经系统毒性反应。

【抗菌作用及机制】　异烟肼对结核分枝杆菌具有高度的选择性,对其他细菌则无作用。抗菌机制尚未完全阐明,可能是抑制细菌分枝菌酸的合成,使结核菌细胞壁合成受阻而导致细菌死亡。低浓度抑菌,高浓度有杀菌作用。具有疗效高、毒性小、口服方便、价格低廉等优点。单用易产生耐药性,停药后可恢复敏感性,与其他抗结核病药联用,可延缓耐药性产生并增强疗效,彼此间无交叉耐药性。

【临床用途】　本品为治疗全身各部位、各类型结核病的首选药。除对早期轻症或预防用药可单用外,规范化治疗时必须与其他抗结核病药合用,以防止或延缓耐药性产生。对急性粟粒性结核和结核性脑膜炎需增大剂量,必要时采用静脉滴注。

【不良反应与注意事项】

1. 周围神经炎　多见于用药剂量大、用药时间长及慢代谢型者,表现为手或脚麻木、震颤、步态不稳等。因异烟肼与维生素 B_6 结构相似,使维生素 B_6 排泄增加,造成体内缺乏有关,可同服维生素 B_6 防治。

2. 中枢神经系统反应　表现为兴奋、失眠、精神失常或惊厥等。异烟肼结构与维生素 B_6 相似,使后者排泄增加,导致维生素 B_6 缺乏而使中枢神经抑制性递质 γ-氨基丁酸(GABA)减少,引起中枢过度兴奋。癫痫和有精神病史者慎用。

3. 肝毒性　可见转氨酶升高、黄疸,甚至肝细胞坏死,多见于 50 岁以上患者、快代谢型和嗜酒者。若与利福平合用可增强肝毒性。故用药期间应定期检查肝功能,肝功能不全者慎用。

4. 其他　偶见皮疹、药物热、粒细胞缺乏、血小板减少、溶血性贫血等。因可抑制乙醇代谢,故用药期间不宜饮酒。孕妇慎用。

【药物相互作用】　异烟肼为肝药酶抑制剂,可影响抗凝血药、苯妥英钠等药物代谢,合用时应调整用量;饮酒或与利福平合用均可增加肝脏毒性;与降压药肼屈嗪合用,可使本品代谢受阻,毒性增加。

利　福　平

利福平(rifampicin,RFP)又名甲哌利福霉素,为人工合成的口服广谱抗菌药。

【体内过程】　口服吸收迅速,但食物及对氨基水杨酸钠可影响其吸收,故应空腹服用。与对氨基水杨酸钠同时服用,应间隔 6~8 小时。本品穿透力强,可分布于全身各组织和体液中。主要经肝代谢,代谢产物可使尿、粪、泪液、痰液和汗液染成橘红色,应事先告诉患者。

【抗菌作用及机制】　本品对结核分枝杆菌有强大的抗菌作用,抗菌活性与异烟肼相当;对革兰阳性菌特别是耐药金黄色葡萄球菌有很强的作用,对麻风分枝杆菌、革兰阴性菌如大肠埃希菌、变形杆菌、流感嗜血杆菌及沙眼衣原体也有效。抗菌机制是特异性与细菌依赖 DNA 的 RNA 多聚酶的亚基牢固结合,阻碍 mRNA 的合成,产生抗菌作用。对人和动物细胞内的 RNA 多聚酶无明显影响。单用易产生抗药性,与异烟肼、乙胺丁醇合用有协同作用,并能延缓耐药性的产生。

【临床用途】　利福平是治疗结核病联合用药中的主要药物。对各种类型的结核病,包括初治和复治病例均有良好效果;也是治疗麻风病的主要药物;对耐药金黄色葡萄球菌及其他敏感菌引起的感染有效;利福平在胆汁中浓度高,可治疗重症胆道感染;外用可治疗沙眼、急性结膜炎及病毒性角膜炎等。

【不良反应】

1. 胃肠道反应　是常见的不良反应,表现为恶心、呕吐、腹胀等。

2. 肝损害　长期大剂量使用利福平,少数患者可出现黄疸、转氨酶升高、肝肿大等,与异烟肼合用时较易发生;老年人、营养不良者、慢性肝病患者、酒精中毒者也较易发生。用药期间应定期检查肝功能。

3. 过敏反应　少数患者可出现药物热、皮疹,偶见白细胞减少和血小板减少。

4. 其他　大剂量间歇疗法偶见发热、寒战、头痛、全身酸痛等类似感冒的症状,称为"流感综合征"。偶见疲乏、嗜睡、头晕和运动失调等。

【禁忌证】 严重肝功能不全、胆道阻塞、妊娠早期及哺乳期妇女禁用。

【药物相互作用】 利福平是肝药酶诱导剂,可加速洋地黄毒苷、奎尼丁、普萘洛尔、维拉帕米、巴比妥类、口服抗凝血药、美沙酮、磺酰脲类口服降糖药、口服避孕药、糖皮质激素和茶碱的代谢,合用时注意调整剂量。

利福定和利福喷丁

利福定(rifandin)又名异丁哌利福霉素,利福喷丁(rifapentine)又名环戊哌利福霉素。二者抗菌作用和用途与利福平相似,对结核分枝杆菌的作用比利福平强,与利福平之间有交叉耐药性。主要用于结核病、麻风病的治疗。利福定与异烟肼、乙胺丁醇等合用,可延缓耐药性的产生,但由于稳定性差而失效,且易复发,故较少用。利福喷丁具有一定的抗艾滋病作用,不良反应较少。肝功能不全及孕妇禁用。

乙 胺 丁 醇

乙胺丁醇(ethambutol,EB)对繁殖期结核分枝杆菌有较强的抑制作用。抗菌机制是与二价金属离子 Mg^{2+} 结合,干扰菌体 RNA 的合成。单用可产生耐药性,与其他抗结核病药无交叉耐药性,与异烟肼、利福平联用,可增强疗效,延缓耐药性产生。临床主要与其他一线抗结核病药合用,治疗各型结核病,特别适用于经异烟肼和链霉素治疗无效的患者。

不良反应较少见,大剂量长期应用时可致球后视神经炎,表现为视力下降、视野缩小、辨色力减弱、红绿色盲等,发现后及时停药可恢复,故用药期间应定期作眼科检查。偶见高尿酸血症、过敏反应和肝功能损害等,痛风患者慎用。

吡 嗪 酰 胺

吡嗪酰胺(pyrazinamide,PZA)口服易吸收,广泛分布于全身各组织与体液,细胞内和脑脊液中的浓度与血药浓度相近。对结核分枝杆菌有抑制和杀灭作用,在酸性环境中抗菌作用增强,与利福平和异烟肼合用,有明显协同作用。单用易产生耐药性,与其他抗结核病药之间无交叉耐药性。常与其他抗结核病药联用,以缩短疗程。

长期、大量使用可产生严重的肝损害,出现转氨酶升高、黄疸,甚至肝坏死。故用药期间应定期检查肝功能,肝功能不全者慎用。能抑制尿酸盐排泄诱发痛风,痛风患者慎用。

链 霉 素

链霉素(streptomycin)是最早用于抗结核病的药物,现已逐渐为新的抗结核病药所取代。在体内仅有抑菌作用,穿透力弱,不易渗入细胞、纤维化、干酪化病灶,不易通过血脑屏障,对结核性脑膜炎疗效差。易耐药,长期用药有耳、肾毒性等。

对氨基水杨酸钠

对氨基水杨酸钠(sodium aminosalicylate,PAS-Na)仅对结核分枝杆菌有较弱的抑制作用,对其他细菌无效。耐药性产生缓慢,主要与异烟肼和链霉素等合用,以增强疗效,延缓耐药性产生。常见的不良反应为恶心、呕吐、厌食、腹痛、腹泻等胃肠道刺激症状,长期大剂量应用可出现肝功能损害。

超级耐药
结核病

第二节　抗结核病药的用药原则

1. 早期用药　结核病变的早期多为渗出性反应,病灶局部血液循环良好,药物容易渗入,此时机体的抗病能力和修复能力也较强,且细菌正处于繁殖期,对药物较敏感,故疗效显著。

2. 联合用药　单用一种药物时,结核分枝杆菌极易产生耐药性。联合用药可以延缓耐药性的产生,而且可提高疗效,降低毒性。一般多在异烟肼的基础上加用 1~2 种其他抗结核病药,两药联用以加利福平最好,严重结核病如粟粒性结核和结核性脑膜炎则应三药或四药联合应用。

3. 规律用药　时用时停或中途换药和随意变换用量是结核病治疗失败的主要原因,难以保证抗结核病药的效果,且易产生耐药或复发。用药方法有短程疗法、长程疗法和间歇疗法。目前广泛采用的是短程疗法(6~9 个月),为一种强化疗法,疗效较好,毒性反应轻。前 2 个月每日给予异烟肼(H)、利福平(R)与吡嗪酰胺(Z),后 4 个月每日给予异烟肼和利福平(即 2HRZ/4HR 方案)。异烟肼耐药地区在上述三联或二联的基础上分别增加链霉素(S)与乙胺丁醇(E)(即 2SHRZ/4HRE),对营养不良、恶病质而免疫功能低下者,宜用 12 个月。长程疗法(18~24 个月)疗程长,不良反应多,患者常难以坚持全疗程,故主张在强化阶段每日用药,巩固治疗阶段改用间歇疗法。

4. 全程督导　即患者的病情、用药、复查等都应在医务人员的督查之下,这是当今控制结核病的首要策略。

(张　兴)

扫一扫
测一测

复习思考题

1. 试述异烟肼的药动学与抗菌特点。
2. 异烟肼与利福平合用应注意什么? 为什么?
3. 抗结核病药的用药原则是什么? 为何要联合用药?

制剂与用法

异烟肼　片剂:0.05g、0.1g、0.3g。每次 0.1~0.3g,0.2~0.6g/d;小儿每天 10~20mg/kg,分 3~4 次服,对急性粟粒性肺结核或结核性脑膜炎,每次 0.2~0.3g,3 次 / 天。注射剂:0.1g。每次 0.3~0.6g,加 5% 葡萄糖注射液或 0.9% 氯化钠注射液 20~40ml 缓慢静脉注射,或加入 250ml 中静脉滴注。

利福平　片剂或胶囊剂:0.15g、0.3g、0.45g、0.6g。0.45~0.6g/d,1 次 / 天,清晨空腹顿服。小儿每天 20mg/kg,分 2 次服。眼药水:每支 10ml。

利福定　胶囊剂:0.1g、0.15g。每次 0.15~0.2g,清晨空腹顿服。小儿每天 3~4mg/kg。

利福喷丁　片剂或胶囊剂:0.15g、0.3g。每次 0.6g,1~2 次 / 周,清晨空腹服。

乙胺丁醇　片剂:0.25g。每次 0.25g,2~3 次 / 天;小儿每天 15~20mg/kg,分 2~3 次服。

吡嗪酰胺　片剂或胶囊剂:0.25g、0.5g。每天 35mg/kg,分 3~4 次服。

对氨基水杨酸钠　片剂：0.5g。每次 2~3g，4 次 / 天。小儿每天 0.2~0.3g/kg，分 4 次服。注射剂：2g、4g、6g。静脉滴注，4~12g/d 加入 5% 葡萄糖注射液或 0.9% 氯化钠注射液中，稀释为 3%~4% 的溶液，2 小时内滴完。

第三十七章

抗寄生虫药

学习要点

1. 疟原虫的生活史及抗疟药的作用环节。
2. 氯喹、奎宁、青蒿素、伯氨喹、乙胺嘧啶的临床用途及主要不良反应。
3. 甲硝唑、吡喹酮的药理作用及临床用途。
4. 抗肠蠕虫药的临床用途。

第一节 抗 疟 药

抗疟药（antimalarial drug）是用来防治疟疾的药物。疟疾是由疟原虫引起的一种传染病。现有抗疟药中尚无一种能对疟原虫生活史的各个环节都有杀灭作用。因此，必须了解各种抗疟药对疟原虫生活史的不同环节的作用，以便根据不同目的正确选择药物。

一、疟原虫的生活史和抗疟药的作用环节

致病的疟原虫主要有三种，分别引起恶性疟、间日疟和三日疟。后两者又称良性疟。疟原虫的生活史可分为无性生殖阶段和有性生殖阶段（图37-1）。

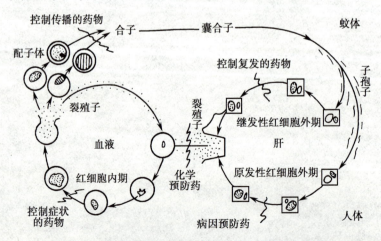

图 37-1 疟原虫生活史和各类抗疟药作用环节示意图

（一）无性生殖阶段（在人体内进行）

1. 原发性红细胞外期　已感染疟原虫的按蚊叮咬人时,将其唾液中的子孢子输入人体。通过血液侵入肝细胞开始裂体增殖。经过 10~14 天,生成大量的裂殖子。此期无症状,为疟疾的潜伏期。乙胺嘧啶对此期疟原虫有效,可起病因性预防作用。

2. 红细胞内期　原发性红细胞外期在肝细胞内生成的大量裂殖子进入血液,侵入红细胞,经滋养体发育成裂殖体,并破坏红细胞,释放出大量裂殖子及其代谢产物,加上红细胞破坏产生的大量变性蛋白,刺激机体,引起寒战、高热等临床症状。从红细胞内逸出的裂殖子又侵入新的红细胞进行发育。如此周而复始,每完成一个无性生殖周期,引起一次症状发作。氯喹、奎宁、青蒿素等对此期疟原虫有杀灭作用,可预防或控制症状发作。

3. 继发性红细胞外期　间日疟原虫的子孢子有不同的两个型,即速发型子孢子和迟发型子孢子。它们同时进入肝细胞,速发型子孢子完成原发性红细胞外期后,由肝细胞释放,进入红细胞内期。而迟发型子孢子则在相当长的时间内处于休眠状态(称休眠子),然后才开始红细胞外期裂体增殖,并向血液释放裂殖子,成为间日疟复发的根源。伯氨喹能杀灭迟发型子孢子,能阻止复发,对间日疟有根治作用。恶性疟和三日疟原虫无继发性红细胞外期,不存在复发问题。

（二）有性生殖阶段（在雌性按蚊体内进行）

红细胞内期疟原虫裂体增殖,几个循环后,发育成雌、雄配子体。当雌蚊吸入患者血液时,雌、雄配子体随血液进入蚊体胃内进行有性生殖,雌、雄配子体结合,形成合子,并进一步发育成子孢子,移行至唾液腺内,成为感染人的直接传染源。伯氨喹对各种疟原虫的配子体均有较强的杀灭作用,故可防止疟疾传播;乙胺嘧啶虽不能杀灭此期子孢子,但能抑制配子体在蚊体内发育,故有控制疟疾传播和流行的作用。

二、常用抗疟药

（一）主要用于控制症状的抗疟药

氯　喹

氯喹(chloroquine)是人工合成的 4- 氨基喹啉类衍生物。

【体内过程】　口服吸收快而完全,广泛分布于全身组织,红细胞中的药物浓度比血浆高 10~20 倍,受感染的红细胞中浓度又比正常红细胞高约 25 倍。肝、脾、肾、肺等组织中浓度比血浆高 200~700 倍。脑组织中浓度为血浆 10~30 倍。主要在肝内代谢,$t_{1/2}$ 约 3~5 天,其主要代谢产物是去乙基氯喹,此物仍有抗疟作用。原形及代谢物经肾排泄。

【药理作用与临床用途】

1. 抗疟作用　氯喹对间日疟和三日疟以及敏感的恶性疟原虫的红细胞内期的裂殖体有杀灭作用。是控制疟疾症状的首选药,也可用于预防性抑制症状发作。其特点是疗效高、起效快、作用持久。一般用药后 24~48 小时内发作停止,48~72 小时内血中疟原虫消失。对红细胞外期无效,既不能作病因性预防,也不能根治间日疟。

氯喹抗疟作用机制复杂。主要是通过抑制疟原虫对血红蛋白的消化,减少疟原虫生存所必需的氨基酸供给。氯喹高浓度时可抑制蛋白、RNA 和 DNA 的合成。疟原虫对氯喹易产生耐药性,其原因是由于外排型转运体 P- 糖蛋白的表达增加,使药物从疟原虫体内排除增加,虫体内药量减少。

2. 抗肠外阿米巴病作用 氯喹在肝组织内分布的浓度比血浆浓度高数百倍,主要用于阿米巴肝脓肿。对阿米巴痢疾无效,详见本章第二节。

3. 免疫抑制作用 大剂量能抑制免疫反应,对类风湿关节炎、系统性红斑狼疮等有一定疗效。因用量大,易引起毒性反应。

【不良反应】 用于治疗疟疾时,有轻度头晕、头痛、胃肠不适和皮疹等,停药后可消失。大剂量、长期用药可引起视力障碍,应定期做眼科检查;大剂量快速静脉给药时,少数患者可致低血压、心律不齐或心脏骤停,给药剂量大于5g可致死。氯喹还可致胎儿耳聋、脑积水、四肢缺陷,故孕妇禁用。

奎　宁

奎宁(quinine)是从金鸡纳树皮中提取的生物碱。因不良反应多,不作首选药。奎宁对各种疟原虫的红细胞内期滋养体有杀灭作用,能控制临床症状。但疗效不及氯喹,且毒性较大。主要用于耐氯喹或对多种药物耐药的恶性疟,尤其是脑型疟,有利于昏迷患者的抢救。

不良反应较多,主要有:

1. 金鸡纳反应 表现为恶心、呕吐、耳鸣、头痛、听力和视力减弱,甚至发生暂时性耳聋,一般停药后可恢复。

2. 心肌抑制作用 奎宁降低心肌收缩力、减慢传导和延长心肌不应期。静脉滴注速度过快时可致血压下降和致死性心律失常。用于危急病例时,仅可静脉滴注,速度宜慢。

3. 特异质反应 少数恶性疟患者应用小剂量可引起急性溶血、寒战、高热、背痛、血红蛋白尿(黑尿)和急性肾衰竭,甚至死亡。

4. 其他 刺激胰岛细胞,可引起高胰岛素血症和低血糖。对妊娠子宫有兴奋作用,故孕妇禁用;月经期慎用。

甲　氟　喹

甲氟喹(mefloquine)是通过改变奎宁的结构而获得的。能杀灭疟原虫红细胞内期滋养体。用于控制症状,起效较慢。与奎宁和氯喹之间无交叉耐药性。单用或与长效磺胺和乙胺嘧啶合用,对多种药物耐药的恶性疟有效。

甲氟喹血浆半衰期较长(约30天),用于症状的抑制性预防,每2周给药1次。

精神病史者、孕妇、2岁以下幼儿禁用。

青蒿素与疟疾

青　蒿　素

青蒿素(artemisinin)是我国学者于1972年从黄花蒿(*artemisia annua* L.)中提取的一种倍半萜内酯过氧化物。后相继合成了青蒿素衍生物双氢青蒿素、蒿甲醚、蒿乙醚和青蒿琥酯,并发现其抗疟作用较青蒿素高数十倍。由于对耐氯喹虫株感染有效而受到国内、外广泛重视。在全球49个国家获得发明专利权。

青蒿素对红细胞内期滋养体有杀灭作用,对红细胞外期无效。用于治疗间日疟和恶性疟。其作用机制可能是血红蛋白或Fe^{2+}催化青蒿素形成自由基破坏疟原虫表膜和线粒体结构,致使疟原虫死亡。具有高效、速效、低毒等特点。与氯喹只有低度交叉耐药性,用于耐氯喹虫株感染仍有良好疗效。可通过血脑屏障,对脑型疟疾有良效。

青蒿素治疗疟疾最大的缺点是复发率高,因其代谢快,有效血药浓度维持时间短,杀灭疟原虫不彻底所致。口服给药时近期复发率可达 30% 以上。与伯氨喹合用,可使复发率降至 10% 左右。疟原虫对仅含青蒿素的抗疟药可产生耐药性,而对复方制剂耐药性很少。与长效磺胺或乙胺嘧啶合用,可延缓耐药性发生。少数患者有恶心、呕吐、腹泻等反应。应深部肌内注射,如注射给药部位较浅,可引起局部疼痛和肿块。动物试验有胚胎毒性,孕妇慎用。

青蒿素与奎宁、甲氟喹合用,前者作用相加,后者协同;与氯喹、乙胺嘧啶合用,其作用拮抗。

蒿甲醚和青蒿琥酯

蒿甲醚(artemether)为青蒿素的脂溶性衍生物。其溶解度较大,可制成澄明的油针剂注射给药。青蒿琥酯(artesunate)系青蒿素的水溶性衍生物,可口服或注射给药。两药抗疟机制同青蒿素,抗疟活性比青蒿素强,近期复发率较低,与伯氨喹合用,可进一步降低复发率。可用于耐氯喹的恶性疟和抢救危急病例。不良反应少,偶见四肢麻木感和心动过速。

(二)主要用于控制复发和传播的药物

伯　氨　喹

伯氨喹(primaquine)是人工合成的 8- 氨基喹啉类衍生物。主要对良性疟红细胞外期(或休眠子)和各型疟原虫的配子体有较强的杀灭作用,是控制疟疾传播和复发最有效的药物。对红细胞内期无效,不能控制疟疾症状的发作。通常均需与氯喹等合用。很少产生耐药性。

治疗量不良反应较少,可引起头晕、恶心、呕吐、发绀、腹痛等,停药后可消失。用量超过 50mg/d 时,可致高铁血红蛋白血症,少数特异质者可发生急性溶血性贫血,是由于该患者红细胞内缺乏葡萄糖 -6- 磷酸脱氢酶(G-6-PD)所致,这是一种性联染色体遗传缺陷病。如出现溶血反应应输液、输血,静脉滴注碳酸氢钠并给予糖皮质激素治疗;如发生高铁血红蛋白症,可静脉注射亚甲蓝 1~2mg/kg。有蚕豆病史及其家族史者禁用。

(三)主要用于病因性预防的抗疟药

乙　胺　嘧　啶

乙胺嘧啶(pyrimethamine)又名息疟定。是人工合成的非喹啉类药物。

【药理作用与临床用途】　乙胺嘧啶对各种疟原虫原发性红细胞外期的裂殖体有杀灭作用,是病因性预防的首选药,作用持久,每周服药 1 次即可。对红细胞内期的未成熟裂殖体也有抑制作用,对已成熟的裂殖体则无效。此药并不能直接杀灭配子体,但含药血液随配子体被按蚊吸食后,能阻止疟原虫在蚊体内的孢子增殖,起控制传播的作用。

【作用机制】　乙胺嘧啶对疟原虫的二氢叶酸还原酶亲和力较高,并能抑制其活性,从而阻止二氢叶酸转变为四氢叶酸,使核酸合成减少。与二氢叶酸合成酶抑制药如磺胺类(磺胺多辛)或砜类(氨苯砜)合用,在叶酸代谢上起双重抑制作用。但近年已发现耐氯喹恶性疟原虫对乙胺嘧啶 - 磺胺多辛合剂有交叉耐药性。

【不良反应】　长期大量服用时,可因二氢叶酸还原酶受抑制而引起巨幼红细胞性贫血和白细胞减少,应定期检查血象;偶可引起皮疹;动物实验可致畸,孕妇禁用。

第二节　抗阿米巴病药及抗滴虫病药

一、抗阿米巴病药

　　抗阿米巴病药的选用主要根据感染部位和类型。急性阿米巴痢疾和肠外阿米巴病首选甲硝唑;而氯喹只在甲硝唑无效或禁忌时偶可使用。对于排包囊者肠腔内的小滋养体和阿米巴痢疾急性症状控制后肠腔内残存的小滋养体,则宜选用主要分布于肠腔内的二氯尼特,偶可考虑应用卤化喹啉类和四环素等。

甲　硝　唑

　　甲硝唑(metronidazole)又名灭滴灵,为咪唑衍生物。

　　【体内过程】　甲硝唑口服吸收迅速而完全。$t_{1/2}$约8小时,在体内各组织和体液中分布均匀。主要在肝中代谢,由肾排出,也可经乳汁排泄。

　　【药理作用与临床用途】

　　1. 抗阿米巴作用　甲硝唑对肠内、外阿米巴滋养体有直接杀灭作用,是治疗急性阿米巴痢疾、肠外阿米巴病的首选药。因其在肠内浓度偏低,对肠腔内小滋养体和包囊则无明显作用。因此,单用甲硝唑治疗阿米巴痢疾时,复发率较高,宜与肠内抗阿米巴病药交替使用,可减少复发。不适用于排包囊者。

　　2. 抗滴虫作用　甲硝唑对阴道滴虫亦有直接杀灭作用,是治疗阴道滴虫病的首选药。口服后可分布于阴道分泌物、精液和尿中,对女性和男性泌尿生殖道滴虫感染都有良好的疗效。为防止重复感染,夫妇应同时服用。

　　3. 抗贾第鞭毛虫作用　治疗贾第鞭毛虫病疗效好,治愈率可达90%。

　　4. 抗厌氧菌作用　甲硝唑对厌氧性革兰阳性菌和阴性菌有较强的抗菌作用。尤以对脆弱杆菌的杀菌作用最强。主要用于口腔、盆腔和腹腔厌氧菌感染及由此引起的败血症、气性坏疽等;也可与抗菌药联用防止妇产科、外科胃肠手术时的厌氧菌感染。较少发生耐药性。

　　【不良反应】　常见恶心和金属味,偶见呕吐、腹泻、腹痛、头痛、眩晕、肢体麻木。少数患者可出现白细胞暂时性减少。极少数人可出现脑病、共济失调、惊厥等神经系统症状;如发生四肢麻木和感觉异常应立即停药。中枢神经系统疾病患者禁用。甲硝唑干扰乙醛代谢,如服药期间饮酒,可出现急性乙醛中毒(双硫仑样反应),引起腹部不适、恶心、呕吐、头痛和味觉改变等;使用本药期间和停用 1 周内禁止饮用含酒精的饮料。

啮齿类动物试验有致癌和致突变作用,妊娠早期禁用。哺乳期妇女、血液病患者禁用。

替　硝　唑

替硝唑(tinidazole)为咪唑衍生物。$t_{1/2}$ 较长(12~24 小时)。口服 1 次,有效血药浓度可维持 72 小时。对阿米巴痢疾和肠外阿米巴病的疗效与甲硝唑相当而毒性略低。也可用于阴道滴虫病和厌氧菌感染。

二　氯　尼　特

二氯尼特(diloxanide)是目前最有效的杀包囊药。口服后主要靠其未吸收部分杀灭阿米巴原虫的囊前期,对无症状或仅有轻微症状的排包囊者有良好的疗效;单用对急性阿米巴痢疾疗效不佳,用甲硝唑控制症状后再用二氯尼特肃清肠腔内包囊,可有效地预防复发。对肠外阿米巴病无效。不良反应轻微,偶见呕吐和皮疹等;大剂量可致流产。

氯　　喹

氯喹(chloroquine)为抗疟药,也有杀灭阿米巴滋养体的作用。口服后肝中浓度比血浆浓度高数百倍,而肠壁的分布量很少,对肠内阿米巴病无效,仅用于甲硝唑无效或禁忌的阿米巴肝炎或肝脓肿患者。

二、抗滴虫病药

滴虫病主要指阴道滴虫病。甲硝唑是治疗滴虫病的首选药物。对耐药虫株可选用乙酰胂胺局部给药。

乙　酰　胂　胺

乙酰胂胺(acetarsol)为五价胂剂。其复方制剂称滴维静,置于阴道穹窿部有直接杀灭滴虫作用。有轻度局部刺激作用,使阴道分泌物增多。阴道毛滴虫也可寄生于男性尿道,应夫妇同治。

第三节　抗血吸虫病药和抗丝虫病药

一、抗血吸虫病药

血吸虫病是我国南方农村流行的寄生虫病。我国流行的是日本血吸虫,严重危害人体健康。

20 世纪 70 年代发现的吡喹酮具有高效、低毒、疗程短、口服有效等优点,是目前血吸虫病防治的首选药物。

吡　喹　酮

吡喹酮(praziquantel)为吡嗪异喹啉衍生物,为广谱抗吸虫药和驱绦虫药。

【体内过程】　口服吸收迅速而完全,于服药后 1~2 小时达血药峰浓度。由于首关消除多,限制了其生物利用度。主要在肝内羟化而失活,经肾排出。

【药理作用与临床用途】 吡喹酮对血吸虫有明显杀灭作用,对成虫作用强,对童虫作用弱。临床用于急、慢性血吸虫病,能迅速退热和改善全身症状。也可用于华支睾吸虫病、姜片吸虫病、肺吸虫病及绦虫病等。

【作用机制】 吡喹酮能增加虫体表膜对 Ca^{2+} 的通透性,使虫体内 Ca^{2+} 增多,虫体发生痉挛性麻痹,使其不能附着于血管壁,被血流冲入肝脏(肝移),在肝内虫体失去完整体膜的保护,更易被吞噬细胞所消灭。吡喹酮对哺乳动物细胞膜则无上述作用,表现出其作用的高度选择性。

【不良反应】 轻微而短暂。主要有腹部不适、腹痛、恶心以及头晕、头痛、肌束颤动等。少数人出现心律不齐、心电图改变。孕妇禁用。肝肾功能异常者慎用。

二、抗丝虫病药

乙 胺 嗪

乙胺嗪(diethylcarbamazine)又名海群生(hetrazan)。

【药理作用与临床用途】 乙胺嗪对班氏丝虫和马来丝虫的微丝蚴均具有杀灭作用。对淋巴系统中的成虫也有毒杀作用,但需较大剂量或较长疗程。是临床抗丝虫病的首选药。

其作用机制有两个方面:①使微丝蚴的肌组织发生超极化,失去活动能力,以致不能停留于宿主周围血液中,迅速集中到肝脏微血管中,被网状内皮系统吞噬;②破坏微丝蚴表膜的完整性,使其易于遭受宿主防御机制的破坏。

【不良反应】 毒性较低而短暂,可引起厌食、恶心、呕吐、头痛、无力等。因成虫和微丝幼虫死亡,释放出大量异体蛋白质引起过敏反应,表现为皮疹、淋巴结肿大、血管神经性水肿、畏寒、发热、哮喘以及心率加快、胃肠道功能紊乱等。

第四节　抗肠蠕虫药

致病的肠道蠕虫包括绦虫、钩虫、蛔虫、蛲虫、鞭虫和姜片虫等。抗肠蠕虫药是驱杀肠道蠕虫的药物。近年来不断有广谱、高效的驱肠蠕虫药问世,使选药更为方便易行。

甲 苯 咪 唑

甲苯咪唑(mebendazole,甲苯达唑)为高效、广谱驱肠蠕虫药。能选择性地与虫体微管蛋白结合,抑制微管的组装,造成物质转运受阻,高尔基内分泌颗粒积聚,使胞浆内细胞器溶解而死亡;还能抑制虫体对葡萄糖的摄取,减少 ATP 生成,妨碍虫体生长发育。对蛔虫、蛲虫、鞭虫、钩虫、绦虫感染均有效,尤其适用于上述蠕虫的混合感染。但本品起效较慢,给药数日后才能将虫排尽。

不良反应较少,少数人可见腹痛、腹泻。大剂量时偶见过敏反应、脱发、粒细胞减少等。大鼠试验有致畸和胚胎毒作用,故孕妇禁用。2 岁以下儿童及对本品过敏者不宜使用。

阿 苯 达 唑

阿苯达唑(albendazole)又名丙硫咪唑、肠虫清。具有广谱、高效、低毒的特点。对蛔虫、蛲虫、钩虫、鞭虫和粪类圆线虫,绦虫类的猪肉绦虫、牛肉绦虫、短膜壳绦虫等的驱杀作用及其机制基本同甲苯咪唑。但其口服后吸收迅速,血药浓度比口服甲苯咪唑高出 100 倍,肝、肺等组织中浓度也相当高,并能进入棘球蚴囊内。因此,对肠道外寄生虫病,如棘球蚴病(包虫病)、囊虫病、旋毛虫病,以及华支睾吸虫病、肺吸虫病等也有较好的疗效。

本品不良反应较轻,一般耐受良好。可见消化道反应和头晕、头痛等,多在数小时内自行缓解;少数可见肝功能障碍。有致畸作用。2 岁以下儿童、孕妇禁用。

左 旋 咪 唑

左旋咪唑(levamisole)为广谱抗蠕虫药,对多种线虫均有杀灭作用,其中对蛔虫有高效,对钩虫、丝虫等也有一定疗效。其抗虫机制为影响虫体肌肉无氧代谢,导致肌肉麻痹而排出体外。此外,还有免疫调节作用(见第三十九章)。

不良反应有失眠、头晕、恶心、呕吐及腹痛等,多无需处理。少数可见轻度肝功能变化。2 岁以下儿童不宜使用。

哌 嗪

哌嗪(piperazine)对蛔虫和蛲虫有较强的驱除作用。主要用于驱除肠道蛔虫。对蛔虫治愈率可达 70%~80%;对蛲虫,需用药 7~10 天。其机制主要是改变虫体肌细胞膜对离子的通透性,引起膜超极化,抑制神经 - 肌肉传递,导致虫体弛缓性麻痹而随肠蠕动排出。

治疗量时偶见恶心、呕吐、腹泻,敏感者可出现荨麻疹、支气管痉挛。有肝、肾疾病或癫痫史者禁用。

噻 嘧 啶

噻嘧啶(pyrantel)为广谱驱线虫药,对蛔虫、钩虫、蛲虫和毛圆线虫感染均有较好的疗效。能抑制虫体胆碱酯酶,使虫体神经肌肉兴奋性增强,肌张力增高,随后引起虫体痉挛和麻痹。不良反应较少,主要有胃肠不适,偶见头晕、发热。急性肝炎、肾炎、严重心脏病、2 岁以下儿童及孕妇禁用。

氯 硝 柳 胺

氯硝柳胺(niclosamide)又名灭绦灵。对血吸虫尾蚴和毛蚴有杀灭作用,用于杀灭钉螺预防血吸虫病。对牛肉绦虫、猪肉绦虫、阔节裂头绦虫和短膜壳绦虫感染均有良好疗效,尤以对牛肉绦虫的疗效为佳。

其作用机制是通过抑制虫体内线粒体氧化磷酸化过程,使 ATP 生成减少,妨碍虫体生长发育,杀死虫体头节和近端节片,虫体脱离肠壁,随肠蠕动排出。对虫卵无效。不良反应有头晕、胸闷、腹痛、发热及瘙痒等。

常用抗肠蠕虫药的适应证和合理选药见表 37-1。

表 37-1 抗肠蠕虫药的适应证和合理选用

适应证	首选药	次选药
蛔虫感染	甲苯咪唑、阿苯达唑	噻嘧啶、哌嗪、左旋咪唑
蛲虫感染	甲苯咪唑、阿苯达唑	噻嘧啶、恩波吡维铵(扑蛲灵)、哌嗪
钩虫感染	甲苯咪唑、阿苯达唑	噻嘧啶
鞭虫感染	甲苯咪唑	

续表

适应证	首选药	次选药
绦虫感染	吡喹酮	氯硝柳胺
姜片虫感染	吡喹酮	
华支睾吸虫感染	吡喹酮	阿苯达唑
囊虫感染	吡喹酮、阿苯达唑	
包虫病感染	阿苯达唑	吡喹酮、甲苯咪唑

（孙 芬）

复习思考题

1. 请为进入高疟区的健康人群提供合理的药物防治，并说明理由。
2. 选用磺胺类和乙胺嘧啶配伍作疟疾的病因性预防，有何根据？
3. 简述甲硝唑的药理作用、临床用途及不良反应。

制剂与用法

磷酸氯喹 片剂：0.25g，相当于氯喹盐基0.15g，治疗疟疾，首剂1g，隔8小时及第2、3天各服0.5g；疟疾预防每次0.5g，1次/周。

二盐酸奎宁 注射剂：0.25g/ml、0.5g/ml、0.25g/10ml。治疗脑型疟5~10mg/kg（最高量500mg），用葡萄糖注射液稀释成1~2mg/ml后缓慢静脉滴注（滴4小时），12小时后重复1次，患者清醒后改用口服。

硫酸奎宁 片剂：0.3g。每次0.3~0.6g，3次/天。

甲氟喹 治疗耐多药恶性疟：成人每次1000~1500mg（盐基），儿童每次25mg/kg。预防：每周250mg，连服4周，以后每周125mg。

青蒿素 片剂：0.1g。口服，首剂1g，6~8小时后及第2、3天各0.5g。注射剂：0.1g/2ml。肌内注射首剂0.2g，6~8小时后及第2、3天各0.1g。

磷酸伯氨喹 片剂：13.2mg（相当伯氨喹盐基7.5mg）。口服8天疗法：每次39.6mg，1次/天，连服8天。4天疗法：每次52.8mg，1次/天，连服4天。14天疗法：每次24.6mg，1次/天，连服14天。

乙胺嘧啶 片剂：6.25mg。预防每次25mg，1次/周，或每次50mg，1次/2周。抗复发治疗：每次50mg，1次/天，连服2天。

防疟片1号 片剂（氨苯砜100mg，乙胺嘧啶20mg）。每7天服1次，1片/次（首次连服2天，1片/天），可连服3个月。

防疟片2号 片剂（磺胺多辛250mg，乙胺嘧啶17.5mg）。每10~15天服1次，2片/次（首次连服2天，2片/天），连服不宜超过3个月。

甲硝唑 片剂：0.2g。治疗阿米巴痢疾：每次0.4~0.8g，3次/天，连服5~7天；治疗肠外阿米巴病：每次0.6~0.8g，3次/天，连服10天。治疗阴道滴虫病：每次0.2g，3次/天，疗程7天。注射剂：0.05g/10ml、0.5g/100ml。治疗厌氧菌感染：静脉滴注，首次15mg/kg，每6~8小时静脉滴注1次。临用前将药液稀释80mg/1ml以下，于1小时内缓慢滴完。口服剂量为每次0.2~0.4g，3次/天，7~10天为1个疗程。

替硝唑 片剂：100mg、500mg。治疗阿米巴病：成人300mg，2次/天，连服5天；儿童每次

50~60mg/kg，1 次 / 天，连用 3 天。治疗阴道滴虫病：首剂每次 2g，以后 150mg，3 次 / 天，疗程 5 天，儿童每次 50~75mg/kg，口服。治疗厌氧菌感染：口服首剂 2g，以后每次 500mg，2 次 / 天，连用 5~6 天。

二氯尼特糠酸酯　片剂。成人每次 500mg，3 次 / 天，共 10 天；儿童每天 20mg/kg，分 3 次给药，共 10 天。口服。

滴维净　片剂（含乙酰胂胺 0.25g，硼酸 0.03g，葡萄糖 0.681g）：1~2 片 / 次，塞入阴道穹隆部，1~3 次 / 天，10~14 天为 1 个疗程。

吡喹酮　片剂：0.2g。治疗慢性及晚期血吸虫病：每次 10mg/kg，3 次 / 天，连服 2 天；治疗急性血吸虫病：上述剂量连服 4 天；治疗绦虫病：10mg/kg，顿服；治疗囊虫病：疗程总量 90~120mg/kg，2~4 天为 1 个疗程；治疗华支睾吸虫病：每次 20mg/kg，3 次 / 天，连用 2 天；治疗姜片虫病：5~10mg/kg，顿服。

枸橼酸乙胺嗪　片剂：50mg。每次 0.1~0.2g，3 次 / 天，7~14 天为 1 个疗程。

甲苯咪唑　片剂：0.05g、0.1g。驱钩虫、鞭虫每次 0.1g，2 次 / 天，连服 3~4 天；驱蛔虫、蛲虫每次 0.2g，顿服。驱绦虫每次 0.3g，3 次 / 天，连服 3 天。

复方甲苯咪唑片（速效肠虫净片）　每片含甲苯咪唑 0.1g，左旋咪唑 25mg。用于驱钩虫、鞭虫或蛔虫、鞭虫、钩虫混合感染，每次 1 片，2 次 / 天。驱蛔虫顿服 2 片；驱蛲虫顿服 1 片。

阿苯达唑　片剂、胶囊剂：0.1g、0.2g。驱蛔虫、钩虫、蛲虫、鞭虫每次 0.4g，1 次 / 天，顿服。10 天后重复 1 次；驱绦虫、粪圆线虫每次 0.4g，1 次 / 天，连服 3~6 天。

噻嘧啶　片剂：0.3g。驱蛔虫每次 1.2~1.5g，1 次 / 天，睡前顿服；驱钩虫连服 3 天；驱蛲虫每晚 1 片，连服 3~5 天。

枸橼酸哌嗪　片剂：0.25g、0.5g。驱蛔虫：每天 75mg/kg，极量 4g/d，顿服；儿童每天 75~150mg/kg，极量 3g/d，空腹顿服，连用 2 天。驱蛲虫：成人每次 1.0~1.2g，2 次 / 天；儿童每天 60mg/kg，分 2 次，连用 7 天。

氯硝柳胺　片剂：0.5g。驱猪肉、牛肉绦虫：晨空腹服 1g，顿服，1 小时后再服 1 剂，1~2 小时后服硫酸镁导泻；驱短膜壳绦虫：清晨空腹嚼服 2g，1 小时后再服 1 剂，连服 7~8 天。

课件
38章PPT

扫一扫
知重点

第三十八章

抗恶性肿瘤药

学习要点

1. 抗肿瘤药物的作用机制及分类。
2. 常用抗肿瘤药物的作用特点。
3. 抗肿瘤药物的共有毒性和特殊毒性。
4. 抗肿瘤药物的应用原则。

恶性肿瘤是严重威胁人类健康的常见病、多发病,因其病因、发病机制等尚未十分清楚,目前对恶性肿瘤的防治,强调早期发现、早期诊断、早期治疗。采用手术治疗、放射治疗、化学治疗和免疫治疗等综合措施。化学治疗在综合治疗中占有重要地位,正由姑息治疗向根治性治疗过度。过去一些不可救治的恶性肿瘤已可治愈,如绒毛膜上皮癌、睾丸癌、淋巴肉瘤和乳腺癌等。

第一节　细胞增殖周期和抗肿瘤药物的基本作用

一、细胞增殖周期

细胞从一次分裂结束到下一次分裂完成,这段过程称为细胞增殖周期。肿瘤组织细胞按其繁殖特点,可分为增殖细胞群和非增殖细胞群(图 38-1)。

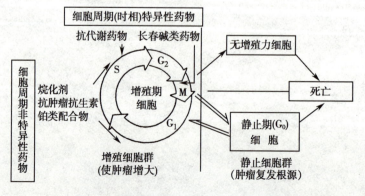

图 38-1　细胞增殖周期及药物作用示意图

1. 增殖细胞 是指正处于不断按指数分裂增殖的细胞,对肿瘤的生长和复发起决定性作用。增殖细胞群在肿瘤全部细胞群的比例称为生长比率(growth fraction,GF)。GF 值大,肿瘤生长快,对药物较敏感。按其分裂过程分为四期:G_1 期(DNA 合成前期)、S 期(DNA 合成期)、G_2 期(DNA 合成后期)、M 期(有丝分裂期)。

2. 非增殖期细胞 包括静止期细胞(G_0 期)和无增殖力细胞。G_0 期细胞是指有增殖能力但暂不增殖的后备细胞,对药物不敏感。当增殖周期中细胞被杀灭时,G_0 期细胞可进入细胞周期增殖,是肿瘤复发的根源。无增殖力细胞,无增殖能力或已进入老化即将死亡,与药物治疗关系不大。

二、抗恶性肿瘤药的分类

(一) 根据药物作用于肿瘤细胞周期分类

1. 周期非特异性药物(cell cycle non-specific agents,CCNSA) 能够杀灭增殖各期细胞,如烷化剂、抗肿瘤抗生素等。

2. 周期特异性药物(cell cycle specific agents,CCSA) 仅对增殖周期的某一期有较强的作用。如抗代谢药(甲氨蝶呤、氟尿嘧啶)主要作用于 S 期,长春碱、长春新碱作用于 M 期。

(二) 根据药物作用机制分类(图 38-2)

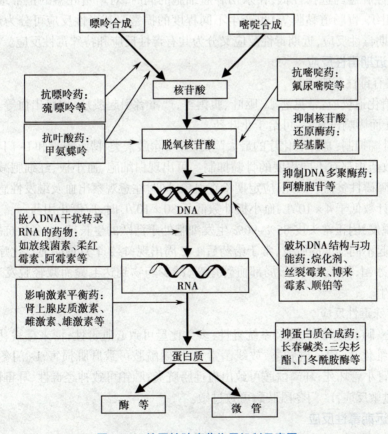

图 38-2 抗恶性肿瘤药作用机制示意图

1. 影响核酸生物合成的药物　如甲氨蝶呤、巯嘌呤、氟尿嘧啶、阿糖胞苷、羟基脲等。

2. 影响 DNA 结构与功能的药物　如烷化剂、丝裂霉素、博来霉素等。

3. 干扰转录过程和阻止 RNA 合成的药物　如放线菌素 D、柔丝霉素、多柔比星等。

4. 抑制蛋白质合成与功能的药物　如长春碱类、紫杉醇等。

5. 调节体内激素平衡的药物　如肾上腺皮质激素、雌激素、雄激素等。

6. 靶向抗肿瘤药物　如利妥昔单抗、贝伐珠单抗、吉非替尼等。

(三) 根据药物的来源和化学结构分类

1. 烷化剂　如环磷酰胺、白消安、噻替派等。

2. 抗代谢药　如甲氨蝶呤、巯嘌呤、氟尿嘧啶和阿糖胞苷等。

3. 抗肿瘤植物药　如长春碱、长春新碱、紫杉醇等。

4. 抗肿瘤抗生素　如放线菌素 D、平阳霉素、丝裂霉素等。

5. 抗肿瘤激素类　如肾上腺皮质激素、雌激素、雄激素等。

6. 其他抗肿瘤药物　如顺铂、利妥昔单抗、吉非替尼等。

三、抗恶性肿瘤药的毒性反应

抗恶性肿瘤药选择性低,在杀伤肿瘤细胞的同时,对增殖旺盛的正常组织(如骨髓、淋巴组织、胃肠道黏膜等)也产生不同程度的损害。其毒性反应可分为近期毒性反应和远期毒性反应,近期毒性反应又分为共有毒性反应和特殊毒性反应。

(一) 近期毒性反应

1. 共有毒性反应

(1) 消化道反应:常见恶心、呕吐、腹泻等,严重者引起溃疡、胃肠出血等。因严重恶心、呕吐而影响进食者,可给予止吐药。

(2) 骨髓抑制:是肿瘤化疗的最大障碍之一,除激素类、博莱霉素和 L-门冬酰胺酶外,大多数药物都有不同程度的骨髓抑制。可出现白细胞、血小板、红细胞减少,甚至发生再生障碍性贫血。因此,应定期检查血象,同时注意观察出血及继发性感染情况。若白细胞计数低于 4×10^9/L,血小板计数低于 80×10^9/L 时,应停止用药。

(3) 脱发:因正常头皮 85%~90% 生发细胞处于活跃的生长期,大多数抗恶性肿瘤药都会引起不同程度的脱发,常于给药后 1~2 周出现,1~2 个月最明显。化疗时,可给患者带上冰帽,使头皮冷却,局部血管痉挛,减少药物到达毛囊而减轻脱发。停药后毛发可再生。

2. 特殊毒性反应

(1) 心、肺、肝、泌尿、神经系统毒性:多柔比星可致心脏毒性;博来霉素、甲氨蝶呤可致肺纤维化;L-门冬酰胺酶、放线菌素 D、环磷酰胺可致肝脏损害;L-门冬酰胺酶、顺铂可致肾小管坏死;环磷酰胺可致出血性膀胱炎;顺铂可致神经毒性、耳毒性。

(2) 过敏反应:L-门冬酰胺酶可致过敏。

(二) 远期毒性反应

1. 免疫抑制　参与免疫功能的细胞增殖、分化较快、易受抗肿瘤药物的攻击,因此,抗肿瘤药对机体免疫功能都有不同程度的抑制,使接受化疗的患者易受感染,还可能发生与化疗相关的第二原发恶性肿瘤。

2. 致突变、致癌及致畸 多数抗肿瘤药可损伤 DNA，干扰 DNA 复制，导致基因突变；发生于一般组织细胞可致癌，以烷化剂最显著；发生于胚胎生长细胞可致畸，以抗代谢药最强。

3. 不育症 烷化剂可影响生殖内分泌系统功能，干扰生殖细胞的产生而致不育。

第二节　常用抗肿瘤药

一、影响核酸生物合成的药物

影响核酸生物合成的药物又称抗代谢药，它们的化学结构与核酸代谢的必须物质（如叶酸、嘌呤、嘧啶等）相似，可与其发生竞争性拮抗作用，干扰核酸的生物合成，从而阻止肿瘤细胞的分裂增殖。主要作用于 S 期细胞。

（一）二氢叶酸还原酶抑制剂

甲 氨 蝶 呤

甲氨蝶呤（methotrexate，MTX）又名氨甲蝶呤。其化学结构与叶酸相似，竞争性抑制二氢叶酸还原酶，使四氢叶酸生成障碍，干扰核酸和蛋白质的合成。

临床主要用于儿童急性淋巴性白血病，常与长春新碱、泼尼松或巯嘌呤合用有较好的疗效。对绒毛膜上皮癌、消化道癌也有较好疗效。

不良反应较多，常见胃肠道反应、骨髓抑制，长期服用可致肝、肾损害，有致畸作用。大剂量使用本品后可肌内注射亚叶酸钙，以保护骨髓正常细胞。

（二）嘌呤核苷酸互变抑制剂

巯 嘌 呤

巯嘌呤（mercaptopurine，6-MP）又名 6- 巯嘌呤。为抗嘌呤药。

本品在体内先经酶催化转变为硫代肌苷酸，干扰嘌呤代谢，阻碍核酸合成。对 S 期细胞最有效，对其他各期也有效，还有免疫抑制作用。

临床主要用于儿童急性淋巴细胞白血病，因起效慢，常作为维持治疗；大剂量对绒毛膜上皮癌、恶性葡萄胎也有效。

常见胃肠道反应和骨髓抑制，少数人可见黄疸和肝损害。

（三）胸苷酸合成酶抑制剂

氟 尿 嘧 啶

氟尿嘧啶（fluorouracil，5-FU）又名 5- 氟尿嘧啶，为抗嘧啶代谢药。

本品在体内转变为 5- 氟尿嘧啶脱氧核苷酸，抑制脱氧胸苷酸合成酶，阻止脱氧尿苷酸变为脱氧胸苷酸，干扰 DNA 合成；也可嵌入 RNA 中，干扰蛋白质合成。

对消化系统癌（胃癌、结肠癌、食管癌、肝癌、胰腺癌等）和乳腺癌疗效较好；对卵巢癌、宫颈癌、膀胱癌等也有效。临床常用于乳腺癌和胃肠道肿瘤手术后的辅助治疗。

不良反应主要是胃肠道反应，重者出现血性腹泻。还可抑制骨髓，导致脱发、共济失调等，偶见肝、肾毒性。

(四) DNA 多聚酶抑制剂

阿 糖 胞 苷

阿糖胞苷(cytarabine,Ara-C)能选择性抑制 DNA 多聚酶的活性而阻止 DNA 合成；也可掺入 DNA 中干扰其复制,使细胞死亡。S 期细胞对其最敏感。主要治疗成人急性粒细胞性白血病或单核细胞性白血病,适用于急性白血病的诱导缓解期及维持巩固期。不良反应主要是骨髓抑制和胃肠道反应。

(五) 核苷酸还原酶抑制剂

羟 基 脲

羟基脲(hydroxycarbamide,HU)是一种核苷二磷酸还原酶抑制剂,可以阻止核苷酸还原为脱氧核苷酸,选择性地抑制 DNA 的合成,对 RNA 及蛋白质的合成并无抑制作用。本品对 S 期细胞有选择性杀伤作用,对治疗慢性髓细胞白血病有显著疗效,对黑色素瘤、肾瘤、头颈部癌有一定疗效。由于可使部分肿瘤细胞集中在 G_1 期,故可用作同步化药物,增强化疗或放疗的敏感性。主要不良反应为骨髓抑制,并有轻度消化道反应。肾功能不良者慎用。可致畸胎,故孕妇禁用。

二、影响 DNA 结构与功能的药物

(一) 烷化剂

烷化剂是一类具有活泼烷化基团的化合物。能与细胞中的 DNA 或蛋白质分子中的羧基、巯基、氨基及磷酸基等基团发生烷化作用,造成 DNA 结构和功能损害,甚至细胞死亡。属周期非特异性药物。

环 磷 酰 胺

环磷酰胺(cyclophosphamide,CTX)又名安道生。是目前常用的氮芥类烷化剂。在体外无活性,进入体内经肝代谢生成醛磷酰胺,进一步在肿瘤中分解为强效的磷酰胺氮芥,破坏 DNA 结构与功能,抑制肿瘤细胞的生长与繁殖。此外,还有免疫抑制作用。

抗瘤谱广,主要用于恶性淋巴瘤,疗效显著;对多发性骨髓瘤、急性淋巴细胞白血病、卵巢癌、乳腺癌、肺癌及鼻咽癌等也有一定疗效。

不良反应主要为骨髓抑制,表现为白细胞减少、血小板减少;也可引起脱发、胃肠道反应、出血性膀胱炎,严重者有血尿;久用可抑制性腺,引起闭经、精子减少。

噻 替 派

噻替派(thiotepa,TSPA)对各种肿瘤细胞均有杀灭作用,属于周期非特异性药物。对肿瘤选择性高,抗瘤谱广。对乳腺癌、卵巢癌疗效较好,对膀胱癌、肝癌、宫颈癌、肺癌有一定疗效。不良反应主要是骨髓抑制,胃肠道反应较轻。

白 消 安

白消安(busulfan)又名马利兰(myleran)。对粒细胞的生成有明显的抑制作用,是治疗慢性粒细胞性白血病的首选药物。但对慢性粒细胞性白血病急性变及急性白血病无效。主要不良反应为骨髓抑制和胃肠道反应,久用可致肺纤维化、闭经、睾丸萎缩等。

卡 莫 司 汀

卡莫司汀(carmustine,BCNU),又名卡氮芥,具有高度脂溶性,能透过血脑屏障。用于原发性或颅内转移脑瘤,对恶性淋巴瘤、骨髓瘤也有一定疗效。不良反应有骨髓抑制及肺部纤维化、肝、肾损害、视神经炎等。

（二）破坏 DNA 的铂类配合物

顺铂和卡铂

顺铂（cisplatin，DDP）又名顺氯氨铂，为含铂无机络合物，口服无效。静脉给药后，在体内将所含的氯解离，与 DNA 链上的碱基形成交叉联结，从而破坏 DNA 的功能。属细胞周期非特异性药。抗瘤谱广，对睾丸肿瘤疗效显著，对卵巢癌、前列腺癌、膀胱癌、鼻咽癌、肺癌、恶性淋巴瘤均有较好疗效，为联合化疗常用药。主要不良反应有胃肠道反应、骨髓抑制。大剂量可引起肾脏毒性及听力减退。

卡铂（carboplatin，CBP）又名碳铂，作用与顺铂相似，毒性较小。主要用于不能耐受顺铂的睾丸癌、卵巢癌、鼻咽癌等。不良反应主要是骨髓抑制，胃肠道反应。耳、肾毒性明显小于顺铂。与顺铂有交叉耐药性。

（三）破坏 DNA 的抗生素

本类药物通过抑制 DNA、RNA 和蛋白质合成，干扰细胞分裂增殖而发挥其抗癌作用，属周期非特异性药物。

博　来　霉　素

博来霉素（bleomycin，BLM）又名争光霉素，为多种糖肽的复合物，主要成分为 A_2；平阳霉素（bleomycin A5，pingyangmycin，PYM）为单一组分 A_5。BLM 能与 DNA 结合，引起 DNA 单链断裂，阻止 DNA 复制。主要用于鳞状上皮癌（头、颈、口腔、食管、阴茎、宫颈等），对淋巴瘤和宫颈癌也有一定疗效。骨髓抑制轻，有胃肠道反应；肺毒性最为严重，大剂量可引起间质性肺炎或肺纤维化。

丝　裂　霉　素

丝裂霉素（mitomycin，MMC）又名自力霉素。能与 DNA 双链交叉联结，抑制 DNA 复制，也能使部分 DNA 断裂。抗癌谱广，主要用于胃癌、肺癌、乳腺癌、慢性粒细胞白血病等。为治疗消化道癌的常用药之一。主要不良反应为明显而持久的骨髓抑制及胃肠道反应，偶见肝、肾、心损害。

（四）拓扑异构酶抑制剂

依　托　泊　苷

依托泊苷（etoposide，VP-16）又名鬼臼乙叉苷。作用于 DNA 拓扑异构酶 Ⅱ，导致 DNA 结构破坏，抗瘤谱广，对 S 期和 G_1 期细胞有较强的杀伤作用。主要用于小细胞肺癌和睾丸肿瘤，也可治疗恶性细胞瘤，对脑瘤亦有效。常与顺铂合用。不良反应有骨髓抑制及胃肠道反应。

喜　树　碱

喜树碱（camptothecine，CPT）是从我国特有的植物喜树中提取的一种生物碱。拓扑替康（topotecan，TPT）系新型喜树碱的人工合成衍生物。

喜树碱类主要作用靶点为 DNA 拓扑异构酶 Ⅰ，从而干扰 DNA 结构和功能。对胃癌、绒毛膜上皮癌、恶性葡萄胎、急性及慢性粒细胞白血病有一定的疗效。毒性较大，可出现泌尿道刺激症状、消化道反应、骨髓抑制及脱发等。

三、干扰转录过程和阻止 RNA 合成的药物

放　线　菌　素　D

放线菌素 D（dactinomycin，DACT）又名更生霉素。能嵌入 DNA 双螺旋链的碱基

对中,与 DNA 结合成复合体,阻碍 RNA 多聚酶的功能,阻止 RNA 特别是 mRNA 的合成,从而阻止蛋白质合成,抑制肿瘤细胞的生长。

抗瘤谱窄,对绒毛膜上皮癌、恶性葡萄胎疗效较好,对肾母细胞瘤、横纹肌瘤也有一定疗效。

不良反应常见为骨髓抑制、胃肠道反应;有局部刺激性,可致疼痛和脉管炎。偶见脱发、皮炎、肝损害等。

多柔比星和柔红霉素

多柔比星(doxorubicin,ADM)又名阿霉素。能直接嵌入 DNA 碱基对之间,阻止转录过程,从而抑制 DNA 和 RNA 的合成。抗瘤谱广,疗效高,毒性低。主要用于对其他抗恶性肿瘤药耐药的急性淋巴细胞性白血病或粒细胞性白血病;也可用于恶性淋巴瘤、乳腺癌、胃癌、肝癌、膀胱癌等。常与其他抗癌药联合应用以提高疗效。最严重的毒性反应为心脏毒性,可引起心肌退行性病变和心肌间质性水肿,右丙亚胺(dexrazoxane)作为化学保护剂可预防心脏毒性的发生;此外,还有骨髓抑制、恶心、呕吐、脱发、高热等不良反应。

柔红霉素(daunorubicin,DNR)又名正定霉素。作用及机制、临床用途与多柔霉素相似,心脏毒性较大。

四、抑制蛋白质合成与功能的药物

(一)微管蛋白活性抑制剂

长 春 碱 类

常用药物有长春碱(vinblastine,VLB)和长春新碱(vincristine,VCR)均为夹竹桃科植物长春花中的生物碱。干扰纺锤丝微管蛋白的合成,使其变性,从而抑制有丝分裂,属于作用于 M 期的周期特异性药物。长春碱主要用于急性白血病、恶性淋巴瘤和绒毛膜上皮癌。长春新碱对儿童急性淋巴细胞白血病疗效较好,对恶性淋巴瘤也有效。长春碱主要不良反应为骨髓抑制和胃肠道反应,偶有外周神经炎。长春新碱对神经毒性突出,表现为四肢麻木及感觉异常、面瘫等,骨髓抑制和胃肠道反应较轻。

紫 杉 醇

紫杉醇(paclitaxel,PTX)是从紫杉和红豆杉中提取的二萜类化合物。能促进微管蛋白聚合并抑制微管解聚,从而阻碍纺锤体形成,抑制肿瘤细胞的有丝分裂。抗瘤谱广,对卵巢癌、乳腺癌、肺癌、食管癌、大肠癌有一定疗效。不良反应主要有骨髓抑制、心肌毒性、神经毒性、胃肠道反应、过敏反应等。紫杉醇的过敏反应可能与助溶剂聚氧乙基蓖麻油有关。

(二)影响氨基酸供应药

L-门冬酰胺酶

L-门冬酰胺酶(L-asparaginase)能水解血清中门冬酰胺而使肿瘤细胞缺乏门冬酰胺的供应,生长受到抑制。主要用于急性淋巴细胞白血病。不良反应主要是胃肠道反应,偶见过敏反应,应做皮试。

(三)干扰核蛋白体功能的药物

三尖杉生物碱类

三尖杉酯碱(harringtonine)和高三尖杉酯碱(homoharringtonine)是从三尖杉属植

物中提取的生物碱,为周期非特异性药物。可抑制蛋白质合成的起始阶段,使多聚核糖体分解,释放出新生肽链,但对 mRNA 或 tRNA 与核蛋白体的结合无抑制作用。本类药用于急性髓细胞白血病,疗效较好;对急性单核细胞白血病及慢性髓细胞白血病、恶性淋巴瘤等也有较好疗效。不良反应表现为骨髓抑制、消化道反应、脱发等,偶有心脏毒性。

五、调节体内激素平衡的药物

人体某些恶性肿瘤的发生与体内相应激素失调有关。应用某些激素或拮抗剂调整体内激素水平,可抑制肿瘤的生长,但激素不良反应多且严重,应严格掌握适应证。

肾上腺皮质激素

本类药物能抑制淋巴组织,促进淋巴细胞溶解。对急性淋巴细胞白血病及恶性淋巴瘤疗效较好,作用快但不持久,易产生耐药性。也可减少慢性淋巴细胞白血病的细胞数目。对其他肿瘤无效。因其具有免疫抑制作用,可助长肿瘤扩散,仅在肿瘤引起发热不退、毒血症状明显时,可少量短期应用以改善症状,同时应合用其他有效的抗肿瘤药和抗菌药。

雌 激 素 类

常用药物有己烯雌酚(diethylstilbestrol),可抑制下丘脑及垂体激素分泌,减少睾丸间质细胞分泌睾丸酮。用于治疗前列腺癌。也用于绝经期乳腺癌而有广泛转移者。

雄 激 素 类

常用药物有丙酸睾酮(testosterone propionate)、甲睾酮(methyltestosterone)。可抑制垂体促卵泡素的分泌,减少雌激素的分泌。主要用于晚期乳腺癌,尤其对骨转移者疗效较好。

他 莫 昔 芬

他莫昔芬(tamoxifen,TAM)为人工合成的抗雌激素药。化学结构类似雌激素,能与雌二醇竞争雌激素受体,与雌激素受体形成稳定的复合物并运入核内,阻止染色体基因开放,从而抑制雌激素依赖性肿瘤细胞的生长和发育。

主要用于治疗乳腺癌,绝经前、后均可用,但对绝经后的高龄患者疗效更好。

不良反应轻,有胃肠道反应,大剂量可致视力障碍。

氟 他 胺

氟他胺(flutamide)又名氟他米特。为非甾体抗雄激素药物,能阻断前列腺内二氢睾丸素与细胞核内受体结合,抑制睾丸素转变为二氢睾丸素,从而抑制雄激素对前列腺生长的刺激作用,使前列腺萎缩。主要用于需要雄激素阻断治疗的前列腺癌。

不良反应主要是男性乳房发育、胃肠道反应等。

六、靶向抗肿瘤药

目前临床应用较广泛的靶向抗肿瘤药主要为小分子药物和单抗两大类。这些特异性干预肿瘤细胞生物学行为信号通路的分子靶向药物具有高选择性和高治疗指数的优势,在临床用药中的地位和重要性正不断上升。

(一) 单克隆抗体类

1. 作用于细胞膜分化相关抗原的单克隆抗体

利妥昔单抗

利妥昔单抗(rituximab)是一种嵌合鼠/人的单克隆抗体,能与跨膜 CD20 抗原特异性结合。此抗原位于前 B 淋巴细胞和成熟 B 淋巴细胞,但在造血干细胞、不成熟 B 细胞、正常血浆细胞或其他正常组织中不存在。利妥昔单抗对应的抗原表达于 95% 以上的 B 淋巴细胞型的非霍奇金淋巴瘤。利妥昔单抗与 B 淋巴细胞上的 CD20 结合,并引发 B 细胞溶解的免疫反应。细胞溶解的可能机制包括补体依赖性细胞毒性和抗体依赖性细胞毒性。此外,利妥昔单抗可使耐药的 B 淋巴细胞系对一些化疗药物再次敏感。主要用于治疗复发或化疗耐药的 B 淋巴细胞型非霍奇金淋巴瘤。主要不良反应有低血压、发热、寒颤等输注相关综合征,也可出现感染、心血管系统、血液系统、神经系统不良反应等。

2. 作用于表皮生长因子受体的单克隆抗体

曲妥珠单抗

曲妥珠单抗(trastuzumab)是一种重组人源化单克隆抗体,特异性地作用于人表皮生长因子受体 -2 (HER2)的细胞外区域,可明显抑制 HER2 过度表达的肿瘤细胞增殖。该单抗是抗体依赖的细胞介导的细胞毒反应(ADCC)的潜在介质。在体外研究中,曲妥珠单抗介导的 ADCC 被证明在 HER2 过度表达的癌细胞中比 HER2 非过度表达的癌细胞中更优先产生。临床主要用于治疗 HER2 过度表达的转移性乳腺癌,可单独治疗,或与紫杉醇类联合应用。常见的不良反应是发热、恶心、呕吐等输液反应,感染、呼吸困难、过敏反应和心脏毒性等。

3. 作用于血管内皮生长因子的单克隆抗体

贝伐珠单抗

贝伐珠单抗(bevacizumab, avastin)是重组的人源化单克隆抗体,通过抑制人类血管内皮生长因子(VEGF)的生物学活性而起作用。VEGF 与其相应的受体结合可导致内皮细胞增殖和新生血管形成。贝伐珠单抗可结合 VEGF 并防止其与内皮细胞表面的受体(Flt-1 和 KDR)结合,不仅可抑制肿瘤的血管生成,还可以抑制新生的或复发的血管生成。主要用于晚期大肠癌、非小细胞癌、肾癌及乳腺癌的治疗。常见不良反应为无力、腹痛、消化道反流、上呼吸道感染、鼻出血等,严重不良反应为胃肠穿孔、伤口并发症、出血、高血压危象、充血性心力衰竭等。

(二) 酪氨酸激酶抑制剂

吉非替尼、厄洛替尼、埃克替尼

吉非替尼(gefitinib)、厄洛替尼(erlotinib)、埃克替尼(icotinib)是强效的表皮生长因子受体(EGFR)酪氨酸激酶抑制剂,可与 EGFR 细胞内的激酶结合域结合,抑制酪氨酸激酶的活性,阻断其下游信号通路,阻碍肿瘤的生长、转移和血管生成,并增加肿瘤细胞的凋亡。主要用于 EGFR 敏感突变的晚期非小细胞肺癌的治疗。常见的不良反应为恶心、呕吐、腹泻等消化道症状和皮疹、瘙痒等皮肤症状。

知识链接

肿瘤免疫治疗

肿瘤免疫治疗是利用人体的免疫机制,提高肿瘤细胞的免疫原性和对效应细胞杀伤的敏感性,激发和增强机体抗肿瘤免疫应答,并应用免疫细胞和效应分子输注到宿主体内,协同机体免疫系统杀伤肿瘤细胞、抑制肿瘤生长。肿瘤免疫治疗近来备受关注,是肿瘤治疗领域的焦点。与传统的手术、放疗、化疗相比,肿瘤免疫治疗具有以下优势:通过增强机体自身的免疫力抗肿瘤,毒副作用相对较少;目标明确,可选择性杀伤肿瘤细胞而对正常细胞无影响或影响较小;能清除因手术不彻底而残留的病灶,降低复发;对不宜进行手术的肿瘤患者,能抑制肿瘤发展,延长生命;增强机体免疫功能,减轻或恢复放疗、化疗所致的组织损伤。

肿瘤免疫治疗根据作用机制可分为主动免疫治疗(又称为肿瘤疫苗)、被动免疫治疗和非特异性免疫调节剂治疗三大类。肿瘤免疫治疗有望成为继手术、化疗、放疗、靶向治疗后肿瘤治疗领域的一场革新。

第三节　抗肿瘤药的应用原则

肿瘤耐药机制

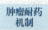

抗恶性肿瘤药物选择性差、毒性大,连续应用,肿瘤细胞对其易产生耐药性。为了提高疗效、减少不良反应和延缓耐药性,应根据患者的机体状况、肿瘤的病理类型和发展趋向、抗肿瘤药物的作用机制和细胞增殖动力学规律,设计联合用药方案。一般原则如下:

1. 根据细胞增殖动力学规律　增长缓慢的实体瘤,其 G_0 期细胞较多,一般先用周期非特异性药,杀灭增殖期及部分 G_0 期细胞,使瘤体缩小而驱动 G_0 期细胞进入增殖周期,再用周期特异性药杀灭之。相反,对于增长快速的肿瘤如急性白血病,则先用周期特异性药来杀灭 S 期和 M 期细胞,再用周期非特异性药杀灭其他各期细胞。此种按一定顺序给药的方法称序贯疗法。

2. 根据抗肿瘤药的作用机制　不同作用机制的药物合用可增强疗效,如环磷酰胺与甲氨蝶呤的合用。

3. 根据抗瘤谱　胃肠道腺癌宜用 5- 氟尿嘧啶、丝裂霉素、环磷酰胺等,肉瘤可用环磷酰胺、多柔比星等,鳞癌可用甲氨蝶呤、博来霉素等。

4. 根据药物的毒性　多数药物有骨髓抑制、胃肠道反应,而长春新碱、博莱霉素、激素类药则无明显的骨髓抑制作用,常合用既增强疗效,又降低毒性。

5. 给药方法　一般采用合适剂量间歇疗法比小剂量连续法的效果好,因为前者杀灭瘤细胞数更多,而且间歇用药也有利于造血系统等正常组织的修复与补充,有利于提高机体的抗瘤能力及耐药性。

(孙　芬)

扫一扫
测一测

复习思考题

1. 抗肿瘤药按作用机制分为几类？试各举 2~3 例药物名称。
2. 甲氨蝶呤、环磷酰胺、多柔比星、长春新碱的临床适应证有哪些？
3. 简述抗恶性肿瘤药的主要毒性反应。

制剂与用法

环磷酰胺 片剂:50mg。每次 50~100mg,2~3 次 / 天,1 个疗程总量 10~15g。注射剂:0.1g、0.2g。静脉注射,每次 0.2g,1 次 / 天或隔日 1 次,1 个疗程总量 8~10g。

白消安 片剂:0.5mg、2mg。2~8mg/d,分 3 次空腹服用,维持量 0.5~2mg,1 次 / 天。

噻替派 注射剂:10mg/1ml。肌内或静脉注射,临用前用注射用水稀释后使用,每次 10mg,1 次 / 天,1 个疗程总量 200mg。瘤体内注射,每次 5~10mg。

甲氨蝶呤 片剂:2.5mg。每次 5~20mg,1 次 / 天或隔日 1 次,注射剂:5mg。肌内或静脉注射,每次 5~20mg,1 次 / 天或隔日 1 次。

巯嘌呤 片剂:25mg、50mg、100mg。每天 1.5~3mg/kg,分 2~3 次服用。

氟尿嘧啶 注射剂:125mg/5ml、250mg/10ml。静脉注射,每次 0.25~0.5g,1 次 / 天或隔日 1 次,1 个疗程总量 5~10g。静脉滴注,每次 0.25~0.75g,1 次 / 天或隔日 1 次,1 个疗程 5 天,总量 8~10g。必要时可间隔 1~2 个月开始第 2 疗程。

盐酸阿糖胞苷 注射剂:50mg、100mg。静脉注射或静脉滴注,每次 1~2mg/kg,1 次 / 天,10~14 天为 1 个疗程。间隔 2 周,或连用 3~5 天,休息 1 周后重复给药。片剂:100mg。口服剂量同上。

放线菌素 D 注射剂:0.2mg。静脉注射或静脉滴注,每次 0.2~0.4mg,一日或隔日 1 次,1 个疗程总量 4~6mg。注意防止药液外漏。

博来霉素 注射剂:15mg、30mg。每次 15~30mg,1 次 / 天或隔日 1 次,缓慢静脉注射,450mg 为 1 个疗程。也可将 15mg 药物溶于 0.9% 氯化钠注射液 2~3ml 中,肌内注射。

丝裂霉素 注射剂:2mg、4mg、8mg。静脉注射,2mg/d 或每周 2 次,每次 4~6mg,40~60mg 为 1 个疗程。

盐酸多柔比星 注射剂 10mg、50mg。40~60mg/m²,每 3 周 1 次,静脉注射或静脉滴注。总量不宜超过 450mg/m²,以免发生严重心脏毒性。

盐酸柔红霉素 注射剂:10mg、20mg。0.5~0.8mg/kg,每周 2 次。

硫酸长春新碱 注射剂:1mg。每次 1~2mg,加 0.9% 氯化钠注射液 10~20ml 稀释后缓慢静脉注射,每周 1 次,1 个疗程总量 6~10mg。防止药液外漏。

硫酸长春地辛 注射剂:4mg。每次 3mg/m²,每周 1 次,静脉注射或静脉滴注,4~6 周为 1 个疗程。或连续静脉滴注 24 小时以上,4~6 周 1 次,严防药液外漏。

依托泊苷胶囊剂 100mg。每日 100~200mg/m²,连用 5 天,3 周后再重复用药。注射剂:100mg/5ml。静脉滴注,每次 100mg/m²,每日或隔日 1 次,3~5 次为 1 个疗程,3~4 周后再重复治疗。总剂量 1~2g。

顺铂 注射剂:10mg、20mg、30mg。静脉注射或静脉滴注,20mg/d,5 天为 1 个疗程,间隔 3~4 周重复用,1 个疗程总量 240mg。

卡铂 注射剂:100mg。临用前用 5% 葡萄糖注射液或 0.9% 氯化钠注射液制成 10mg/1ml 的溶液,再加入 5% 葡萄糖注射液 500ml 中静脉滴注。推荐剂量为 300~400mg/m²,一次给药;或 60~70mg/m²,

1 次 / 天,连用 5 天。每 4 周重复 1 个疗程。静脉滴注时避免直接光照,并防止药液外漏。

枸橼酸他莫昔芬　片剂:10mg。20~40mg/d,分 1~2 次口服。

L- 门冬酰胺酶　肌内或静脉注射,每次 20~200U/kg,每日或隔日 1 次,10~20 次为 1 个疗程。用药前皮内注射 10~50U,做过敏试验,观察 3 小时。

第三十九章

调节免疫功能药

学习要点

1. 调节免疫功能药的分类。

2. 环孢素、肾上腺皮质激素、硫唑嘌呤、抗淋巴球蛋白的免疫抑制作用和临床用途。

3. 卡介苗、左旋咪唑、胸腺素、转移因子、白细胞介素 -2 和干扰素等免疫增强药的作用和临床用途。

　　免疫系统是体内一个特殊的能识别异己、排除异己物质的系统,具有免疫防护、免疫稳定和免疫监视三大功能。若此功能异常,可导致自身免疫性疾病、免疫缺陷症、变态反应、肿瘤等发生。治疗免疫性疾病,可用调节免疫功能的药物,通过影响免疫应答反应和免疫病理反应而调节机体免疫功能。

知识链接

免疫应答反应和免疫病理反应

　　免疫应答反应:是指机体免疫系统在抗原刺激下所发生的一系列变化,可分三期——感应期、增殖分化期和效应期。感应期是抗原通过某一途径进入机体,被免疫细胞识别、递呈和诱导细胞活化的开始时期,又称识别阶段;增殖分化期是接受抗原刺激的淋巴细胞活化和增殖的时期,又称活化阶段;效应期是免疫效应细胞和抗体发挥作用将抗原灭活并从体内清除的时期,也称抗原清除阶段。正常的免疫应答反应在抗感染、抗肿瘤和抗器官移植排斥方面具有重要的意义。

　　免疫病理反应:当机体免疫功能异常时,可出现病理反应,包括变态反应、自身免疫性疾病、免疫缺陷病和免疫增殖病等,表现为免疫功能低下或过度增强,严重时可导致机体死亡。

第一节　免疫抑制药

　　免疫抑制药是一种非特异性地抑制机体免疫功能的药物,主要用于自身免疫性疾病和器官移植的抗排斥反应。

免疫抑制药大多数缺乏选择性和特异性,在抑制异常免疫反应的同时,也抑制正常的免疫反应。长期用药除了各药特有的毒性外,还易降低机体抵抗力而诱发感染、抑制机体对肿瘤的免疫监视作用、提高肿瘤发生率、抑制造血功能、影响生殖系统功能等不良反应。

硫 唑 嘌 呤

硫唑嘌呤(azathioprine)又名依木兰,为巯嘌呤的衍生物。主要抑制 DNA、RNA 和蛋白质合成,对 T 淋巴细胞抑制作用较强,对 B 淋巴细胞较弱。主要用于肾移植的抗排斥反应和类风湿关节炎、系统性红斑狼疮等多种自身免疫性疾病。不良反应有骨髓抑制、皮疹、荨麻疹、肝损害等。

环 孢 素

环孢素(cyclosporin)又名环孢素 A。选择性作用于 T 淋巴细胞活化早期,抑制白细胞介素 -2(IL-2)和干扰素的生成。但对吞噬细胞功能无影响,故一般不显著影响机体的防御功能。广泛用于器官、骨髓、皮肤和角膜移植时的抗排斥反应,为首选药。还可用于治疗其他药物无效的自身免疫性疾病,如系统性红斑狼疮、皮肌炎、银屑病等。不良反应主要是肾毒性,可能是抑制肾内舒血管物质,增加收缩血管物质,使肾单位皮质血流重新分布所致,故肾功能不全者慎用。其次为肝毒性,用药早期可出现一过性肝损害;此外,可引起胃肠道反应、高血压、多毛症、继发性感染、四肢感觉异常、齿龈增生、神经系统毒性、诱发肿瘤等。

抗淋巴细胞球蛋白

抗淋巴细胞球蛋白(antilymphocyte globulin,ALG)是一种较强的免疫抑制剂,特异性高,安全性好。可选择性与 T 淋巴细胞结合,在补体的协助下,溶解外周血淋巴细胞,对 T、B 细胞均有破坏作用,能有效抑制各种抗原引起的初次免疫应答。其特点是对骨髓无毒性。常与肾上腺皮质激素、硫唑嘌呤等合用,预防器官移植的排斥反应。

肾上腺皮质激素

肾上腺皮质激素常用药物有地塞米松(dexamethasone)、泼尼松(prednisone)、泼尼松龙(prednisolone)。对免疫反应的多个环节都有抑制作用。主要通过抑制炎性细胞因子如 IL-2、干扰素 -α 等基因的转录,从而抑制 T 细胞的克隆增殖发挥作用;并可抑制免疫反应诱导。广泛用于自身免疫性疾病、变态反应性疾病和器官移植时的抗排斥反应。作为免疫抑制药应用时,剂量较大,疗程较长,易引起糖尿病、消化性溃疡和库欣综合征等。

他 克 莫 司

他克莫司(tacrolimus)又名 FK-506,为一种高效、低毒的新型免疫抑制剂,作用与环孢素相似但更强。此药主要通过抑制白介细胞素 -2(IL-2)的释放,全面抑制 T 淋巴细胞的作用。临床上主要用于肝、肾移植后的排斥反应,对自身免疫性疾病也有一定的疗效,可用于治疗风湿性关节炎、肾病综合征、系统性红斑狼疮等。不良反应与环孢素相似,肾毒性及神经毒性不良反应发生率更高,而多毛症发病率较低;胃肠道反应及代谢异常均可发生。

单克隆抗体

目前常用的单克隆抗体有巴利昔单抗(basiliximab)、达利珠单抗(daclizumab)等,是经过杂交技术制备的一类特殊抗体,作为一种新型免疫抑制药已广泛应用于临床。

目前主要用于防治肾移植后的急性排斥反应及防治同种骨髓移植抗宿主效应,也可用于自身免疫性疾病的治疗。不良反应有过敏反应、寒战、出汗、腹泻、呼吸困难、发热、潮红、头疼、高血压、骨髓抑制、恶心、呕吐、皮疹、血清病等。

第二节 免疫增强药

免疫增强药是指能激活一种或多种免疫活性细胞,增强机体免疫功能的药物。

卡 介 苗

卡介苗(bacillus calmette-guerin vaccine,BCG)是牛结核分枝杆菌的减毒活菌苗。具有活化 T、B 淋巴细胞,增强机体的细胞免疫和体液免疫,提高巨噬细胞的吞噬能力,是非特异性免疫增强药。主要用于预防结核病,现也用于白血病、黑色素瘤和其他肿瘤的辅助治疗。不良反应与剂量、给药途径和以往免疫治疗次数有关。注射局部可见红斑、硬结,也可见寒颤、高热、过敏反应等。

胸 腺 素

胸腺素(thymosin)又名胸腺肽。可促进 T 细胞分化成熟,即诱导淋巴干细胞(前 T 细胞)转变为 T 细胞,并进一步分化成具有特殊功能的各亚型群 T 细胞;还能增强白细胞、红细胞的免疫功能。临床用于细胞免疫缺陷疾病(包括艾滋病)、自身免疫性疾病及肿瘤等的辅助治疗。偶有过敏反应。

转 移 因 子

转移因子(transfer factor,TF)是从人白细胞、牛脾、猪脾中提取出的小分子多肽。可将供体细胞免疫信息转移给受体的淋巴细胞,使之转化、增殖、分化为致敏淋巴细胞,从而获得较持久的免疫力。但不转移体液免疫,不起抗体作用。主要用于细胞免疫缺陷病、自身免疫性疾病和恶性肿瘤的辅助治疗;也试用于难控制的病毒性和真菌性感染。不良反应少,偶见皮疹。

干 扰 素

干扰素(interferon,IFN)是免疫系统产生的细胞因子。现已采用 DNA 重组技术生产重组人干扰素。具有广谱抗病毒、抑制肿瘤细胞的增殖和调节免疫功能等作用。大剂量给药可抑制体液免疫和细胞免疫,小剂量给药可增强体液免疫和细胞免疫。主要用于病毒性感染如感冒、乙肝、带状疱疹等和恶性肿瘤的预防及治疗,还可用于自身免疫性疾病的治疗。不良反应有发热、白细胞减少,少数患者快速静脉注射时可见血压下降。

左 旋 咪 唑

左旋咪唑(levamisole,LMS)是一种口服有效的免疫调节药,也是广谱驱虫药。左旋咪唑能使受抑制的巨噬细胞和 T 细胞功能恢复正常;对免疫功能低下者能促进抗体生成,使低下的细胞免疫功能恢复正常。临床主要用于免疫功能低下者恢复免疫功能,增强机体抗病能力;与抗肿瘤药合用治疗恶性肿瘤,可巩固疗效,减少复发或转移;对多种自身免疫性疾病如类风湿关节炎、系统性红斑狼疮等症状可改善。不良反应较轻,偶有头晕、乏力、皮疹等,个别患者可见白细胞减少。

白细胞介素 -2

白细胞介素 -2(interleukin-2,IL-2)又名 T 细胞生长因子。现用基因工程生产,称

重组人白细胞介素 -2。IL-2 与 IL-2 受体特异性结合而产生作用,是 T 细胞增殖分化所需的调控因子。对 B 细胞、自然杀伤(NK)细胞、抗体依赖性杀伤细胞和淋巴因子激活的杀伤(LAK)细胞等均可促进分化增殖。可用于治疗肿瘤、病毒性感染和自身免疫性疾病。不良反应有寒战、发热、皮肤瘙痒和胃肠道反应等。

(孙　芬)

 复习思考题

扫一扫
测一测

1. 常用的免疫增强药有哪些?主要用于哪几类疾病?
2. 在感染性疾病方面,如何合理应用免疫抑制药?
3. 简述环孢素的药理作用与临床用途。

制剂与用法

环孢素 A　口服液:5g/50ml。每天 10~15mg/kg,于器官移植前 3 小时开始应用,并持续 1~2 周,然后逐渐减至维持量 5~10mg/kg。静脉滴注时可将 50mg 以 0.9% 氯化钠注射液或 50g/L 葡萄糖注射液 200ml 稀释后于 2~6 小时内缓慢滴注,剂量为口服剂量的 1/3。

盐酸左旋咪唑　片剂:25mg、50mg。治疗肿瘤:每次 50mg,3 次 / 天,3 天 /2 周或 2 天 / 周。自身免疫性疾病:每次 50mg,2~3 次 / 天,连续用药。

干扰素　粉针剂:每瓶 100 万 U。肌内注射,每次 100 万 U,1~3 次 / 周,连用数日至 1 年以上。

转移因子　注射剂:2ml。肌内注射,每次 2ml,1~2 次 / 周。

胸腺素　注射剂:2mg/2ml。肌内注射,每次 2~10mg,1~2 次 / 天。症状改善后改为维持量,为每周 1mg/kg,用于长期替代疗法。

附录一 药品一般知识

一、药品标准和药典

(一) 药品标准

药品标准是国家对药品质量规格及检验方法所作出的技术规定,是药品生产、供应、使用、检验和管理部门共同遵循的法定依据。

(二) 药典

药典是由政府颁布的记载药品标准和规格的法典,它规定了比较常用而有一定防治效果的药品和制剂的标准规格和检验方法,是药品生产、供应、使用和管理的依据。

我国最早的一部药典是《新修本草》(659 年)。1930 年我国出版了《中华药典》。1953 年出版了《中华人民共和国药典》(The Pharmacopoeia of People's Republic of China),简称《中国药典》。现行版是《中华人民共和国药典》2015 年版,分为四部:药典一部收载药材及饮片(618),植物油脂和提取物(47)、成方制剂和单味制剂(1493) 等,品种共计 2158 种;药典二部收载化学药品、抗生素、生化药品、放射性药品等,品种共计 2271 种;药典三部收载生物制品,Ⅰ预防类(48)、Ⅱ治疗类(78)、Ⅲ体内诊断类(4)、Ⅳ体外诊断类(7),品种共计 137 种;药典四部收载药用辅料(270)、通则和指导原则(339)。

二、药物的剂型和制剂

为了适应治疗和预防的需要而制备的药物应用形式,称为药物剂型,简称剂型。常用的剂型有丸剂、冲剂、片剂、膜剂、栓剂、软膏剂、胶囊剂、气雾剂、滴鼻剂、乳剂等。同一种药物可以制成不同的剂型,如氨茶碱可以制成片剂供口服应用,也可以制成注射剂供静脉给药。同一种剂型可以有多种不同的药物,如片剂中有阿司匹林片,布洛芬片等,因此,在各种剂型中都包含有许多不同的具体品种,称为药物制剂。

三、药品批准文号、批号、有效期和失效期

1. 药品批准文号　是新药上市时,由国家药品管理部门下发给生产单位的批准其生产该品种的文号,是药品生产上市流通的依据。

药品批准文号格式:国药准字 +1 位字母 +8 位数字,化学药品使用字母"H",中药使用字母"Z",生物制品使用字母"S",进口分装药品使用字母"J",体外化学诊断试剂使用字母"T",药用辅料使用字母"F",通过国家药品监督管理局整顿的保健药品使用字母"B"。数字

的第 1、2 位为原批准文号的来源代码,其中"10"代表原卫生部批准的药品,"19""20"代表 2002 年 1 月 1 日以前国家药品监督管理局批准的药品,其他使用各省行政区划代码前两位的为原各省级卫生行政部门批准的药品。第 3、4 位为换发批准文号之公元年号的后两位数,但来源于卫生部和国家药品监督管理局的批准文号仍使用原文号年号的后两位数。数字第 5 至第 8 位为顺序号。例:原卫生部核发的化学药品批准文号,如"卫药准字(1997)X-01(1)号",现为"国药准字 H10970001"("H"为化学药品,"10"表示原卫生部核发的批准文号,"97"为原批准文号年份的后两位数字,"0001"是顺序号);原省级药品监督部门核发的化学药品批准文号,如"京卫药准字(1996)第 000001 号"现为"国药准字 H11020001"("H"为化学药品,"11"为北京市的行政区划代码前两位,"02"为核发之年 2002 年的后两位数字,"0001"为新的顺序号)。以此类推。从 2003 年 6 月 30 日后,印有原格式批准文号及注册证号的标签禁止流通使用。

2. 批号(batch)　用来表示药品生产日期的一种编号。常以同一次投料、同一生产工艺所生产的产品作为一个批号。批号的标示法,卫生部统一规定:包括日号和分号,标注时,日号在前,分号在后,中间以短横线相连。日号一律规定为 6 位数,如 2017 年 6 月 28 日生产的日号为 170628;分号的具体表示方法由生产单位根据生产品种、投料、检验、包装、小组代号等自行确定。例:2017 年 6 月 28 日生产的第三批即标为 170628-3。每一品种同天投料作为一日号;每投料一次作为一分号,可表示为:

$$17\quad 06\quad 28\text{-}3$$
$$\text{年}\quad\text{月}\quad\text{日}$$
$$\text{日号 - 分号}$$

了解批号的作用:①判断药品出厂时间的早晚(新旧程度);②推算失效日期;③便于对不合格的药品进行处理。

3. 有效期(validity)　是指在规定的贮存条件下能够保持药品质量的期限。如某药物标明有效期为 2018 年 7 月,即表示该药可使用至 2018 年 7 月 31 日,8 月 1 日即失效。有的药物只标明有效期 2 年,则可从本药品的批号推算出其有效期限,如某药的批号为 170918,则表示该药在 2019 年 9 月 18 日以前有效。国内统一采用有效期。

4. 失效期(expiry date)　是指在规定的贮存条件下,药品从生产制造之日或自检验合格之日到有效期满的时间。如某药品标明失效期为 2020 年 10 月,即表示该药只能用到 2020 年 9 月底,10 月 1 日已失效。进口药品多采用失效期,用 Exp.date 或 Use before 表示。

四、假药与劣药

假药、劣药是指不符合药品质量标准或违反药品管理局规定的药品。由于假药、劣药可能对人们的身体健康和生命安全产生极大的危害,所以《中华人民共和国药品管理法》严禁生产、销售和使用假药、劣药。

(一) 假药(bogus drug)

有下列情形之一的,为假药:①药品所含成分与国家药品标准规定的成分不符的;②以非药品冒充药品或者以他种药品冒充此种药品的。

有下列情形之一的药品,按假药论处:①国务院药品监督管理部门规定禁止使用的;②依照本法必须批准而未经批准生产、进口,或依照本法必须检验而未经检验即销售的;③变质的;④被污染的;⑤使用依照本法必须取得批准文号而未取得批准文号的原料药生产的；⑥所标明的适应症或功能主治超出规定范围的。

(二) 劣药(drug of inferior quality)

药品成分的含量不符合国家药品标准的,为劣药。

有下列情形之一的药品,按劣药论处：①未标明有效期或者更改有效期的；②不注明或者更改生产批号的；③超过有效期的；④直接接触药品的包装材料和容器未经批准的；⑤擅自添加着色剂、防腐剂、香料、矫味剂及辅料的；⑥其他不符合药品标准规定的。

五、特殊管理药品

根据《中华人民共和国药品管理法》规定,对于麻醉药品、精神药品、毒性药品、放射性药品实行严格的特殊管理,既要保证医疗需要,又要防止流失产生不良后果(吸毒、自杀、犯罪等)。

(一) 医疗用毒性药品管理

国务院 1988 年 12 月 27 日发布《医疗用毒性药品管理办法》,共 14 条。该办法从毒性药品的制剂加工、配制、经营、供应及使用、保管均作了详细的规定。由于毒性药品关系到人们的生命安危,故《医疗用毒性药品管理办法》中对医疗用毒性药品做了严格的处罚规定。

1. 概念　医疗用毒性药品是指毒性剧烈、治疗剂量与中毒剂量相近,使用不当会致人中毒或死亡的药品。

2. 分类　医疗用毒性药品分为中药和西药两大类。

毒性中药品种(包括原药材和饮片)共 27 种：

砒石(红砒、白砒)、砒霜、水银、生马钱子、生川乌、生草乌、生白附子、生附子、生半夏、生南星、生巴豆、斑蝥、青娘虫、红娘虫、生甘遂、生狼毒、生腾黄、生千金子、生天仙子、闹羊花、雪上一枝蒿、红升丹、白降丹、蟾酥、洋金花、红粉、轻粉、雄黄。

毒性西药品种(仅指原料,不包括制剂)共 11 种：

去乙酰毛花苷丙、洋地黄毒苷、阿托品、氢溴酸后马托品、二氧化二砷、毛果芸香碱、升汞、水杨酸毒扁豆碱、亚砷酸钾、氢溴酸东莨菪碱、士的宁。

3. 管理

(1) 毒性药品必须储存于专用仓库或专柜加锁并由专人保管。库内需有安全措施,如警报器、监控器,并严格实行双人、双锁管理制度。

(2) 毒性药品的验收、收货、发货均应坚持双人开箱、双人收货、发货制度,并共同在单据上签名盖章。严防错收、错发,严禁与其他药品混杂。

(3) 建立毒性药品收支账目,定期盘点,做到账物相符,发现问题应立即报告当地药品主管部门。

(4) 对不可供应的毒性药品,经单位领导审核,报当地有关主管部门批准后方可销毁,并建立销毁档案,包括销毁日期、时间、地点、品名、数量、方法等。销毁批准人、销毁人员、监督人员均应签字盖章。

(二) 精神药品

1. 概念　精神药品是指作用于中枢神经系统,使之兴奋或抑制,连续使用可产生精神依赖性的药品。

2. 分类　根据精神药品对人体产生依赖性和危害人体健康的程度,我国 2005 年 11 月 1 日起施行的《麻醉药品和精神药品管理条例》中,将精神药品分为两类:第一类和第二类。

第一类比第二类药品更易产生依赖性,且毒性较强。我国《精神药品品种目录(2013年版)》中,第一类68种,第二类81种。

我国目前生产、使用的第一类精神药品主要有:布桂嗪(强痛定)针、布桂嗪片、复方樟脑酊、咖啡因粉、安钠咖片、安钠咖针、哌醋甲酯针、哌醋甲酯片、司可巴比妥胶囊、盐酸丁丙诺啡针;我国目前生产、使用的第二类精神药品主要有:巴比妥、苯巴比妥、利眠宁、氯硝西泮、地西泮、艾司唑仑、氟西泮、眠尔通、三唑仑、氨酚待因等。

3. 管理　《麻醉药品和精神药品管理条例》(2016年修正)中规定:麻醉药品和第一类精神药品不得零售。禁止使用现金进行麻醉药品和精神药品交易,但是个人合法购买麻醉药品和精神药品的除外。第二类精神药品零售企业应当凭执业医师出具的处方,按规定剂量销售第二类精神药品,并将处方保存2年备查;禁止超剂量或者无处方销售第二类精神药品;不得向未成年人销售第二类精神药品。第二类精神药品经营企业应当在药品库房中设立独立的专库或者专柜储存第二类精神药品,并建立专用账册,实行专人管理。专用账册的保存期限应当自药品有效期期满之日起不少于5年。

(三) 麻醉药品

1. 概念　麻醉药品是指连续使用后易产生身体依赖性,能成瘾癖的药品。被纳入国际禁毒公约管制的物质,共分为两大类:一类为精神药品;另一类即为麻醉药品。

2. 分类　我国《麻醉药品品种目录(2013年版)》中,麻醉药品品种共有121种。主要包括阿片类、吗啡类、乙基吗啡类、可待因类、福可定类、可卡因类、合成麻醉药类及中间体等。

3. 管理　《麻醉药品和精神药品管理条例》(2016年修正)中规定麻醉药品和第一类精神药品的使用单位应当设立专库或者专柜储存麻醉药品和第一类精神药品。专库应当设有防盗设施并安装报警装置;专柜应当使用保险柜。专库和专柜应当实行双人双锁管理。麻醉药品储存单位以及麻醉药品和第一类精神药品的使用单位,应当配备专人负责管理工作,并建立储存麻醉药品和第一类精神药品的专用账册。药品入库双人验收,出库双人复核,做到账物相符。专用账册的保存期限应当自药品有效期期满之日起不少于5年。

执业医师取得麻醉药品和第一类精神药品的处方资格后,方可在本医疗机构开具麻醉药品和第一类精神药品处方,但不得为自己开具该种处方。执业医师应当使用专用处方开具麻醉药品和精神药品。

在医疗机构就诊的癌症疼痛患者和其他危重患者得不到麻醉药品或者第一类精神药品时,患者或者其亲属可以向执业医师提出申请。具有麻醉药品和第一类精神药品处方资格的执业医师认为要求合理的,应当及时为患者提供所需麻醉药品或者第一类精神药品。

(四) 放射性药品

1. 概念　放射性药品是指用于临床诊断或者治疗的放射性核素制剂或者其标记药物。

2. 分类　我国国家药品标准收载的36种放射性药品是由14种放射性核素制备的。因此,可按放射性核素的不同分为14类。它们是 ^{32} 磷、^{51} 铬、^{67} 镓、^{123} 碘、^{125} 碘、^{131} 碘、^{132} 碘、^{131} 铯、^{133} 氙、^{169} 镱、^{198} 金、^{203} 汞、^{99m} 锝、^{133m} 铟。

3. 管理

(1) 放射性药品应严格实行专库(柜)、双人双锁保管,专账记录。仓库需有必要的安全措施。

(2) 放射性药品的储存应具有与放射剂量相适应的防护装置;放射性药品置放的铅容器应避免拖拉或撞击。

（3）严格出库手续,出库验发时要有专人对品种、数量进行复查。

（4）由于过期失效而不可供用的药品,应清点登记,列表上报,监督销毁,并由监销人员签字备查,不得随便处理。

（侯　晞）

附录二 处 方

一、处方的概念、意义和分类

(一) 概念

处方是药剂配发和生产的重要书面凭证。

(二) 意义

处方具有法律上、经济上、技术上的意义。

1. 法律意义　因开写处方或调配处方引起差错以及造成的医疗事故,医师和药师都负有相应的法律责任,处方可作为法律凭证,以追究责任。医师具有诊断权和开具处方权,但无调配处方权;药师具有审核、调配处方权,但无诊断和开具处方权。

2. 经济意义　处方是药品消耗及药品经济收入结账的凭据和原始依据,也是患者在治疗疾病,包括门诊、急诊、住院全过程中用药的真实凭证,所以原始处方必须保存,以供备查。

3. 技术意义　开具或调配处方者都必须是经过医药院校系统专业学习,并经资格认定的医药卫生技术人员担任。医师必须对患者作出明确的诊断后,在安全、合理、有效、经济的原则下开具处方。药学技术人员按医师处方准确、快捷地调配,并将药品发给患者应用。

(三) 分类

1. 法定处方　主要指中国药典局颁标准收载的处方,具有法律的约束力。在制备或医师开写法定制剂和药品时,均须遵照此规定。

2. 协定处方　是医院药剂科根据医院日常医疗需要,与医师共同协商制订的处方。它适用于大量配制与储备,也便于控制药品的品种和质量,减少患者等候取药的时间。

3. 医师处方　是医师根据患者的病情需要开写给药房要求配方和发药的药单,也是患者取药的凭证。它直接关系到患者的医疗效果和健康,所以必须严肃认真地开写处方和调配处方,以保证患者用药安全有效。

二、处方的组成

处方由处方前记、处方正文和处方后记三部分组成。

(一) 处方前记

处方前记包括医院名称、就诊科室、门诊或住院病历号、处方编号、患者姓名、性别、年龄、开具日期、临床诊断等。

(二) 处方正文

1. 处方头(上记)　以 Rp 或 R 开头,是拉丁文 Recipe("请取")的缩写。

2. 处方正文(中记)　包括药名、剂型、规格和数量。

3. 用法(标记)　用 S. 或 Sig. 表示,是拉丁文 Signare 的缩写,原意为"标记",转译为用药方法或"用法"。包括每次量、每日几次、给药途径及注意事项。

(三) 处方后记

处方后记包括医师签名和(或)加盖专用签章,药品金额以及审核、调配、核对、发药人签名。

处方示例

××××医院

处　方　笺

NO:

姓名		年龄		性别		科　别	
门诊号		住院号				床位号	
诊断					日期		

Rp

硫酸阿托品注射液　0.5mg×1 支

用法:0.5mg　i.m.　st

阿司匹林肠溶片　100mg×30 片

用法:100mg　q.d　p.o

医师

药品金额_____　　审　核_____

调配者_____　　核对者_____

三、处方书写的一般规则及注意事项

1. 处方书写及相关要求　处方必须在专用的处方笺上用钢笔书写,用黑色或蓝黑色墨水,要求字迹清晰、剂量准确、不得涂改,如有涂改,医师须在涂改处签名及注明修改日期。处方一律用规范的中文或英文名称书写,不准任意缩写或用代号。年龄要写实足年岁,婴幼儿写月龄、日龄及体重。

2. 处方书写格式　处方中每一药名占一行,制剂规格和数量写在药名后面,用药方法写在药名下面。开写药物较多时,按各药所起作用的主次顺序书写。制剂浓度通常采用百分浓度表示。

3. 书写药名规则　药品名称以《中华人民共和国药典》为准,如药典未收载者可采用通用名或商品名。调配处方时要求医师开具处方的药品名与配发药品的名称必须一致,尽管是同一药品不同的商品名,如处方名称与所配发药品商品名不同,仍应由医师重新改写,以免引起患者的误解和纠纷。

4. 处方用药剂量和剂量单位　药品剂量和数量,一律用阿拉伯数字表示。但需在小数前加零(如 0.5)或在整数后加点添零(如 5.0),并采用药典规定的法定计量单位。凡固体或半固体药物以克(g)为单位,液体以毫升(ml)为单位,在开写处方时,计量单位如毫克(mg)、微克(μg)、单位(U)等,则必须写明,如 10 毫克应写成 10mg。

5. 处方用法与用量规则　用法须写清楚、详细,用中文或拉丁缩写词。

6. 处方限量规则　①急诊处方:西药、中成药限 1~3 日,中药汤剂 1~3 付。②门诊处方:西药、中成药限 3~7 日,中药汤剂 3~7 付;慢性病可增至 2 周量;特殊慢性病(结核、糖尿病等)可增至 1 个月量。③麻醉药品:注射剂不得超过 2 日常用量,片剂、酊剂、糖浆剂不得超过 3 日常用量,连续使用不得超过 7 天;晚期癌症患者凭专用"麻醉药品供应卡",注射剂处方一次不超过 3 日量,控(缓)释剂一次不超过 15 日量,其他剂型的麻醉药品处方一次不超过 7 日量。④精神药品:一类精神药品不得超过 3 日常用量,二类精神药品不得超过 7 日常用量。⑤毒性药品不得超过一日量。处方中每种药物的剂量一般不应超过药典规定的极量,如因病情需要超过极量时,医师应在所用剂量旁签字或加"!"号,以示对患者的安全负责。

7. 危重患者急需用药时,应使用急诊处方笺(淡黄色)。为便于识别和管理,麻醉药品用淡红色处方,儿科处方用淡绿色处方,普通药品用白色处方。中、西药应分处方开写。

8. 开具处方后的空白处应画一斜线,以示处方完毕。每张处方不得超过 5 种药品。

9. 处方保管与销毁规则　普通处方、急诊处方、儿科处方保留 1 年,毒性药品、精神药品及戒毒药品处方保留 2 年,麻醉药品处方保留 3 年。销毁处方需经院长书面批准方能执行。

10. 处方调配规则　处方调剂与审核、配发药品的药剂人员,必须是药学专业院校毕业并取得相应的药学专业技术职务任职资格方可上岗。药品在发给患者前必须双人核对。为确保发出的药品准确无误,发药人员必须由药师以上专业技术人员担任。药学技术人员对处方所列药品不能擅自更改或使用代用品。

调配处方过程中必须做到"三查六对"。三查:接方时查处方前记、正文、后记是否正确完整;调配时查药名、用法、用量与处方内容是否相符;发药时查配方与处方各项内容是否正确。六对:对患者姓名、性别、年龄;对药名、用法、用量;对用量与患者年龄是否相符;对是否有配伍禁忌或药物相互作用;对临床诊断与药品使用是否合理;对药品包装、标签、药袋书写与处方医嘱是否相符。

处方常用外文缩写词

缩写词	中文	缩写词	中文
aa	各	p.o. 或 o.s.	口服、经口
ad	加	p.r.	灌肠
add	加至	i.h.	皮下注射
q.s.	适量	i.m.	肌内注射
a.m	上午,午前	i.v.	静脉注射
p.m	下午	i.v.gtt 或 i.v.drip	静脉滴注
a.c	饭前(服)	h.s.	睡时
p.c	饭后	q.n.	每晚

续表

缩写词	中文	缩写词	中文
q.m.	每晨	pr.dos	顿服，一次量
us int.	内服	p.r.n.	必要时（长期医嘱）
us ext.	外服	s.o.s.	必要时（临时医嘱）
Pr.ocul.	眼用	stat!（st.）	立即
Pr.aur.	耳用	cito!	急速地
Pr.nar.	鼻用	lent!	慢慢地
O.D.	右眼	Co. 或 Comp.	复方的
O.S.（或 O.L.）	左眼	M.f.	混合
O.U.	双眼	Rp.	取
Amp.	安瓿	sig. 或 s.	标记（用法）
U.	单位	Inj.	注射剂
I.U.	国际单位	Tab.	片剂
A.S.T.	皮试后	Caps.	胶囊剂
Aq.Dest.	蒸馏水	Ung.Oint.	软膏剂
q.o.d.	隔日 1 次	Ocul.	眼膏剂
q.d.	每日 1 次	Aur.	滴耳剂
b.i.d.	每日 2 次	Nar.	滴鼻剂
t.i.d.	每日 3 次	Gtt.	滴眼剂
q.i.d.	每日 4 次	Syr.	糖浆剂
q.h.	每小时	Sol. 或 Liq	溶液剂
q.6h.	每 6 小时 1 次	Mist. 或 M.	合剂
q.2d.	每 2 日 1 次	Tinct. 或 Tr.	酊剂

处 方 练 习

1. 取 200mg 氢化可的松注射液加入 10% 葡萄糖注射液 500ml 中，静脉滴注，一次量。

2. 取地西泮片剂 2.5 毫克，一次 5 毫克，一日一次，睡前服，共二日量。

3. 取复方新诺明片（SMZ-Co.）0.48 克，一日两次，每次两片，口服，共三日量。

4. 取哌替啶注射液 100 毫克（100mg/2ml），每次 100mg，必要时肌内注射。

5. 取青霉素钠盐粉针剂 80 万单位，一次 80 万单位，一日两次，肌内注射，共五日量。（同时开注射用水）

6. 取雷米封 0.3 克，维生素 B_6 片 20 毫克，每日三次，每次各一片，饭后服，共七日量。

7. 取盐酸麻黄素片，规格:25 毫克 / 每片，一次 50 毫克，一日三次，共三日量。

8. 取呋塞米注射液 20 毫克，加入 5% 糖盐水 500 毫升中，静脉滴注，一日一次，共三日量。

(侯 晰)

附录三　处方药与非处方药

一、处方药

(一) 概念

处方药(prescription drug)是指离开医师对疾病的诊断、药品的选择和使用控制,离开医疗机构专门的给药工具、技术和设施,患者及其看护无法正确选择、使用或者难以保证用药安全、有效,必须凭医师处方调配、零售、购买或必须由医师或医疗技术人员使用或在其监控下使用的药品。

(二) 分类

根据处方药零售、使用上的限制不同,可将处方药分为:

1. 患者不可自行用药,必须由医师使用或在医院由医师监控使用的且社会药店不可零售的处方药,如一类精神药品、麻醉药品、放射性药品、堕胎药米非司酮等。

2. 患者不可自行用药,必须由医师、医疗技术人员使用,社会药店可零售的处方药,如注射给药的处方药。

3. 患者可按处方和医嘱自行用药,社会药店可零售的处方药,如口服抗生素等。

二、非处方药

(一) 概念

非处方药(nonprescription drug)是指经国家卫生行政部门批准,不需要医师处方,按药品说明书自行判断,使用安全有效的药品。美国把非处方药又称柜台发售药品(over the counter drugs,OTC),所以世界各国都把非处方药简称为OTC。日本则称为"一般用医药品"或"大众药",其定义是"由公众直接从药房、药店等处购得,并在自我判断基础上使用的药物"。

(二) 分类

由于安全性、稳定性和使用复杂程度的不同,非处方药的零售渠道和管理规则也不同,可将非处方药分为:

1. 甲类非处方药　是指只能在具有"药品经营许可证"、配备执业药师或药师以上药学技术人员的社会药店、医疗机构药房零售的非处方药。

2. 乙类非处方药　是指除社会药店和医疗机构药房外,还可以在经过批准的普通零售商店企业零售的非处方药。

(三) 我国遴选非处方药的指导思想和原则

我国遴选非处方药的指导思想是"安全有效、慎重从严、结合国情、中西(药)并重"。其遴选原则是"应用安全、疗效确切、质量稳定、使用方便"。

1999 年原国家药品监督管理局发布了《国家非处方药目录　西药、中成药(第一批)》,上篇收载化学药品(西药)23 类 165 个品种,包括 121 个活性成分;下篇收载中成药 160 个,共 325 个品种。第一批发布的国家非处方药暂时全部按甲类非处方药管理,在发布《第二批国家非处方药药品目录(化学药品、中成药)》时补充发布了"第一批国家非处方药目录中乙类非处方药药品名单",其中化学药品乙类非处方药制剂 88 个,中成药乙类非处方药制剂 106 个。

2001—2003 年陆续发布了第二批、第三批、第四批、第五批和第六批"国家非处方药目录",公布形式与第一批目录有所不同:①化学药品部分改为按呼吸系统用药、神经系统用药、消化系统用药、五官科用药、皮肤用药、妇科用药、维生素与矿物质类药分类,共 7 部分;②化学药品和中成药均按制剂品种公布;③分甲类非处方药和乙类非处方药。

由于非处方药不需要凭执业医师处方,消费者可按药品说明书自行判断、购买和使用,因此,对部分品种规定了使用时间、疗程,突出强调"如症状未缓解或消失应向医师咨询"。

三、处方药与非处方药的区别

(一) 处方药与非处方药的共同点

处方药与非处方药的分类标准因各国具体情况不同而有所差异,但总的要求是一致的,其共同点是:①国际规定的管制药品,如麻醉药品、精神药品、放射药品及毒性药品均列入处方药范围;②OTC 给药途径一般为口服、腔道及皮肤外用;③可自行诊断、自我治疗的轻微病症的用药;④无潜在滥用、误用可能的药品可列入 OTC 范围。

(二) 处方药与非处方药的区别

处方药与非处方药的区别

项目	处方药	非处方药
疾病诊断者	医师	患者自我诊断
疾病类型	病情较重,需经医师诊断治疗	小伤小病解除症状,慢性病维持治疗
取药凭证	医师处方	不需处方
取药地点	医院调剂科、药店(凭医师处方)	医院调剂科、药店、超市(乙类)
服药天数	较长	较短
给药途径	根据病情和医嘱执行	口服、外用为主
保护方式	新药保护、专利保护期	品牌保护
宣传对象	医师	消费者
广告范围	专业性医疗报刊	大众传播媒体
专有标示	无	有

处方药与非处方药尽管组分为同一活性成分,但各有其适应指征。例如非甾体类抗炎药布洛芬在处方药中的适应证为类风湿关节炎、滑膜炎、强直性脊椎炎;而在非处方药中的适应证则是治疗头痛、牙痛、发热、痛经等。两者的剂量、用药持续时间、剂型规格、品牌和药品标识物也不尽相同,但彼此可以互相转换。

(侯　晞)

附录四　国家基本药物目录与国家基本医疗保险药品目录

一、国家基本药物目录

世界卫生组织（WHO）把保障基本医疗需要的药物命名为基本药物（essential drugs），即医疗、预防、康复、保健、计划生育中必需的、疗效确切、安全可靠、适合国情，在使用中首选的药品。各医疗单位有了这些药物和制剂，基本上可以解决医疗常规用药的需要。国家基本药物是指由国家政府制定的《国家基本药物目录》中的药品。《国家基本药物目录》收载的基本药物是指能满足大多数人基本卫生保健需求的药物，主要用于指导临床医师合理用药，降低群众基本用药负担，保障人人享有基本医疗卫生服务的利益。国家基本药物的遴选原则为：临床必须、安全有效、价格合理、使用方便、中西药并重。国家基本药物目录是医疗机构配备使用药品的依据。

我国 1996 年公布了第一批《国家基本药物目录》，西药有 26 类 699 个品种，中药制剂 1699 种。国家基本药物目录颁布后，将根据临床需要，每三年调整一次，调整比例为5%~10%。2002 年底，原国家药品监督管理局颁发了 2002 年版《国家基本药物目录》，中成药为 1242 个品种，化学药为 759 个品种，总计 2001 个品种。2009 年版《国家基本药物目录》包括两部分：基层医疗卫生机构配备使用部分和其他医疗机构配备使用部分。前者（简称《药物目录·基层部分》）中的药品包括化学药品和生物制品，中成药、中药饮片三部分，其中，化学药品和生物制品共 205 个品种，中成药 102 个品种，共计 307 个品种。2012 年版《国家基本药物目录》于 2013 年 5 月 1 日起实施，分为化学药品和生物制品，中成药、中药饮片三个部分，其中，化学药品和生物制品 317 种，中成药 203 种，共计 520 种。

二、国家基本医疗保险药品目录

为了保障职工基本医疗用药，合理控制药品费用，规范基本医疗保险用药范围管理，原国家劳动和社会保障部于 2000 年 5 月 25 日颁发了《国家基本医疗保险药品目录》，其中西药 913 个品种，中成药 575 个品种，民族药 47 个品种。中药饮片部分包括 28 种和 1 个类别的单方或复方使用都自费的药品以及 101 种在单方使用情况下自费的药品。纳入《国家基本医疗保险药品目录》的药品应是临床必需、安全有效、价格合理、使用方便、市场能够保障供应的药品。

《国家基本医疗保险药品目录》（以下简称《药品目录》）中的西药和中成药是在《国家

基本药物目录》的基础上遴选的,并分为"甲类目录"和"乙类目录"。

1. 甲类目录　是由国家统一制定,各地不得调整。"甲类目录"的药品是临床治疗必需,使用广泛,疗效好,同类药品中价格低的药品。

2. 乙类目录　是由国家制定,各省、自治区、直辖市可根据当地经济水平、医疗需要和用药习惯,适当进行调整,增加或减少的品种数之和不得超过国家制定的"乙类目录"药品总数的15%。"乙类目录"的药品是可供临床治疗选择,疗效好,同类药品中比"甲类目录"药品价格略高的药品。

自1998年基本医疗保险制度建立以来,原国家劳动保障部、人社部分别于2000年、2004年、2009年调整发布了三版《药品目录》,目录品种逐步扩大、用药水平逐步提升,在保障参保人员的用药需求、规范医疗服务行为、控制药品费用不合理增长等方面发挥了重要作用。2009年版《药品目录》共收载药品2196种,其中西药1164种、中成药1032种,涵盖了多数临床常用药品,能够满足参保人员大部分的用药需求。

现行的《国家基本医疗保险、工伤保险和生育保险药品目录(2017年版)》((人社部发〔2017〕15号)),由凡例、西药、中成药和中药饮片四部分组成。凡例是对药品目录的编排格式、名称剂型规范、限定支付范围等内容的解释和说明,西药部分包括了化学药和生物制品,中成药部分包括了中成药和民族药,中药饮片部分采用排除法规定了基金不予支付费用的饮片。西药和中成药部分共收载药品2535个,较2009年版目录增加了339个,增幅约15.4%。其中西药部分1297个,中成药部分1238个(含民族药88个)。中药饮片部分未作调整,仍沿用2009年版药品目录的规定。

(侯　晞)

附录五　中文药名索引

附录六 英文药名索引

主要参考书目

1. 金有豫 . 药理学［M］.5 版 . 北京：人民卫生出版社,2001.

2. 丁全福 . 药理学［M］.4 版 . 北京：人民卫生出版社,2004.

3. 姜远英 . 临床药物治疗学［M］. 北京：人民卫生出版社,2003.

4. 林志彬,金有豫 . 医用药理学基础［M］.6 版 . 北京：世界图书出版公司,2008.

5. 国家药典委员会 . 中华人民共和国药典 (2015 年版)［M］. 北京：化学工业出版社,2015.

6. 陈新谦,金有豫,汤光 . 新编药物学［M］.17 版 . 北京：人民卫生出版社,2011.

7. 戴自英 . 实用抗菌药物学［M］.2 版 . 上海：上海科学技术出版社,1998.

8. 耿洪业,王少华 . 实用治疗药物学［M］. 北京：人民卫生出版社,2005.

9. 杨宝峰 . 药理学［M］.8 版 . 北京：人民卫生出版社,2013.

10. 张丹参 . 药理学［M］.5 版 . 北京：人民卫生出版社,2004.

11. 杨藻宸 . 临床用药的药理学基础［M］. 北京：科学技术出版社,1997.

12. 国家食品药品监督管理局执业药师资格认证中心 . 药事管理与法规［M］. 北京：中国中医药出版社,2004.

13. 国家食品药品监督管理局执业药师资格认证中心 . 药学综合知识与技能［M］. 北京：中国中医药出版社,2004.

14. 赵志刚 . 当代神经精神科用药选择［M］. 北京：人民卫生出版社,2003.

15. 刘新民,何戎华 . 临床药物学［M］. 北京：军事医学科学出版社,2008.

16. 黄敬耀 . 药理学［M］. 北京：人民卫生出版社,2004.

17. 吴景时,王羽竹,颜卿 . 国家非处方药手册［M］. 北京：人民卫生出版社,2001.

18. Joel G.Hardman,Lee E.Limbird. 古德曼·吉尔曼治疗学的药理学基础［M］. 金有豫,主译 .10 版 . 北京：人民卫生出版社,2004.

复习思考题及答案要点及试卷

《药理学》教学大纲